LAPAROSCOPIC AND ROBOTIC
FUNCTION
PRESERVING
GASTRIC SURGERY

腹腔镜和机器人
保存功能胃手术学

主编 **胡 祥**　　副主编 **张 驰**

北方联合出版传媒（集团）股份有限公司
辽宁科学技术出版社

图书在版编目（CIP）数据

腹腔镜和机器人保存功能胃手术学 / 胡祥主编; 张驰副主编. -- 沈阳：辽宁科学技术出版社, 2024. 11.
ISBN 978-7-5591-3953-5

Ⅰ. R735.2

中国国家版本馆CIP数据核字第2024HU3733号

出版发行：辽宁科学技术出版社
　　　　　（地址：沈阳市和平区十一纬路25号　邮编：110003）
印　刷　者：沈阳丰泽彩色包装印刷有限公司
幅面尺寸：210mm×285mm
印　　张：18
插　　页：4
字　　数：450千字
出版时间：2024 年 11 月第 1 版
印刷时间：2024 年 11 月第 1 次印刷
责任编辑：刘晓娟
封面设计：周　洁
责任校对：刘　庶

书　　号：ISBN 978-7-5591-3953-5
定　　价：298.00 元

联系电话：024-23284370
邮购电话：024-23284502
http://www.lnkj.com.cn

编　委

主　编

胡　祥

副主编

张　驰

编　者

胡　祥　大连医科大学附属第一医院外科

张　驰　大连医科大学附属第一医院外科

胡　婕　日本千叶大学大学院尖端应用外科

曹　亮　大连医科大学附属第一医院外科

梁　品　大连医科大学附属第一医院外科

张　健　大连医科大学附属第一医院外科

范义川　大连医科大学附属第一医院外科

孙伟峰　大连医科大学附属第一医院外科

吴晓宇　大连医科大学附属第一医院外科

绘　图

张　驰　胡　祥

主编简介

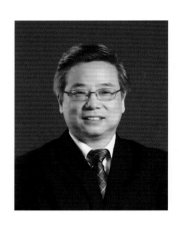

胡祥，男，教授，主任医师，硕士、博士生导师，大连医科大学消化道肿瘤研究所所长，大连医科大学附属第一医院外科教研室主任、普外一科主任、胃肠外科主任。1982年毕业于中国医科大学，1987年于日本大阪医科大学担任访问学者，1995年获得日本大阪医科大学医学博士学位，师从国际著名外科学家冈岛邦雄教授。1998年任大连医科大学外科学教授。享受国务院政府特殊津贴。

学术兼职：中国医师协会外科医师分会委员，中国研究型医院学会肿瘤外科专业委员会副主任委员，中国抗癌协会胃癌专业委员会常委，中华医学会外科学分会实验外科学组委员，中国医师协会微创外科医师委员会常委，中国医师协会结直肠肿瘤专业委员会常委，中国医师协会外科医师分会上消化道委员会委员，中国研究型医院学会机器人与腹腔镜专业委员会常委，中国医疗保健国际交流促进会结直肠癌肝转移分会委员，中国医学装备协会外科医学装备分会委员，中国国家自然基金评审委员会委员，中国国家科技奖励评审委员会委员，国际外科学会会员，国际胃癌学会会员；辽宁省医学会外科学分会副主任委员，辽宁省医学会理事；大连市医学会副会长、普外科专科分会主任委员；全国科学技术名词审定委员会，普外科学名词审定委员会委员。《中华外科杂志》《中华普通外科杂志》《中华实验外科杂志》《中华胃肠外科杂志》《中华普外科手术学杂志》《中华消化外科杂志》《中国实用外科杂志》和《外科理论与实践》编委。

学术成果：主要研究方向包括胃癌、直肠癌的组织发生学，淋巴、腹膜转移的基础研究和临床研究，消化道肿瘤的外科治疗以及外科手术的侵袭等方面。曾先后承担国家自然科学基金和辽宁省科学技术委员会、教育委员会课题20余项，多次获得辽宁省政府科技进步奖，均以第一完成人身份获辽宁省科学技术进步一等奖1项、三等奖3项。参与多部学术著作的撰写，在各级期刊发表学术论文200余篇。作为主编、副主编及编者出版的书刊如下：主编《实用外科手术学》，主编《腹腔镜直肠癌手术原理和实践》，副主编《实用老年外科学》，参编《普通外科学》第2版和第3版、《胃癌》《胃癌外科学》《肛肠外科手术学》《外科学原理与实践》《实用普通外科学》等著作。

序

19世纪，Billroth开创胃癌手术治疗的先河，已逾百余年，时至今日，外科理念，技术模式发生了巨大变化。根治性、侵袭性手术，保存脏器功能，维系良好QOL备受瞩目并展示出良好的治疗效果和应用前景。

作者曾于20世纪八九十年代在日本学习攻读博士学位，师从日本著名外科学家冈岛邦雄教授，见证了胃癌的扩大手术和缩小、保存功能手术的时代及变化。冈岛邦雄教授精湛的手术技艺，严谨的科学作风，立足于科学研究的前沿的精神和风范，让我刻骨铭心，迄今仍记忆犹新，受益终生。PPG等保存功能手术相关的知识和技术也正是在这个时期铺垫的基础。同时也汲取了外科的医学、人文、哲学传承的知识，时刻鞭策着自己自律，自强。手术是有创性治疗，是建立在科学基础上的手术艺术，尊重病人的生命权、病人的尊严，是外科医生应遵守的责任和义务。手术应是非常精美的，犹如雕刻艺术家精美的艺术创作，追求卓越。同时，对日常诊疗和手术，不断地总结，积累沉淀，认真反思，整理手术经验，成为科学研究的素材，使手术的艺术变成创造科学知识、新治疗模式、新技术的源头。"慧眼"，真知灼见的"眼"，对于临床实践至为重要，现代手术设备放大了生理的"眼"的能力，然而，智慧之"眼"是任何设备都无法替代的。用心领悟，潜心学习，夯实功底。要有"勤于耕读""磨斧成针"的精神。

本书撰写时有意侧重癌症治疗的理论与实践的有机结合，强调基于循证医学证据的临床实践、坚守肿瘤学手术的基本原则和思想理念。以外科的基本原则、技术理念、基础知识为铺垫，力求给予读者有价值的知识和技术。手术章节显示给读者的是一招一式的手术方法，但手术支撑平台的构建是需要不懈的努力与勤奋的。

书中使用标准医学术语，简明扼要，易于读者理解，提升技术可操作性和复制性。数十年开放性手术、腹腔镜手术、机器人手术的临床实践为撰写本书铺垫了基础，增添了信心。完成这部作品，能为医学教育事业添一块砖加一片瓦，倍感欣慰。

胡祥

2024年5月6日

视频目录

附录视频的使用方法

附录视频收录了大量手术视频。要观看视频需要微信扫描下方二维码。此为一书一码，为避免错误扫描导致视频无法观看，此二维码提供两次扫描机会，扫描两次后，二维码不再提供免费观看视频机会。购买本书的读者，一经扫描，即可始终免费观看本书视频。该视频受版权保护，如因操作不当引起视频不能观看，本公司不负任何责任。切记，勿将二维码分享给别人，以免失去自己免费观看视频的权利。操作方法请参考视频使用说明。本视频为赠品，随时可能下架，请知悉。

视频使用说明

256741

扫描二维码即可直接观看视频。视频下有目录，点击目录可以进入相关视频的播放页面直接观看。

目录

第一章　胃癌手术治疗的历史沿革
Transition of surgical treatment of gastric cancer

第一节　绪论

　　胃癌最初是以外科手术为主要的治疗方法，先后经历了原创期、黎明期、根治期、合理治疗期、个体化治疗的历程，其间手术技术由百余年的经典开放性手术时代向腹腔镜手术、机器人手术的高科技时代转型和发展；由经验决策至上向寻求高级别循证医学证据的科学决策至上进

展；由手工作坊模式转向团队医疗模式。时至今日，胃癌治疗已形成独具特色的内镜治疗、外科手术、药物治疗三大体系，治疗的目标是延长生存，提高生存质量。回眸百余年的历史、外科技术的原点，梳理技术发展的轨迹，无疑有助于推进科学技术的进步。

第二节　胃癌手术的演进

一、胃癌外科手术治疗的序曲

　　胃外科手术史已逾百年，胃的手术最初是用于胃通过障碍的病人，即对症治疗目的的胃造瘘手术。Moynihan（1926）撰写的手术学的资料记载，胃造瘘手术最初是在1853年由Sedellot施行的，之后1875年Johnes报道胃造瘘手术的成功病例。

　　胃切除手术最初是1879年法国巴黎圣路易斯医院Jules-Èmile Péan报道的[1]，他也是手术止血钳子（Péan）的发明者，在当时的法国也是颇具盛名的外科医生。1879年4月9日，Péan为一个胃的幽门部癌侵及胃幽门和十二指肠，幽

门狭窄致呕吐的病人手术，术前没有洗胃，是在胃扩张占满上腹部状态下做了胃切除手术。手术是脐旁切口，幽门和十二指肠切除，胃与十二指肠端端吻合，手术2.5小时，输血50mL、80mL共3次。术后第5天死亡。其后，胃切除手术是Ludwig R. von Rydygier施行的，Ludwig R. von Rydygier1880年出生在波兰，在德国Greifswald大学毕业。Rydygier[2]报道了世界上第2例胃切除手术，当时年龄30岁。在此之前Rydygier曾进行过系列的胃切除、重建的动物实验，建立独自的无菌术技术。胃切除手术是在1880年11月16日施行的，手术病人是64岁男性，5周前反复呕吐，幽门狭窄、腹部能够触及移动性肿瘤。手

术采用氯仿麻醉，手术全程分成5段进行远端胃切除手术，手术切口采用上腹正中白线切口，游离幽门部，处理胃周血管、胃和十二指肠，用自己发明的弹力钳阻断后，进行胃十二指肠切除，胃的大弯侧呈三角形切除，胃小弯与十二指肠端端吻合，Czemy法缝合，其后前壁用大网膜覆盖，关闭腹腔，完成手术，手术历时4.5小时。术后第1天清晨（术后12小时）死亡。尸体解剖腹腔无吻合口漏和感染，死因系术前营养不良所致。Ludwig R. von Rydygier在1881年11月21日完成胃溃疡手术，是最早的成功完成此手术的外科医生。

胃切除手术成功是Christian Albert Theodor Billroth[3]（德国）在1881年1月28日施行的。第1例是43岁女性，维也纳家庭主妇，病人在手术3个月前开始呕吐、便血，腹部触及包块，皮肤干燥，贫血状态，系幽门部癌病人。胃切除手术前日进行了数次灌肠，手术当日用1.5L微温水洗胃至洗净，彻底清除胃内容物。手术室内室温为25℃，病人的下肢用细绒毛毯覆盖包裹。手术是由Barbieri医生做麻醉，使用氯仿麻醉剂，Billroth为术者，Wolfler和Mikulicz是助手。手术切口是腹部11cm长的横跨中线斜切口。幽门全周性肿瘤，跨越肿瘤边界切除，同时切除幽门部淋巴结3枚。术式为远端胃切除，在胃体中部离断，胃大弯侧断端用苯酚丝线间断Lembert缝合一层关闭，使胃侧口径缩小，小弯侧与十二指肠端端吻合，手术时间持续1.5小时。肿瘤病理是浸润髓样癌，切除断端有癌细胞浸润，预测会复发。术后第3天进食，22天出院。手术记录由Billroth的弟子Anton Wölfler[4]完成。病人存活4个月（115天）癌症复发后死亡。尸体解剖显示病人死于肿瘤复发，残胃的标本保存在维也纳大学约瑟芬医学博物馆。第2例是39岁女性，在1881年2月28日手术，胃肠吻合是采取胃小弯与十二指肠端端吻合，术后8天死亡，剖

检所见，吻合部通过障碍。第3例是38岁女性，1881年3月12日手术，胃大弯与十二指肠端端吻合，手术当日死亡，剖检残胃，吻合口良好。第4例是52岁女性，1881年4月8日手术，胃大弯与十二指肠端端吻合，手术后两年半仍存活[5-6]。

Wölfler[7]对4例胃切除的工作进行了总结，总结的要点是开腹、关腹应选择胃切除、重建操作容易的部位，因此采用横切口；缝合线使用Czerny法消毒（石炭酸）的丝线；术后营养管理，术后8天内采取蛋白胨蛋白质分解产物进行滋养灌肠，给予少量水、牛奶，期待体力恢复；胃液对胃切除的创口没有影响，缝合避开丝线全层缝合，从浆肌膜层至黏膜下层贯穿缝合，环状缝合没有狭窄。注意吻合的后壁和前壁交叉部位即"悲惨三角"部位吻合；术后胃肠粘连，存在运动障碍，不影响消化吸收；胃十二指肠吻合胃大弯侧吻合通过良好；广范围胃切除时十二指肠营养造瘘，残胃缝合闭锁（这是在Billroth Ⅱ式问世前的处理措施）；对于开腹不能切除时采取肠营养造瘘；对于扩大切除范围，合并切除等尚无经验可言；幽门部癌的根治只有手术，但无法避免复发。相信随着经验的积累，手术技术的提升，此手术能成为正当的手术。

Billroth Ⅱ式的问世，1885年1月5日Wölfler为幽门狭窄胃癌病例做了结肠前胃肠吻合手术，鉴于病人的全身状态稳定，Billroth在此基础上做了远端胃切除，胃和十二指肠的断端关闭，这就是Billroth Ⅱ式的原法。

这一时期，幽门狭窄病例的主要手术方式是胃肠吻合手术，解除梗阻症状。胃空肠吻合有结肠前Wölfler吻合和结肠后Hacker吻合的术式。Wölfler手术（Wölfler吻合）是1881年9月对幽门狭窄无法切除的病人行结肠前胃空肠吻合，缓解症状，称之为Wölfler手术（Wölfler吻合）。Hacker手术（Hacker吻合）是1883年

Courvoisier，1885年von Hacker，在结肠后胃空肠吻合，即Hacker手术。

1896年，Haberkante提出胃切除手术的适应证为具有手术可能的癌、溃疡，特别是溃疡狭窄，胃溃疡出血、穿孔。Mikulicz对于手术可能的癌的认定标准是肿瘤大小在胃壁内，是可能切除的（将来全胃切除），但复发率高；没有粘连情况；淋巴结没有转移最好，或非常少，沿着大小弯的淋巴结因为能够切除，这些情况是手术适应证，但转移淋巴结浸润大小弯时不能手术。另外，与胰腺密接的淋巴结转移和肝门部转移在适应证以外。全身条件良好是适应证，黄疸和衰弱除外。

1881—1894年间，前7年手术直接死亡率平均为65%[8]，后7年为42.9%。1910—1930年间，德国Demel胃癌胃切除手术569例，死亡率19%；美国Mayo为13.7%。

1897年，Mikulicz对于贲门癌进行近端胃切除；同年，Schlatter对于胃癌全胃切除，食管空肠吻合。1899年，Kocher为胃癌侵及其他脏器的病人实施全胃切除及横结肠切除，系首例胃癌合并脏器切除。

此期间治疗消化性溃疡的手术也随之展开，最初是1882年Rydygier为伴有幽门狭窄症状的胃溃疡病人实施了胃切除手术，其后在1884年为十二指肠溃疡的病人进行了胃切除手术，胃空肠吻合。这是最初的对于消化性溃疡的手术治疗。

1892年，Braun在做结肠前胃空肠吻合时，为了防止恶性循环，在输入输出祥间加入空肠侧侧吻合，即Braun吻合。1893年，Cèsar Roux在胃切除后Billroth II式的胃肠吻合时，离断空肠，远端与胃吻合，空肠的输出段与近侧端空肠吻合，即Roux-en-Y吻合。广范围胃切除时的重建方法。

二、重建方式的演进

胃切除手术后消化道重建成为研究的重点，百余年来进行了各种重建方法的尝试和创建了重建的基本原则。胃切除后，消化道重建方式尽管多种多样，但是重建的基本原则和基本选择是明确的。重建的基本原则首先是吻合的安全性是第一位的（吻合部位的血运佳、无张力、尽量少的吻合）；具有食物贮存、排出的功能并且有防止反流性胃、食管炎的功能；尽量地利用生理路径；术后的内镜检查包括残胃、胆道、胰腺的检查的可行性。常用的重建方法有：远端胃切除后的B-Ⅰ、B-Ⅱ、Roux-en-Y重建；近端胃切除后的食管胃吻合；全胃切除术后的Roux-en-Y等方法。

Billroth在1881年胃切除的第1例手术是在胃的小弯侧与十二指肠进行端端吻合。手术后病人的残胃扩张，排空不良。第3例手术是重建，是胃与十二指肠端端吻合，但吻合口是放置在残胃的大弯侧和十二指肠吻合。这就是沿用今天的Billroth Ⅰ式的原法。

在完成Billroth Ⅰ式重建以后，各种吻合方式的改良方法相继出现。这些技术改良，主要是解决吻合口张力和正常组织吻合的可靠性，保障吻合口安全，防止吻合口漏和狭窄。1892年，诺贝尔奖获得者伯尔尼大学的Emil Theodor Kocher采取残胃关闭，胃后壁与十二指肠插入式吻合重建，预防吻合口漏。1911年，Schoemaker对胃的小弯行斜向高位切除，其后采用残胃的大弯和十二指肠吻合。1926年，Horsley改良了此吻合方法，将十二指肠断端的前壁沿着长轴平行切开，将扩大的十二指肠吻合口与残胃吻合。1922年，von Haberer十二指肠断端的前壁，长轴，平行切开，扩大十二指肠断端与胃断端的全口端端吻合。1925年，Goepel；1926年，Babcock胃的全口吻合时，将十二指肠嵌入到胃的内腔。1924年，美国John M. T. Finney提出将全胃残端和十二指肠侧壁进行端侧吻合。1925年Kutsha-Lissberg，胃的前壁和十二指肠断端吻合。1922年，von Haberer；1930年，Finney采用胃的大弯侧与十二指肠乳头上部吻合。1930年，Winkelbach将胃大弯和十二指肠乳头下部吻合。1927年，Leriche将胃的大弯侧和十二指肠水平部吻合。1941年，濑尾报告有蒂小肠间置的方法，将小肠间置在胃与十二指肠之间。1952年，Henley发表相同的术式。1951年，Moroney在胃与十二指肠间间置部分横结肠（逆蠕动间置）（表1-2-1）。

各种尝试与当时的技术条件、病变状态（肿瘤、溃疡病）有密切关系，努力降低各种条件下重建的并发症。时至今日，这些方法虽然没有在临床实践中成长为常规的方法，但这些创意和临床实践却留下了宝贵的经验。

Billroth II式的应用和改良，1885年，Billroth的弟子Wölfler，为病人做好了结肠前胃肠吻合，胃前壁与空肠的侧侧吻合，解除远端胃梗阻，但麻醉下病人的条件良好，Billroth在此基础上将胃癌及远端胃切除。这就是Billroth II式的最初重建法[9-10]。

Billroth II式重建，有结肠前的胃肠吻合和结肠后的胃肠吻合。结肠前的胃肠吻合有空肠与胃后壁，胃大弯的吻合，有与残胃全口或半口吻合，有空肠顺蠕动和逆蠕动吻合等模式的探索（表1-2-2）。结肠前的胃肠吻合的Billroth II式重建，von Eiselsberg（1889），改良了原法，采用结肠前、胃后壁和空肠的侧侧吻合。Mikulicz（1898）采用胃大弯和空肠的侧侧吻合。以上方法，吻合胃壁的位置不同，但都是采用结肠前的胃肠吻合。结肠前胃空肠端侧吻合的方法，胃空肠逆蠕动性吻合。1888年，Krönlein结肠前，胃全口和空肠端侧吻合。Von Braun结肠前，胃断端大弯和空肠端侧吻合。1892年Braun结肠前，胃空肠吻合后，防止恶性循环，在输入输出袢做侧侧吻合，胃的断端全口与空肠逆蠕动吻合。结肠前胃空肠端侧吻合的方法，胃空肠顺蠕动性吻合，Mayo（1912），胃空肠吻合，顺蠕动性吻合。Moynihan（1923），采用同样的吻合方式。

结肠后的胃肠吻合是在1894年Braun和Hacker改良为结肠后、胃后壁和空肠吻合。Dubourg（1898），结肠后、胃前壁和空肠侧侧吻合。结肠后胃肠端侧吻合的方法，主要有胃空肠逆蠕动性吻合的报道，Hofmeister（1896），胃的断端大弯侧和空肠，结肠后逆蠕动吻合。Finsterer（1913），结肠后胃空

表1-2-1 Billroth I式吻合法的种类

胃-肠吻合方式	胃-肠吻合位置	代表性作者
端端吻合	胃吻合口上部	Billroth（1881年）
—	胃吻合口下部	Billroth（1881年）
—	胃全口吻合	v. Haberer（1920年）
端侧吻合	—	v. Haberer（1922年）
侧端吻合	胃前壁	Pototschning
—	胃后壁	Kocher（1890年）
侧侧吻合	胃前壁	Leriche（1928年）
—	胃后壁	Oliani（1929年）

肠吻合，胃大弯侧断端和空肠吻合，同时，输入祥和关闭的胃小弯端侧悬吊固定。Reicher（1908），Pólya（1911），也是采取结肠后胃断端全口和空肠吻合，逆蠕动性吻合法。

1893年，Roux结肠后Billroth Ⅱ式重建，采取了新的方式，将空肠离断，远端空肠与胃后壁吻合，同时，近端空肠和胃空肠的吻合口下行空肠祥，进行端侧吻合，即经典的Roux-en-Y法。1904年，Rydygier将此法用于结肠前，胃空肠吻合重建模式。

Billroth Ⅱ式胃断端与空肠的吻合法，在胃切除手术后的一段时间内，是被关注的核心问题，此期也是技术革新创新的时期，各类吻合法、缝合法在实践中层出不穷。归纳起来主要经历的模式是结肠前、后径路的吻合模式，胃空肠顺、逆蠕动性吻合模式，胃的前壁、后壁和大弯侧的吻合部位的选择，吻合时胃的全口或半口与空肠吻合的模式，空肠的输入输出祥的空肠间吻合（Brun吻合），胃空肠的Roux-en-Y重建模式等。在欧美的临床实践中，Billroth Ⅱ法，主要选择Hofmeister、Finsterer、Reichl、Pólya的方法。

全胃切除及重建，1878年，Czerny，Kaiser用犬进行全胃切除手术尝试。1884年，Conner对病人进行全胃切除手术，以失败告终。1897年，瑞士苏黎世大学Carl B.Schlatter，在人体全胃切除成功，病人生存53天。消化道重建是结肠前食管空肠端侧Billroth Ⅱ式吻合。1989年，Brigham报道2例全胃切除，食管十二指肠吻合，是最早用十二指肠食管吻合重建。Harvie（1900）和Finney（1929）做过追试。1902年，日本第1例全胃切除是名古屋西坎医院Otojiro Kitagawa成功施行的。全胃切除后的重建主要采用的方法有食管十二指肠吻合重建、食管空肠吻合重建和肠管间置的方法。

1907年，Cèsar Roux将Roux-en Y用于全胃切除后重建。1917年，布拉格大学Hermann SchlÖffer将Braun吻合植入Billroth Ⅱ式食管空肠吻合重建。1929年，Finney报道了Roux-en Y重建，食管空肠端侧吻合。1940年，加拿大多伦多大学Roscoe R. Graham将食管嵌入空肠的输出祥，防止食管反流和吻合口漏。1972年，

表1-2-2　Billroth Ⅱ式吻合法的种类

吻合口与结肠关系	胃-肠吻合法	吻合位置	代表性作者
结肠前吻合	侧侧吻合	胃前壁吻合	Billroth
		胃后壁吻合	v. Eiselsberg
		胃断端下部吻合	Mikulicz
	端端吻合	胃残端吻合	Rydygier
		胃断端全口吻合	Krönlein
		胃断端下部吻合	v. Hacker
		胃断端上部吻合	Mayo
结肠后吻合	侧侧吻合	胃前壁吻合	Dubourg
		胃后壁吻合	Braun
	侧端吻合	胃后壁吻合	Roux
	端端吻合	胃断端全口吻合	Hoffmeister
		胃断端下部吻合	Finsterer
		胃断端上部吻合	Goetze

日本东京癌症研究所Mitsumasa Nixi提出双通道法，在Roux-en-Y的基础上改良，将空肠与十二指肠端侧吻合方法。

全胃切除后的储袋法重建，是利用空肠侧侧延长的吻合，作为储袋，期待储存食物，改善营养。基于此种想法，1922年，Hoffmann[11]，采用全胃切除后Billrot II式重建的Schhlatter[12]法，输入输出袢间附加Braun吻合的Schloffer[13]方法改良术式。1945年，Engel[14]也报道同样的改良术式，即输入输出袢的全程储袋。1949年，Steinberg、Scott和1949年，Longmire做pantaioon法空肠代胃。1952年，Hunt[15]报告利用Roux-en-Y重建，Roux襻全程的侧侧吻合，作为储袋，即Hunt-Lawrence储袋。同年也报道了间置空肠储袋方法。1962年，Lawrence，也报道了改良的Hunt法[16]，即非全程的Roux襻的侧侧吻合。储袋由于手术繁杂并未普及，但吻合器的问世后，尤其腹腔镜下储袋重建增加。

近端胃切除与重建，1896年，Mikulicz尝试进行过近端胃切除，近端胃切除手术的成功是在1908年，Völcker采用经腹腔切除的方法，1913年，Zaaijer采取经胸腹腔的方法近端胃切除。1927年，宫城经腹腔切除，重建是食管胃前壁吻合，即食管与残胃前壁吻合，吻合口的后方胃壁置于后上方，覆盖后侧吻合线，前吻合部缝挂在横膈膜游离袢固定。1908—1927年间，全世界共计成功完成近端胃切除手术10例，其中8例是经腹手术，2例是经胸腹手术[17]。此时期的重建方法有食管胃吻合法，吻合方式有端端吻合（胃大弯端吻合或胃小弯端吻合）和端侧吻合法（胃前壁或后壁吻合）。食管空肠吻合（Billroth II、Roux-enY、double tract、间置空肠）。1933年，第34届日本外科年会大泽和濑尾在食管外科宿题报告中，报告14例贲门癌非开胸近端胃切除手术，独自研发的准开胸腹腔式即利用左下胸廓整形术切除肋骨，将左下胸廓软骨部全部做成可动区域，向上方压迫，拓展术野，不损伤胸膜获取开胸同样的效果。大泽17例食管胃吻合（4例食管胃前壁端侧吻合即Witzel法，10例食管胃端端吻合即Kader法，3例胸腔内吻合）。1941年，濑尾报告间置带蒂空肠法。1951年，Wangensteen对特发性食管扩张症进行了近端胃切除，附加幽门成形术。对此术式指出，能够防止排空延迟，但反流性食管炎作为问题存在。1955年，Merendino对扩张症近端胃切除、重建采取食管与残胃之间间置空肠的方法[18]。

对于胃癌的近端胃切除术主要面临两个问题：其一，根治性问题，对于进展期胃癌根治性低劣，21世纪00年代作为缩小手术主要聚焦于早期胃癌；其二，功能问题即反流性食管炎。20世纪60—90年代，近端胃切除破坏了防止反流的解剖结构和生理机制，因此手术技术努力保留防止反流的措施，保持解剖结构的完整以及缩小切除范围之外，制作替代性构造比如创建抗反流瓣、His角和假穹隆等措施受到关注。食管的收缩弛缓，退缩扩张，易致反流物滞留，所以，将食管、胃或空肠固定于横膈膜[19]或制作间置空肠，双通道等减轻反流性食管炎。腹腔镜手术时代，食管胃吻合的各种器械吻合法在临床上被尝试，上川法[20]食管胃吻合，利用具有良好形态和功能的瓣，发挥强力抗反流作用[21]。Yamashita[22]提出SOFY（Side Overlap with Fundoplication by Yamashita，SOFY）法，在腹腔镜或机器人操作下，建立抗反流瓣、His角和假穹隆。手术精细，低侵袭，安全有效。

三、标准淋巴结廓清——D2的确立

（一）淋巴结廓清的理论及实践

胃周围淋巴途径的研究最初始于法国Sappey（1874）的水银法，其后柏林大学

Dimitrie Gerota[23]（1895）发明了Gerota液（普鲁士蓝油、松节油、乙醚的混合液），使用Gerota液在肠管的浆膜下层注入后，淋巴管被Gerota液染成蓝色，淋巴途径能够显现出来，通过淋巴管可视化的方法进行淋巴途径的研究。1902年，Poirier（法国）和Charpy（法国）用Sappey的水银法和Gerota的Gerota液法，系统地研究了胃周淋巴流向和淋巴结的分布。1903年，匈牙利外科医生Pólya[24]在19个胎儿检体上，用Gerota液研究胃周淋巴系统，提出了胃淋巴流向的终点及淋巴结的分类。1907年，John Kay Jamieson和Joseph Faulkner Dobson详细地研究了胃的淋巴引流系统，建立了胃的区域淋巴结站的分类[25]。Moynihan B.G.A（1908，英国）提出癌的外科不是单纯器官的手术，其关联的淋巴系统解剖性手术，是癌手术的基本理念。1932年，法国巴黎大学Henri Rouvière[26]对胃周和腹膜后的淋巴系统（腹腔动脉、腹主动脉）等做了系列研究。该研究结果为后来日本胃癌处理规约12版对腹主动脉周围淋巴结的7分区分类提供了科学依据。1936年，Inoue[27]对104具胎儿尸体，使用Gerota液在胃的浆膜和黏膜内注射，详细研究了胃周淋巴系统和淋巴结分类，井上的淋巴结分类后来成为日本胃癌处理规约淋巴结分类的依据。这些研究成果为后来的临床实践和淋巴结廓清奠定了基础。

1898年，Mikulicz在Sappey的淋巴流向研究的基础上，结合Mikulicz自身的临床研究和实践，提出了胃癌的转移途径：①胃壁外淋巴行性进展；②血行性进展；③邻接脏器的直接浸润；④腹膜转移的途径。进一步阐明了胃淋巴结分类（小弯淋巴结；大弯淋巴结；贲门淋巴结；胰腺上缘淋巴结）和胃癌淋巴途径进展的理论。同时也提出了外科处理手法，是将胃周围淋巴结和胰腺上缘淋巴结清除。Mikulicz基于解剖学的研究，胃周淋巴流向理论，进行淋巴

结廓清和手术，是胃癌系统性淋巴结廓清的雏形和起源。1903年，Mikulicz访美，表明了他的观点，即胃癌外科的原则是淋巴结系统廓清的原则，自此影响了欧美胃癌外科，美国的Mayo W.J.、英国的Moynihan的手术都渗透着Mikulicz的观点。Moynihan曾表述过胃癌手术的想法、观念是源于Mikulicz。Moynihan后来指出The surgery of malignant disease is not the surgery of organs；it is the anatomy of the lymphatic system。迄今成为癌外科的律条[5-6]。

（二）系统性淋巴结廓清

1914年，日本的泉基于胃癌组织病理学的研究，提出胃周围淋巴结清除的必要性。1928年，Mikulicz的学生日本的三宅，指出淋巴结廓清主要在幽门下和胃大小弯的淋巴结，三宅出版胃癌专著一书，强调了胃癌淋巴结廓清的必要性。廓清也是该书首次提出和使用廓清的医学术语。

1944年，日本Kajitani提出胃癌幽门下，肝动脉、腹腔动脉周围淋巴结广范围廓清。1953年，进一步提倡肝十二指肠韧带背侧和胰腺头部背侧的淋巴结廓清[28]。Ranson（1953）对457例胃癌切除病例的分析，提出初次彻底的手术能够预防复发，Ultra主张根治性手术（radical operation）。其后胃癌的五年生存率为20%左右，获得了极大的提升[6,9]。

1961年，日本阵内[29]提出扩大淋巴结廓清，即将横结肠以上胃所属淋巴结及相互吻合的淋巴结脾门、肝门、腹腔动脉周围、结肠系膜根部及其胰腺上下缘的腹膜后的淋巴结彻底廓清，并作为胃癌的标准手术。1962年，成立胃癌研究会，同年发行胃癌处理规约（第1版）[30-31]。系统性、预防性淋巴结廓清由此拉开序幕，1971年，大森主张重点的R3廓清。20世纪80年代以后胃癌手术淋巴结廓清范

围扩大，包括腹主动脉周围淋巴结廓清[32]，胃癌五年生存率达到50%以上。

1948年，Brunschwing和McNeer完成全胃联合脾胰切除手术；1953年，Appleby实施腹腔动脉根部结扎淋巴结廓清，全胃切除脾、胰腺体尾部切除治疗胃癌。尽管此期间胃癌联合脏器切除，但生存率仍在30%左右，并没有提升。

20世纪50—60年代，肿瘤外科处于原创期（pioneer phase）状态，缺乏营养支持，但严格的术中预防感染措施和严谨的手术手技，是胃肿瘤外科手术技术精进的时代。20世纪70—80年代，是以进展期胃癌为主的时期，缺乏有效的化疗药物，肿瘤外科追求根治的时代（radical phase），以原发灶为中心的广泛围、多脏器合并切除，扩大切除的时期（Appleby、左上腹脏器全切除术、胰头十二指肠切除术、左开胸开腹手术、胃体部、贲门部癌的腹主动脉周围淋巴结廓清）[33-34]。标准的淋巴结廓清创立时代。

大桥[35]在1976年报道对胃癌腹主动脉周围淋巴结阳性病例74例实施廓清的效果，其中6例（8.1%）获得5年长期生存。其后，诸多[36-41]研究报告，预防性廓清的五年生存率可达34.6%，治疗性廓清的五年生存率为19.1%。总体上看，20世纪80—90年代，日本的腹主动脉周围淋巴结转移阳性病例标准廓清效果的研究显示，无其他非治愈因素时，五年生存率为9%～20%。日本胃癌处理规约第12版[42]（1993）对腹主动脉周围淋巴结进行了分类。食管裂孔下缘至髂总动脉分叉的范围的淋巴组织，按腹主动脉裂孔上缘、左肾静脉下缘、肠系膜下动脉的高度，4分区划分，自上而下分别定为No.16a1、No.16a2、No.16b1、No.16b2。另外，将腹主动脉与下腔静脉的横截面4纵切划分成7区域。完成了胃周淋巴流向与腹主动脉周围淋巴结的内在联系的基础研究和理论体系的建立[42-43]，并且成功地创建了完整的腹主动脉周围淋巴结廓清

的技术体系。为临床实践和临床研究奠定了理论和实践基础。对于胃癌扩大手术，JCOG9501试验的影响极其深远。JCOG9501[44]试验是求证腹主动脉周围淋巴结预防性廓清效果的研究，进展期胃癌D2与D2+PAND（para-aortic nodal dissection，PAND）安全性、有效性上进行比较的大规模前瞻性临床试验研究。该项研究的结论，D2+PAND手术对于D2，在具有根治性切除进展期胃癌未获得提高生存率的效果。实验结果中止了盛行一时的D4扩大手术，扩大手术至上的时代也由此而终结，人们更为理性地看待以往的工作和淋巴结廓清效果的界限，基于证据的医疗，追求循证医学证据的研究由此拉开序曲。

20世纪90年代是癌症治疗的合理性讨论反省的时代（ration phase），也是总结探索新的治疗模式的时代。循证医学研究证据的出现（JCOG9501、9502）[45-46]明确了进展期胃癌、胃的2/3切除和D2廓清为标准术式，否定了D3廓清以及左开胸开腹手术的意义，推进了RCT评价手术的模式，确立了更加科学、合理的手术。这个时期也是追求QOL手术的探索时期，各种储袋的消化道重建，缩小手术、微创手术取得良好效果，癌治疗呈现多样化期。此期为进入EBM的时代，展开RCT为核心的研究，寻求癌治疗的证据，以及癌个体化治疗铺垫了基础。

（三）标准手术——D2廓清

循证医学研究的展开和证据，为胃癌确立了标准化手术，即D2廓清的标准化手术。英国（Medical Research Council）临床研究[47]，荷兰D1/D2比较的多中心、前瞻性研究[48]显示出高的并发症和死亡率，呈现阴性结果，意大利的prospectiv多中心研究[49]证明D2手术的安全性和优越性。荷兰试验[50]的15年的结果证实，D2手术累计死亡率和局部复发率低。台湾单中心D1

与D2的比较研究[51]，术后住院死亡为0，长期生存D2优于D1。日本JCOG9501[46]如上所述，证实D2廓清的价值。全球范围接受并确立D2廓清为标准廓清。D2淋巴结的定义和廓清模式在14版"规约"和3版"指南"做出全新的定义和规定，是目前临床使用的标准。

这个时期也是追求QOL手术的探索时期，淋巴结廓清范围缩小等的胃癌缩小手术、微创手术应运而生并且取得良好效果，癌治疗呈现多样化期。Maki的治疗胃溃疡的PPG，作为保留功能缩小手术用于治疗早期胃癌。此期以RCT为核心的研究开幕，寻求癌治疗的科学证据，同时奠定癌个体化治疗的理论基础。

四、缩小、保留功能、微创手术探索

20世纪60年代，日本消化器内镜学会在胃癌大体分类时，提出早期胃癌的概念，即"癌的浸润深度局限于黏膜下层，不计淋巴结转移的有无"的定义。实践证实，早期胃癌具有良好的预后，五年生存率超过90%[52-53]。随着胃癌诊断技术发展，早期胃癌的发现率增加。与此同时，治疗技术不断改善。从肿瘤学和减少创伤角度，20世纪90年代提出缩小手术的概念，缩小胃切除范围，保留大、小网膜，网囊切除省略，缩小淋巴结廓清范围（D1、D1+）。临床实践中缩小手术用于早期胃癌的治疗，获取了良好的效果[54-55]，保留了迷走神经的肝支、腹腔支，使其功能得以保留，术后生活质量更佳[56-57]。基于基础研究和临床实践，提出了FPG（Function-preserving gastrectomy，FPG）保存功能胃切除手术概念，保留迷走神经的保留性幽门胃切除术，广泛应用于早期胃癌治疗[58-59]。同期胃镜下治疗崭露头角，内镜最初（19世纪初）是在德国研发的，并用于食管和胃的检查，1881年，von Mikulicz-Radecki将其

用于人的胃癌诊断。内镜手术的发展始于1983年，平尾开发胃镜下黏膜切除（endoscopic mucosal resection，EMR），1993年，大上、细川、后藤田等相继开发出腹腔镜下胃局部切除和内镜下黏膜下层剥离术（endoscopic submucosal dissection，ESD）。同时期，腹腔镜技术渗透入腹部胃外科，腹腔镜下胃高选择性迷走神经切除术，胃大部分切除治疗胃溃疡。1994年，Kitano[60]报道胃癌腹腔镜辅助下远端胃切除术（laparoscopic-assisted distal gastrectomy，La-DG），将腹腔镜技术用于早期胃癌的治疗，腹腔镜胃大部切除（Billroth I式），开创了腹腔镜在胃癌领域的应用。自此，各类腹腔镜下胃切除合并淋巴结廓清应运而生，腹腔镜早期胃癌手术的循证医学研究证实并发症、手术死亡率及预后与开腹手术具有相同的良好效果[61]。腹腔镜保存功能胃切除手术的PPG，循证医学研究（KLASS-04）提供了技术的安全性证据[62]。腹腔镜手术创伤小、恢复快，而且以保存功能手术为目的的保留神经手术与开腹手术相比，扩大视野下神经的安全性得到提升，在临床普及[63]。

近端胃切除术是含贲门的胃切除，保留远端胃和幽门，治疗早期胃癌保存功能的缩小手术[64]。日本胃癌指南（2014）推荐cT1N0的胃上部癌，如能保留远端1/2以上残胃，可行近端胃切除。此手术问题点是反流性食管炎[64]。食管胃吻合Kamikawa法[65-66]具有良好的防止反流作用，腹腔镜下贲门成型的双肌瓣（double-flap method）在维系功能，改善QOL具有价值。

2008年，Hiki提倡采用腹腔镜、内窥镜双镜联合胃切除术（laparoscopy endoscopy cooperative surgery，LECS）[67]治疗早期胃癌。LECS是胃镜直视下确定胃的局部切除范围，用腹腔镜全层切除的方法。其主要用于早期胃癌中ESD困难病例，胃小弯ESD后的癌残

留、淋巴管浸润阳性、低分化型SM浸润病例、高龄、全身状态差等。腹腔镜辅助的内镜下全层切除（laparoscopy-assisted endoscopic full-thickness resection，LAEFR）非暴露方法适于早期胃癌的治疗[68]。现今腹腔镜、内镜联合入路肿瘤切除术和非穿孔内镜下胃壁翻转术最为常用。LECS在治疗早期胃癌具有巨大潜力，内镜和腹腔镜联合的局限性胃切除术结合前哨淋巴结导航手术有可能成为早期胃癌的标准微创手术。

前哨淋巴结导航手术被应用于早期胃癌的治疗。日本JCOG0302多中心研究是以cT1为研究对象，用吲哚花青绿（ICG）为示踪剂，因高的假阴性率被否定[69]。现在，术前以cT1N0M0、肿瘤直径小于4cm、单发癌为研究对象，将SN作为转移淋巴结的指标，个体化手术。此项检证根治性、安全性的第2期多中心单项试验正在进行中，有待结果。

五、循证医学时代合理化手术

胃癌临床循证医学研究正在成为外科治疗方针决策的重要基础，近年，新的研究，诸如胃癌腹腔镜手术的普及和标准化；淋巴结廓清的精准化；围术期化疗的进步，都极大地延长了病人的生存时间。毫无疑问，这些研究成果对胃癌的治疗方针将会产生重大影响。

精准化淋巴结廓清的研究，继JCOG9501、9502试验以后，JCOG0110试验和JCOG1001试验问世。JCOG0110试验（脾门淋巴结廓清）是针对非大弯侧胃上部癌，保留脾脏与脾切除的比较性前瞻性研究，结果证实保留脾脏对比脾切除，生存状态呈现非劣性，而且具有良好的手术安全性[70]。进而，中国CLASS-04试验，进展期近端胃癌腹腔镜保留脾脏No.10淋巴结廓清研究显示，No.10淋巴结转移发生率为7.7%，No.10的治疗价值指数高于No.5、6、11d、

12a等D2范围内的淋巴结[71]。2014年，日本食管癌学会和日本胃癌学会共同启动"食管胃结合部癌纵隔淋巴结和腹主动脉周围淋巴结廓清的介入性研究"，结果确定食管胃结合部癌纵隔淋巴结范围[72]。JCOG1001试验是对于进展期胃癌，网囊切除与保留的优越性，比较性前瞻性研究，并未表明网囊切除具有有用性。JCOG1001试验在2017年发表了结果，否定了网囊切除的意义[73]。高度淋巴结转移的综合治疗研究，术前辅助化学疗法研究JCOG0405试验（N3/bulky N2、P0、H0、M0、CY0），采用TS-1+CDDP的方案。R0切除率为88%，奏效率为65%，组织学奏效率为51%。三年生存率为58.8%，五年生存率为52.8%，日本将TS-1+CDDP的术前化疗+胃切除，腹主动脉周围淋巴结廓清手术暂定为标准治疗，用于高度淋巴结转移，腹主动脉周围淋巴结转移病例。

早期胃癌腹腔镜远端胃切除的JCOG0912试验[61]是针对EMR以外，cStage1期的T1N0、T1N1、T2（MP）N0（13版规约），腹腔镜远端胃切除手术与开放手术的比较性研究，检证无复发非劣性3期临床研究结果，腹腔镜下手术五年生存率为95.1%，开腹手术为94.0%，显示非劣性。韩国的研究证实，腹腔镜远端胃切除手术具有生存优势，KLASS-01试验五年生存率腹腔镜为94.2%，开放手术为93.3%[53]。腹腔镜远端胃切除手术可作为早期胃癌治疗的选择。

KLASS-04研究是韩国LASS组开展的一项多中心随机对照试验，比较胃中部早期胃癌的La-PPG和La-DG的差异，研究对象计256例（La-PPG为128例，La-DG为128例），肿瘤位于胃中部，cT1N0M0。研究的主要终点是倾倒综合征的发生率，术后1年使用Sigstad评分，大于7分为倾倒综合征。次要终点为3年无病生存率和总生存率；术后30天并发症发生率和死亡率；体重和腹部CT测量脂肪体积变化；

术后血红蛋白、总蛋白、白蛋白、前白蛋白水平变化；使用JSGIS-Q、EORTCC30和STO22测量的症状和生活质量；胆石发生率；胃镜检查所见。近期效果并发症发生率分别为La-PPG19.3%，La-DG15.5%，两组无统计学差异。排空延迟La-PPG7.2%，La-DG1.5%，具有统计学差异（P=0.026）[62]。

早期胃癌腹腔镜全胃切除、近端胃切除的JCOG1401试验[74]，是cStage I 期胃上部癌腹腔镜全胃切除、近端胃切除的食管空肠吻合部手术手技安全性检证的非盲性临床研究。JCOG1401试验和KLASS-03试验提示腹腔镜全胃切除安全，可行。

进展期胃癌腹腔镜下远端胃切除术的高级别多中心Ⅲ期临床研究主要有JLSSG0901试验（日本）、KLASS-02试验（韩国）和CLASS01试验（中国）。JLSSG（Japanese Laparoscopic Surgery Study Group）的JLSSG0901试验[75-76]，研究对象为cMP/SS/SE、N0~2病例（13版规约），与开放手术比较，目的是检证安全性，根治性的前瞻性，随机双盲的2/3期试验。中国的CLASS-01研究纳入1056例，T2~T4a期胃癌病人，结果显示腹腔镜手术组和开放手术组病人3年无病生存率分别为76.5%和77.8%，两组病人3年无病生存率比较，差异无统计学意义，3年总体生存率和3年肿瘤复发率比较，差异均无统计学意义[77]。韩国的KLASS-02随机对照研究是1050例T2~T4a期胃癌病人，结果显示腹腔镜手术组和开放手术组术后生存率无统计学差异意义[78]。韩国KLASS-02试验及中国CLASS-01试验也是针对进展期胃癌的研究。进展期胃癌长期生存La-DG与ODG无差异，证实La-DG是安全的。

达·芬奇机器人胃癌手术的研究以安全性、妥当性及其经济方面的评价为目的。日本Uyama于2014年引入一项单臂、多中心、前瞻性研究，针对cStage I/II病人的多中心、前瞻性临床研究，证明手术的安全性和可行性[79]。韩国对于cT1~3病人的比较性研究，证实机器人手术与腹腔镜手术并发症是同等的，短期效果优于腹腔镜手术[80]。荟萃分析的结果显示出同样结果[81]。

日本胃癌治疗指南2001年发行第1版，20多年间不断将循证医学研究证据纳入指南指导临床实践，迄今已修订更新发行第6版[82-83]。

六、技术创新——腹腔镜，机器人手术

腹腔镜胃切除手术经过30年的发展业已呈现普及状态，腹腔镜下胃切除手术的安全性、有效性已被循证医学的研究所证实，且为各国引入医疗指南，作为常规手术应用于临床。然而，消化道重建模式的探索方兴未艾，远端胃切除术后重建有Billroth I 式（三角吻合法），但临床并未普及。Billroth II 式是最为常用的方式，通常要加Braun吻合。Roux-en-Y吻合（或非离断式）等被用于临床。近端胃切除术抗反流的技术革新，出现食管胃的Kamikawa法、mSOFY等各种吻合方法以及间置空肠和双通道吻合（double tract reconstruction，DTR）。全胃切除术后重建模式、食管空肠Roux-en-Y吻合方式最为普及，其他有空肠间置、双通道吻合等应用概率很低。

胃癌的机器人胃切除手术是21世纪00年代初[84]引入胃外科治疗，使用的是初代机器人DVSS（da Vinci surgical system，DVSS）。2005年意大利和韩国应用于临床。韩国Yonsei大学主要针对早期胃癌[85]。日本2008年引入第二代DVSS。中国2006年引入DVSS，主要针对进展期胃癌。达·芬奇机器人多关节，高自由度，稳定功能及3D高清画像使其独树一帜。用于胃切除具有减少出血降低并发症的优点[86]，循证医学的研究证实手术的安全性和可行性[87]。同

时，达·芬奇机器人在保存功能性手术方面具有优越性[88-89]。

七、TNM分期的演进

TNM分类是基于原发肿瘤进展范围（T），所属淋巴结转移（N）、远处转移（M）的解剖学进展范围，评价肿瘤进展程度的分期分类法。

1935年，国际抗癌联盟（Union for International Cancer Control，UICC）在巴黎召开首届国际肿瘤会议。1943—1952年，以法国的Pierre Denoix为核心展开研究，即使用T－肿瘤、N－淋巴结、M－远处转移指标评价恶性肿瘤的进展程度，进行肿瘤病人诊断、病期、进展程度的研究，包含肿瘤分布频度统计的标准化方法，肿瘤分期与病期的区分，肿瘤发生率的国际比较统计法。

1950年，国际抗癌联盟成立肿瘤命名和统计委员会，在WHO疾病登记和统计部门的支持下，开展临床病期分类和转移的定义工作。1952年，Denoix提出用T－原发灶、N－淋巴结、M－远处转移的TNM分期评价方案。1953年，国际放射线学会的癌病期分类和癌治疗效果判定委员会一致同意，采用以肿瘤原发灶用T，淋巴结用N，远处转移用M和解剖分期为基本依据的TNM分期。1954年，再编成新的UICC临床病期分类和统计手法委员会，将TNM分期广泛用于各类癌症。1958年，乳癌和喉癌的病期分类被用于临床评价，其后，UICC确定48部位肿瘤用TNM分期，并且作为国际通用的分期标准，整理成册发行，之后不断修订，追加新部位的分期，2017年刊行了第8版。

美国癌症联合会（American Joint Committee on Cancer，AJCC）成立于1956年，该组织是把癌症的病期、预后、治疗效果的实地调查作为目的的组织，有独自的病期分类和预后因子、治疗决策等组织架构。该组织对各个脏器现行分期提出修订预案，并按照科学程序进行修订工作。该组织进行美国自己的病期分类以及治疗方法、检验病期与治疗效果的调查，制定依据病期分类选定治疗方针的指南。AJCC是UICC成员，参与TNM病期分类工作。1993年，以欧洲为中心的UICC和以美国为中心的AJCC在病期分类上进行统一，成为国际规约。UICC组织因不具有独立的组织架构和工作成员，因此，来自AJCC各脏器工作组的修订预案，在UICC进行统筹讨论、形成TNM病期分类。

美国有NCCN指南和ASCO指南两个版本。1995年，美国由21个癌症中心组成了美国国家综合癌症网络（National Comprehensive Cancer Network，NCCN），其中包括880名专家和44个共识组。NCCN指南是该组织每年以各种恶性肿瘤临床实践作为项目评价而发布的指南。NCCN指南包含筛查、诊断、手术、术后辅助疗法、复发治疗、缓和医疗和预防接种等诊疗所有过程，每年进行1～2次修订，分为医师版本和患者版本。

ASCO指南是美国临床肿瘤学会（American Society of Clinical Oncology，ASCO）从医疗经济和医学伦理角度策划的指南。

国际上关于胃癌的病期分类主要有日本的分期和UICC的TNM分期两大体系。在胃癌分期的制订中，淋巴结转移程度分类基准是最重要的制约因素，也是研究的重点。淋巴结转移程度分类基准主要由转移的解剖学部位和转移的数量两大分类法构成。两大系统在评价方法上其着眼点最大的差异是N因子。日本的系统性淋巴结清扫技术体系是建立在以Pólya、Navratil为基础发展而来的井上淋巴流向、淋巴结分类研究理论基础上建立起来的技术体系，并以此为基盘确立了清扫法的评价方法，即淋巴结分站和转移程度（n0、n1、n2、n3），并据此计算五年存活率，形成日本独立的分期系统。日本的临床分期因为N分期的修订，先后多次变更。第10版以前"规约"均以井上的淋巴流向研究为基础的解剖学N分类。第12版[42]在此基础上详尽地规定各组、各站淋巴结，不仅评估预后，同时有指导手术的价值，并且在此基础上明确并详尽地说明D的定义及标准。第13版规约[90]则融入了治疗效果评定N因子，其评定N因子是基于日本庞大的临床病理学资料分析，将淋巴结清扫效果一并考虑，重新对12版N站的分类进行修订。清扫效果是以将各站的淋巴结转移率与转移阳性病例清扫后的五年生存率的乘积表示，从而使部分淋巴结由第12版的3站如胃下部癌No.11p、12a、14v升级为第2站，13版将12版的4站分类归结成3站法，取消了D4，从而消除了长期以来的D2、D3、D4术后存活率的偏离状态。但也带来了诸多问题，如上述的淋巴结站分类，掺杂着淋巴结清扫效果带来的影响，转移率受到清扫淋巴结总数的影响。另外，淋巴结分级的不连续性、肿瘤部位改变导致淋巴结站别变异，均影响科学的客观的临床分期。同时，手术术式、切除范围也会影响N的分级的改变，以至于对治疗分期产生诱导性改变。日本胃癌学会的第14版《胃癌处理规约》将解剖学的淋巴结站的分类改为由转移的淋巴结个数决定的分类。日本的胃癌处理规约的淋巴结站的分类成为淋巴结清扫的分类和分期的标准，使病期分类与治疗方针相结合，病期分类与治疗的结合是日本分期系统的极为重要的特征。同时期新版（第3版）《胃癌治疗指南》[91]中的D的新定义充分体现了转移淋巴结解剖学分布对于治疗的重要性，以及按解剖学淋巴结部位清扫治疗的必要性。

胃癌的TNM分期最初是1968年发布第1版，1970年第2版，1978年第3版，1987年第4版。初期T的分类是用肿瘤大小，其后肿瘤的浸润深度取代了大小。N分类时首先确定区域淋巴结，以解剖部位命名淋巴结名称。淋巴结转移程度划分用Nx、N0、N1、N2、N3的表示方式。第3、4版的N分类是根据解剖学的波及程度分类，以距离肿瘤3cm划界，以内者为N1，以外者为N2，腹腔内淋巴结转移为N3。但是，临床实践中发现其判定上受主观因素影响大，如切除标本的甲醛溶液固定前后淋巴结位置的变异，外科医生与病理医生的判定的差异，清除淋巴结数量的多寡，均成为分期迁徙的影响因素。转移淋巴结个数评价法优于传统的转移淋巴结解剖学位置的评价法研究的出现等。在这样的背景条件下，1996年进行第4版TNM修订，产生第5版TNM分期。第5版TNM分期废弃第4版TNM分期的解剖学范围的判定标准，改为转移淋巴结个数的N分类。1997年第5版TNM分期中淋巴结分期采用转移个数的pN1（1～6），pN2（7～15），pN3（＞16），规定清扫淋巴结要＞15枚。Roder等[92]的一组来自德国的研究资料报告19个单位2394例的第4版TNM分期与第5版TNM分期比较，多变量解析结果显示第5版TNM分期比第4版TNM分期能更好地反映预后。N1与N2的死亡风险比为1.5（1.2～2.0），N3为2.7（2.0～3.6）。日本的Katai等[93]就4362例资料的第4版TNM分期与第5版TNM分期的比较研究发现，第5版TNM分期的N1与N2的识别力优于第4版TNM分期。

自第5版TNM分期问世以来，将其与日本胃癌规约分期进行比较性的研究日趋增多。两大体系的差异点及对预后评价的效果备受关注。Fujii等[94]的比较性研究（n=1489），第5版TNM分期的五年存活率N0（n=801）为89%，N1（n=329）为66%，N2（n=127）为34%，N3（n=35）为0%。对于日本胃癌规约分类，第一站阳性n1病例，用TNM能再分类成N1（n=218）和N2（n=41），五年存活率为68%和41%，规约的第2站阳性n2病例，按TNM分期时N1为101例，N2为70例，N3为23例，其五年存活率分别为63%、29%和0%。其研究结果表明，以淋巴结转移个数评价体系为基盘的分类在评估预后优于日本胃癌规约。2002年第6版TNM分期继续沿用第5版的N分类标准，第5、第6版TNM分期应用后也发现些问题，TNM的N分类主要是基于术后的资料，目前尚无法术前确切地判定；第5版TNM分期对清除淋巴结个数要求＞15个；第6版TNM分期虽有最低限度的推荐数字，但并未作为必需的要求，无疑会产生分期迁徙，为了准确分类必须清除16个以上淋巴结。2009年第7版刊行时充分汲取近十年来的临床研究成果，仍以N分类为中心进行修订（表1-2-3）。以日本（癌研有明病院）和韩国（首尔国立大学）约1万例的资料，按T（5段）、N（4段）的要求，经20多种分类测试，以现今的

分期法最为精确，从而形成新的TNM分期[95-96]。新的临床分期为更为精确的外科治疗奠定了坚实的基础，也是以此为基础产生了第3版日本胃癌治疗指南[97]。

2009年第7版TNM分期与2010年日本第14版"规约"[98-99]采用了共同的分期标准，T、N、M以及临床分期采取了统一的标准和定义。

（1）T的分类：采用6段分法。T1a（M）、T1b（SM）、T2（MP）、T3（SS）、T4a（SE）、T4b（SI）。

（2）N的分类：首先是区域淋巴结的确定，"规约"与TNM No.1～12为区域淋巴结是一致的，但日本"规约"将No.14v仍保留为区域淋巴结。日本《胃癌处理规约》的第14版废弃了原来的解剖学分类，全部采用新的TNM的N分类。

N：淋巴结转移；Nx：区域淋巴结无法评

表1-2-3　TNM分期中N分期的变更[97]

	TNM³th（1978）	TNM⁴th（1987）	TNM⁵th（1997）	TNM⁶th（2002）	TNM⁷th（2009）
区域淋巴结	胃周淋巴结 胃左动脉干淋巴结 肝总动脉干淋巴结 腹腔动脉周围淋巴结 肝十二指肠韧带淋巴结 腹主动脉旁淋巴结	胃周淋巴结 胃左动脉干淋巴结 肝总动脉干淋巴结 脾动脉干淋巴结 腹腔动脉周围淋巴结	胃周淋巴结 胃左动脉干淋巴结 肝总动脉干淋巴结 脾动脉干淋巴结 腹腔动脉周围淋巴结 肝十二指肠韧带淋巴结	胃周淋巴结 胃左动脉干淋巴结 肝总动脉干淋巴结 脾动脉干淋巴结 腹腔动脉周围淋巴结 肝十二指肠韧带淋巴结	胃周淋巴结 胃左动脉干淋巴结 肝总动脉干淋巴结 脾动脉干淋巴结 腹腔动脉周围淋巴结 肝十二指肠韧带淋巴结
N1	转移局限于胃大小弯，距原发灶3cm以内淋巴结		1～6个区域淋巴结转移		1～2个区域淋巴结转移
N2	淋巴结转移超越原发灶3cm以外包括胃左、腹腔动脉、脾及肝总动脉口淋巴结		7～15个区域淋巴结转移		3～6个区域淋巴结转移
N3	N3 肝十二指肠韧带淋巴结 腹主动脉旁淋巴结	M 肝十二指肠韧带淋巴结 胰后淋巴结 肠系膜淋巴结 腹主动脉旁淋巴结	N3 15个以上区域淋巴结转移		N3a 7～15个区域淋巴结转移 N3b 15个以上区域淋巴结转移

估；N0：区域淋巴结无转移；N1：1～2个淋巴结转移；N2：3～6个淋巴结转移；N3：7个或以上区域淋巴结转移；N3a：7～15个区域淋巴结转移；N3b：16个或16个以上区域淋巴结转移。新的N分类由旧N1：1～6个改为新N1：1～2个；N2：3～6个；由旧N2：7～15个改为新N3a；7～15和N3b；16个以上。

（3）M的定义："规约"与TNM同样将区域淋巴结以外的转移认定为M1，包括肝转移、腹膜转移及远处转移。M：远处转移；Mx：远处转移有无不明；M0：无远处转移；M1：有远处转移。临床分期，两大系统采用统一的分期，T（5段），N（4段），临床分期（5段）分成ⅠA～Ⅳ。

参考文献

[1] Péan, J. De 1' ablation des tumeurs de l'estomac par la gadtrectomie[J].Gas des hÖpitaux, (in French) 1879, 52: 473-475.

[2] Rydygier L. Die erste magenresection beim magengeschwürst[J].Berlin Klin Wochenschr, (in German) 1882, 19: 39.

[3] Billroth T. Offenes Schreiben an Herren Dr. L. WittelshÖfer[J].Wien Med Wochensch. (in German) 1881, 31: 161-165.

[4] WÖlfler A. Uber die von hern professor billroth ausgeführten resektionen des carcinomatÖsen pylorus. (in German) [M]. Vienna: Braumüller, 1881.

[5] 岡島邦雄编集.胃癌診療の歴史[M].大阪:メデイカルレビュー社, 2008.

[6] 高橋 孝, 荒井邦佳编集.胃癌外科の歴史[M].東京:医学書院, 2011.

[7] WÖlfler A. Resection of the cancerous pylorus performed by professor Billroth. Translated and edited by Absolon KB, Abdolon MJ[J].Rev Surg, 1968, 25: 381-408.

[8] Haberkant H.Über die bis jetzt erzielten und weiteren Erfolge der verschiedenen Operationen am Magen[J].Arch klin, 1896, 51: 484-577.

[9] 和田达雄 (监) .新外科学大系.胃十二指肠の外科Ⅱ[M].東京:中山書院, 1988, 3-19.

[10] 堺哲郎.Theodor Billrothの生涯.略记[J].外科, 28:1026-1213;1315-1323;29:100-109, 429-439.

[11] Hoffmann V.Eine Method des "plastischen Magenersatzes" [J].Zentralbl Chir, 1922, 40: 1477-1478.

[12] Schlatter C.Ueber Frnahrung and Verdauung nach vollständiger Entfernung des Magen-Oesophagoenterostomiebeim Menschen[J]. Beitr Klin Chir, 1897, 19: 757-776.

[13] Schloffer H. Resekion des ganzen Magens[J]. Dtsch Med Wochenschrift, 1917, 3:1216.

[14] Engel GC. the creation of a gastric pouch following total gastrectomy[J].Surgery, 1945, 17: 512-523.

[15] Hunt CJ. Construction of food pouch from segment of jejunum as substitute for stomach in total gastrectomy [J].Arch Surg, 1952, 64:601-608.

[16] Lawrence W. Eeservoir construction after total gastrectomy: An instructive case[J].Ann Surg, 1962, 155:191-198.

[17] 宫城 順.噴门癌切除について[J].グレンツゲビート, 1927, 1:1313-1332.

[18] Merendino K.A, Dillard DH.the concept of sphincter substitution by an interposed jejunal segment for anatomic and physiologic abnormality at the esophagogastric junction with special reference to reflux esophagitis, cardiospasm and esophageal varices.[J].Ann Surg, 1955, 142:486- 509.

[19] 安藤重满, 什 秀树.下部食道括约筋机能お温存した噴门侧胃切除術[J].手術, 1992, 58: 379-383.

[20] 上川康明, 他.噴门侧胃切除後の逆流防止お目指した新しい食道胃吻合法[J].消外, 2001, 24:1053-1060.

[21] 速水 克, 布部创也.上部胃癌に对しる噴门侧胃切除, 観音开き法再建[J].手術, 2022, 76 (2) :179-185.

[22] Yamashita Y, et al. Side overlap esophago-gastrostomy to prevent reflux after proximal gastrectomy [J]. Gastric Cancer, 2017, 20: 728-735.

[23] Gerota D. Zur Technik der lymphgefässinjection, eine neue injectionsmasse fÜr lymphgefässe. Polychrome Injection (in German) Anat [J]. Anz, 1896, 12: 216-223.

[24] Pólya E, Von Navratil D. Untersuchung über die lymphbahnen des wurmfortsatzes und des magens (in German) [J].Zeitschr Klin Chir, 1903, 69: 421-456.

[25] Jamieson JK, Dobson JF. The lumphatic

system of the stomach [J].Lancet, 1907, 20: 1061- 1066.

[26] Rouviere H. Anatomie des lymphatiques de I'homme （in French) Paris[J].Masson et Cie, 1932.

[27] Inoue Y. Lymphatic system of the stomach, duodenum, pancreas, and diaphragm （in Japanese) [J].Jpn J Anat , 1936, 9:35-123.

[28] 梶谷环.胃癌におけるリンパ系统の彻底的廓清法について[J].日外会誌, 1953, 54: 464.

[29] 陣内傅之助, 他.リンパ節転移よりみた胃癌拡大根治手術の必要性について[J].外科, 1963, 25:117-124.

[30] 日本胃癌学会編.胃癌取り扱い規約（案) [M].東京: 金原出版, 1964.

[31] 陣内傅之助.外科における胃癌取り扱い規約の解说[J].手術, 1963, 17 (11) :951.

[32] 西満正, 太田惠一郎, 石原省, 他.胃癌における大动脉周围りンバ节転移[J].消化器外科, 1991, 14:165-176.

[33] Appleby LH.The coliac axis in the expansion of gastric carcinoma[J]. Cancer, 1953, 6:704.

[34] Noguchi Y, Imada T, Matsumoto A, et al: Radical surgery for gastric cancer. A review of the Japanese experience[J]. Cancer, 1989, 64: 2053-2062.

[35] 大橋一郎, 高木国夫, 小西敏郎, ほか.胃癌大動脈周囲リンパ節転移陽性の5年生存例について[J].日消外会誌, 1976, 9:112-126.

[36] 磯崎博司, 岡島邦雄, 藤井敬三, ほか.胃癌D4拡大郭清の意義と適応[J].消化器外科, 1997, 20:539-550.

[37] 梨本篤, 薮崎裕, 松本淳.進行胃癌に対する傍大動脈郭清の意義と課題[J].癌の臨床, 2012, 58 (1) :7-24.

[38] 佐々木壽英, 梨本篤, 筒井光宏, ほか.胃癌大動脈周囲リンパ節廓清の適応[J].日消外会誌, 1989, 22:1749-1754.

[39] 三輪晃一, 藤村隆.胃癌大動脈周囲リンパ節廓清の是非[J].外科, 2005, 67:524-528.

[40] 徳田一, 高橋滋, 松繁洋, ほか.進行胃癌に対する超拡大リンパ節廓清.手術, 1992, 46:519-525.

[41] 北村正次, 荒井邦佳, 岩崎善毅.胃癌における大動脈周囲リンパ節廓清の功罪[J].日消外会誌, 1995, 28:923-926.

[42] 日本胃癌学会編.胃癌取り扱い規約 (改訂第12版) [M].東京:金原出版, 1993.

[43] 佐藤健次, 出来尚史, 佐藤達夫.腹部大動脈および腎茎周囲のリンパ系と大動脈裂孔との関係について[J].リンパ学, 1988, 11:45-55.

[44] 岡島邦雄.胃のリンパ路について[J].胃がんprespective , 2012, 15 (4) :64-72.

[45] Sasako M , Sano T, Yamamoto S , et al . D2 lymphadenectomy alone or with para- aortic nodal dissection for gastric cancer[J].N Engl J Med, 2008, 359 (5) :453-462. doi: 10.1056/ NEJMoa 0707035.

[46] Sasako M, Sano T, Yamamoto S et al : Left thoracoabdominal approach versus abdominal -transhiatal approach for gastric cancer of the cardia or subcardia ; a rondomised controlled trial[J]. Lancet Oncol, 2006, 7: 644-651.

[47] Cuschieri A, Fayers P, Fielding J, et al. Postoperative morbidity and mortality after D1 and D2 resection for gastric cancer : preliminary results of the MRC randomized controlled surgical trial. The Surgical Cooperative Group[J]. Lancet, 1996, 347: 995-999.

[48] Bonenkamp JJ, Hermans J, Sasako M, et al. Extended lymph-node dissection for gastric cancer[J]. N Engl J Med, 1999, 340: 908-914.

[49] Degiuli M, Sasako M, Ponti A, et al.Randomized clinical trial comparing survival after D1 or D2 gastrectomy for gastric cancer[J]. Br.J.Surg, 2014, 101:23-31.

[50] Songun I, Putter H, Kranenbarg EM, et al. Surgical treatment of gastric cancer : 15-year follow-up results of the randomized nationwide Dutch D1D2 tria[J]. Lancet Oncol, 2010, 11:439- 449.

[51] Wu CW, Hsiung CA, Lo SS, et al.Nodal dissection for patiens with gastric cancer:a randomized controlled trial[J].Lancet Oncol, 2006, 7 (4) : 309- 315.

[52] Maruyama K, Katai H. Surgical treatment of gastric cancer in Japan, trend from standardization to individualization[J]. Chirurgia (Bucur) , 2014, 109 (6) :722-730.

[53] Kim HH, Han SU, Kim MC, et al. Effect of laparoscopic distal gastrectomy vs open distal gastrectomy on long-term survival among patients with stage I gastric cancer : the KLASS-01 randomized clinical trial [J]. JAMA Oncol, 2019, 5 (4) :506-513.

[54] Zhang D, et al.Feasibility of pylorus-preserving gastrectomy with a scopy of lymphadenec- tomy[J].Arch Surg, 1998, 133:993-997.

[55] Shibata C, et al: Outcomes after pylorus preserving gastrectomy for early gastric cancer: a prospective multicenter trial[J]. World J Surg , 2004, 28:857-861.

[56] 二宫基树, 他.早期胃癌に対するD2廓清お共なう自律神経温存幽門保存胃切除術の有用性[J].日消外会誌, 1997, 30:2239-2246.

[57] 铃木英登士, 他.胃切除后胆石预防に主眼主眼を置いた迷走神経温存胃切除術の臨床的検討[J].日消外会誌, 1998, 31: 813-818.

[58] Nomula E, Okajima k.Function-preserving gastrectomy of gastric cancer in Japan [J]. World J Gastroenterol, 2016, 22 (26) :5588-5895.

[59] Hiki N, Nunobe S, Kubota T, et al. Function-preserving Gastrectomy for Early Gastric Cancer[J]. Ann Surg Oncol , 2013, 20:2683-2692.

[60] Kitano S, Iso Y, Moniyama M, Sugimachi K. Laparoscopy-assisted Billroth I gastrectomy[J]. Surg Laparosc, 1994, 4:146-148.

[61] Katai H, Mizusawa J, Katayama H, et al. Short-term surgical outcome from a phase 3 study of laparoscopy-assisted versus open distal gastrectomy with nodal dissection for cilinical stage 1A/1B gastric cancer :Japan Clinical Oncology Group Stuay JCOG0912[J]. Gastric Cancer , 2017, 20 : 699-708.

[62] Park DJ, Kim YW, Ryu KW, et al.Short-term outcomes of a multicentre randomized clinical trial comparing laparoscopic pylorus-preserving gastrectomy wuth laparoscopic distal gastrectomy for gastric cancer （the KLASS-04) [J]. BJS, 2021, 1-7.

[63] 胡祥, 张驰, 曹亮, 等.腹腔镜下保留幽门及迷走神经的胃切除术治疗早期胃中部癌疗效分析[J]. 中华胃肠外科杂志, 2016, 19 (8) :892-897.

[64] Aburatani T, Kojima K, Otsuki S, et al. Double-tract reconstruction after laparoscopic Proximal gastrectomy using detachable ENDO-PSD[J]. Surg Endosc, 2017.

[65] Hayami M, Hiki N, Nunobe S, et al. Clinical Outcomes and Evaluation of Laparoscopic Proximal Gastrectomy with Double-Flap Technique for Early Gastric Cancer in the Upper Third of the Stomach[J]. Ann Surg Oncol, 2017, 24:1635-1642.

[66] Kuroda S, Nishizaki M, Kikuchi S, et al. Double- Flap Technique as an Anti-reflux Procedure in Esophagogastrostomy after Proximal Gastrectomy[J]. J Am Coll Surg, 2016, 223: 7-13.

[67] Nunobe S, Hiki N, Sano T, et al. Successful application of laparoscopic and endoscopic cooperative surgery （LECS) for a lateral-spreading mucosal gastric cancer[J]. Gastric Cancer, 2012, 15: 338–342.

[68] Matsuda T, Nunobe S, Ohashi M, Hiki N. Laparoscopic endoscopic cooperative surgery （LECS) for the upper gastrointestinal tract[J]. Transl Gastroenterol Hepatol , 2017, 2: 40-45.

[69] Miyashiro I, Hiratsuka M, Sasako M, Sano T, et al . High false-negative proportion of intraoperative histological examination as a serious problem for clinical application of sentinel node biopsy for early gastric cancer: final results of the Japan Clinical Oncology Group multicenter trial JCOG0302[J]. Gastric Cancer, 2014, 17: 316-323.

[70] Sano T, Sasako M, Mizusawa J, et al. Randomized Controlled Trial to Evaluate Splenectomy in Total Gastrectomy for Proximal Gastric Carcinoma[J]. Ann Surg, 2017, 265:277-283.

[71] Zheng C, Xu Y, Zhao G, et al.Outcomes of laparoscopic total gastrectomy combined with spleen-preserving hilar lymphadenectomy for locally advanced proximal gastric cancer: A nonrandomized clinical trial ［J.JAMA Netw Open, 2021, 4 (12) :e2139992.

[72] Kurokawa YK, Takeuchi TK, Doki YC, et al.Mapping of lymph node metastasis from esophagiogastric junction tumors[J]. Ann Surg, 2019, 20, (20) : doi:10.1097/SLA.000000000000 3499.

[73] Kurokawa Y, Doki Y, Mizusawa J, et al.Bursectomy versus omentectomy alone for resectable gastric cancer （JCOG 1001) :a phase 3 open-label , randomized controlled trial[J]. Lancet Gastroenterol Hepatol, 2018, 3:460-468.

[74] Katai H, Mizusawa JK, Kunisaki CK et al .Single-arm confirmatory trial of laparoscopic- assisted total or proximal gastrictomy with nodal dissection for clinical stage I gastric cancer:Japan Clinical Oncology Group study JCOG1401[J]. Gastrc Cancer, 2019, 22:999-1088.

[75] Inaki N, Etoh T, Ohyama T, et al.A multi-institutional, prospective, phase II feasibility study of laparoscopy-assisted distal gastrectomy with D2 lymph node dissection for locally advanced gastric cancer （JLSSG0901) [J]. World J Surg, 2015, 39 (11):2734-2741.

[76] Etoh T, Ohyama T, Sakuramoto S, et al.Five-year survival outcomes of laparoscopy-assisted vs open distal gastrectomy for

advanced gastric cancer: The JLSSG0901 randomized clinical trial[J]. JAMA Surg, 2023, 158 (5):445-454.

[77] Yu J, Huang C, Sun Y, et al.Effect of laparoscopic vs open distal gastrectomy on 3-year disease-free survival in patients with locally advanced gastric cancer: The CLASS-01 randomized clinical trial[J]. JAMA, 2019, 321 (20):1983-1992.

[78] Son SY, Hur H, Hyung WJ, et al.Laparoscopic vs open distal gastrectomy for locally advanced gastric cancer: 5-year outcomes of the KLASS-02 randomized clinical trial[J]. JAMA Surg, 2022, 157 (10):879-886.

[79] Kim HI, et al. Multicenter Prospective Comparative Study of Robotic Versus Laparoscopic Gastrectomy for Gasytric Adenocarcinoma[J]. Ann Surg , 2016, 263: 103-109.

[80] Uyama I, Suda K, Nakauchi M, et al.Clinical advantages of robotic gastrectomy gor clinical stage I/II gastric cancer : a multi-institutional prosective single-arm study[J]. Gastric Cancer, 2019, 22: 377-385.

[81] Lu J, et al. Assessment of Robotic Versus Laparoscopic Distal Gastrectomy for Gastric Cancer: ARandomized Controlled Trail[J]. Ann Surg, 2021, 273: 858-867.

[82] 日本胃癌学会编.胃癌治疗ガイドライン (医师用) [M].东京:金原出版, 2001.

[83] 日本胃癌学会编. 胃癌治疗ガイドライン (医师用第6版) [M]. 东京:金原出版, 2021.

[84] Hashizume M, et al .Early experience of endoscopic procedures in general surgery assisted by a computer-enhanced surgical system[J]. Surg Endosc. 2002:16:1187-1191.

[85] Song J, et al. Robot-assisted gastrectomy with lymph node dissection for gastric cancer : lessons learned from an initial 100 consecutive procedures[J]. Ann Surg, 2009, 249:927-932.

[86] Hikage M, Tokunaga M, Makuuchi R, et al. Comparison of surgical outcomes between robtic and laparoscopic distal gastrectomy for cT1 gastric cancer. World J[J]. Surg, 2018, 42:1803-1810.

[87] Uyama, I Nakauchi, M. Suda, K, et al .Current status and future perspective of robotic gastrectomy for gastric cancer in Japan. 90th Annual Meeting of the Japanese Gastric Cancer Association , 2018.

[88] 范义川, 张驰, 魏茂华, 等.第4代达芬奇机器人手术辅助保留幽门及迷走神经胃部分切除术治疗早期胃癌的临床疗效[J].中华消化外科杂志, 2023, 22 (8):1014-1020.

[89] 张驰, 魏茂华, 曹亮, 等.达芬奇机器人手术系统辅助保留幽门及迷走神经胃部分切除术[J]. 中华胃肠外科杂志, 2021, 24 (9):814-818.

[90] 日本胃癌学会编.胃癌取り扱い规约 (改订第13版) [M].东京:金原出版, 1999.

[91] 日本胃癌学会编.胃癌治疗ガイドライン (第3版) [M].东京:金原出版, 2010.

[92] Roder JD, Böttcher K, Busch R, Wittekind C, Hermanek P, Siwert JR.Classification of regional lymph node metastasis from gastric carcinoma[J]. Cancer, 1998, 82 (4):621-631.

[93] Katai H, Yoshimura K, Maruyama K, Sasako M, Sano T.Evaluation of the new international union against cancer TNM staging for gastric carcinoma[J]. Cancer. 2000, 88 (8):1796-1800.

[94] Fujii K, Isozaki H, Okajima E, Nomura E, Niki M, Sako S, Izumi N, Mabuchi H, Nishiguchi K, Tanigawa N.Clinical evaluation of lymph node metastasis in gastric cancer defined by the fifth edition of the TNM classification in comparison with the Japanese system[J]. Br J Surg, 1999, 86 (5): 685-687.

[95] 胡祥.第14版日本《胃癌处理规约》的重要变更[J].中国实用外科杂志, 2010, 30 (4): 241-245.

[96] Mullaney PJ, Wadley MS, Hyde C, Wyatt J, Lawrence G, Hallissey MT, Fielding WL.Appraisal of compliance with the UICC/AJCC staging system in the staging of gastric cancer[M].Br J Surg, 2002, (11)89:1405-1408.

[97] 胡祥.胃癌的临床分期及其重要意义[J].中国实用外科杂志, 2011, 31 (8): 652-656.

[98] AJCC (American Joint Committee on Cancer): Cancer Stege Manual (ed 7th).[M]. New York:Springer, 2010.

[99] 日本胃癌学会编. 胃癌取り扱い规约 (改订第14版) [M]. 东京: 金原出版, 2010.

第二章 PPG手术实用解剖
Practical anatomy of PPG surgery

第一节 胃的解剖学区域划分

胃的解剖学区域划分基准，临床常用的主要有下述五种分类。

一、Hollinshead解剖学划分基准

按照Hollinshead[1]的划分标准（图2-1-1），胃解剖学定位是消化道位于食管胃结合部（贲门）和胃与十二指肠结合部（幽门）之间的部分。胃各部分的划分，在贲门水平线以上的部分，规定为胃底部（fundus）或穹隆部（Fornix）。胃底和胃窦（pyloric antrum）之间为胃体部（gastric body）。胃小弯的凹陷部是胃体部和胃窦部（pyloric antrum）的界限，称为胃角（angular incisora）。幽门部分成胃窦（antrum）和幽门管（pyloric canal），幽门轮是胃与十二指肠的界限。

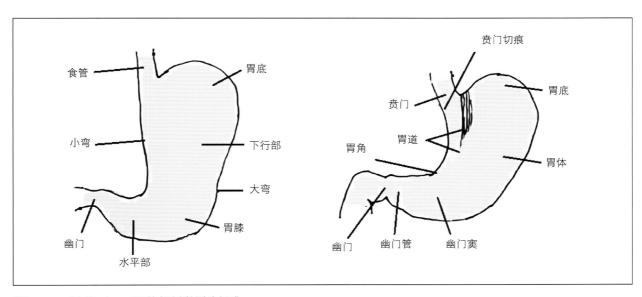

图2-1-1 Hollinshead胃的解剖学划分标准

二、日本胃癌处理规约的解剖学划分基准

日本胃癌处理规约（图2-1-2），将胃的小弯、大弯分成3等份，各点以连线为界，分成胃上部、胃中部、胃下部。十二指肠划分为上部、降部、水平部、上行部。

三、熊仓的解剖学划分基准

熊仓[2]从X线诊断学角度对胃的各部进行分类，是X线检查最常用的分类方法（图2-1-3）。

四、Weisbrodt功能性划分基准

Weisbrodt[3]按照功能学解剖划分，其划分标准（图2-1-4）是将胃分成近端胃和远端胃。近端胃由胃底部和胃体部的一部分组成，主司紧张性运动，运营食物储存功能。远端胃由胃体的一部分和胃窦部分构成，是以节律性收缩蠕动为主的部位，主要功能为食物搅拌，混合，细小颗粒化和向十二指肠输送功能。

五、临床常用胃的各部名称和功能

图2-1-5为临床常用胃的各部名称。胃上部储留气体，调节内压；胃中部储存食物，搅拌食物；胃下部排出食物。

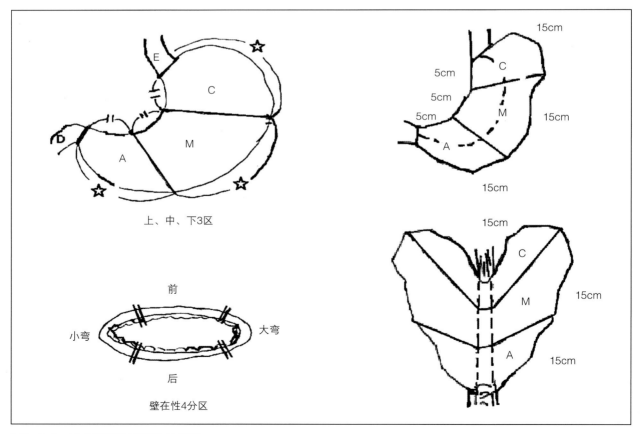

上、中、下3区

壁在性4分区

图2-1-2　日本胃癌处理规约的标准

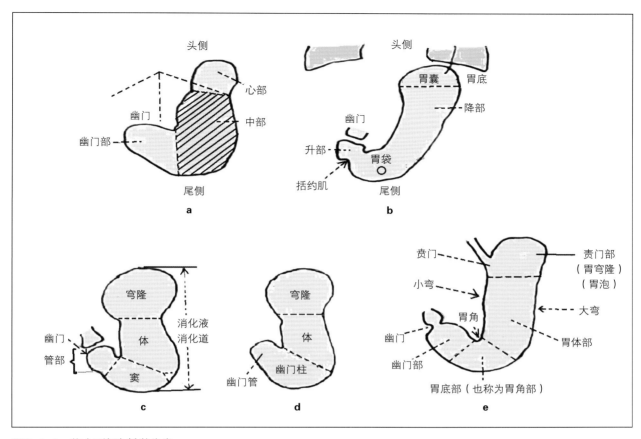

图2-1-3　熊仓X线诊断学分类

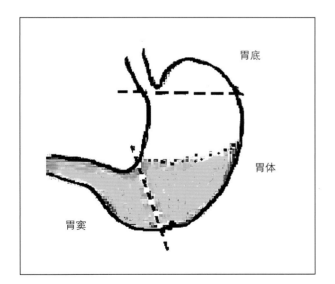

图2-1-4　胃的功能性解剖分类（Weisbrodt NM）

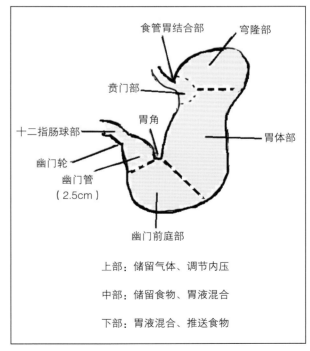

图2-1-5　临床常用各部名称和功能

第二节　胃自主神经的局部解剖

自主神经的概念最初始于Langley，是将由胸髓、腰髓（或者脑干、延髓）起始的自主神经的末梢纤维定义为自主神经。自主神经分布于全身的血管、汗腺和各个脏器，调节血压、体温、各器官的功能。

消化道神经系统从胚胎发生学角度系由肠性神经系统（enteric nervous system）和血管性神经系统（vascular nervous system）构成。肠性神经直接进入肠管相当于副交感神经。血管性神经在末梢沿着血管走行，相当于交感神经。两者之间神经纤维存在相互交叉，迷走神经并非全部由副交感神经组成。

一、腹腔神经节和神经丛

胃的神经由以胸、腰段脊髓椎前神经节的节前、节后神经纤维构成的交感神经和以脑、延髓为中枢的副交感神经构成，支配和调节胃液的分泌和运动功能。胃的蠕动运动主要是由交感神经

系统的大、小内脏神经、副交感神经系统的迷走神经、肠管神经系统支配。

交感神经T5～T10椎前神经的内脏大神经下行形成腹腔神经节，T10～T11椎前神经的内脏小神经形成肠系膜上动脉神经节，T12的最下内脏神经形成腹腔动脉、肾动脉神经节，腰内脏神经形成肠系膜下动脉神经节。节后神经纤维沿动脉分布而且与迷走神经交汇，分布在各个脏器。腹腔动脉神经节在腹腔动脉周围形成腹腔神经丛并且沿胃左动脉达胃壁，沿肝总动脉、脾动脉分布于肝、胰腺。胆囊右侧的腹腔神经节沿胰后的胆总管、胆囊左侧的腹腔神经节沿肝总动脉走行，在肝十二指肠韧带内与迷走神经交织形成肝神经丛（图2-2-1）。

副交感神经起始于中脑、桥脑、延髓、骶髓，含副交感神经的脑神经、动眼神经、颜面神经、舌咽神经、迷走神经以及骶神经（S2～S4）/骨盆内脏神经。与消化系统有关的副交感神经是颜面神经、舌咽神经、支配食管到

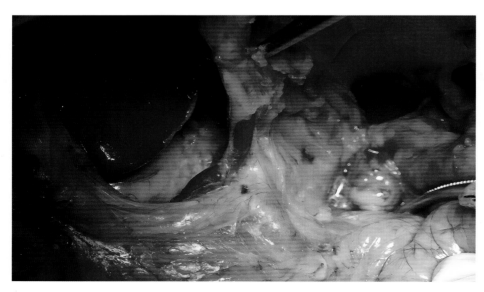

图2-2-1　腹腔神经节和神经丛

横结肠左侧1/3的迷走神经，下段结肠由骨盆内脏神经支配（图2-2-2）。

左右的迷走神经在下段食管的前后形成网络状的食管神经丛，其后近食管裂孔附近形成1~3支前后干，紧贴食管壁通过食管裂孔，进入腹腔，在贲门前后方以前干和后干的方式存在。前干分出肝支在食管肝系膜、肝胃系膜内，贴近肝尾状叶的腹侧走向肝门部并在此由肝支发出细小的幽门支向幽门、十二指肠部下行。前后胃支分别与胃左动脉的前后胃支沿胃小弯行走，支配胃的前后壁。后干的腹腔支在胃左动脉附近进入腹腔神经丛和肠系膜上神经丛，与其交感神经纤维一起，沿腹主动脉的分支分布十二指肠、小肠、左结肠肝曲的大肠、肝、胰腺、肾等脏器。迷走神经支配区域的生理功能为司理胃的消化、小肠的消化吸收、右半结肠的水分吸收作用。输送肠内容物的蠕动功能。胃底腺的盐酸分泌等的分泌作用。肝、胆、胰的分泌功能，胆囊的收缩运动等，胃饥饿素（ghrelin）借助迷走神经调节营养。

二、迷走神经前、后干及其分支

迷走神经前、后干系存在于后纵隔内食管左右的迷走神经，沿食管下行，其间相互交错，至食管裂孔高度，左侧的迷走神经形成前干，右侧的迷走神经位形成后干（图2-2-3、图2-2-4）。

Dragstedt[4]腹部迷走神经前后干的解剖学研究，前后干81%存在于腹部食管右半部分的前壁和后壁。

（一）迷走神经前干的解剖

迷走神经前干在食管肌层与腹膜之间走行，在贲门小弯侧分出肝支和胃支。肝支呈数条束状分支，沿小网膜附着肝脏部横向走行至肝十二

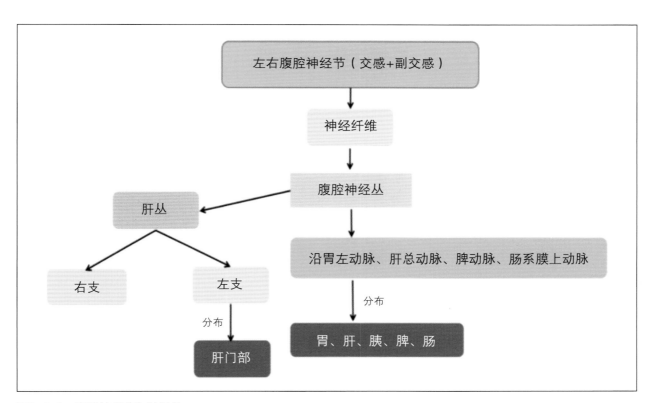

图2-2-2　腹腔神经节与神经丛

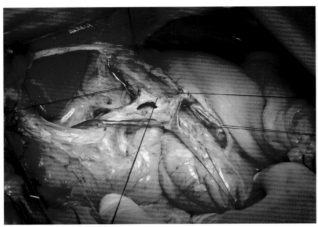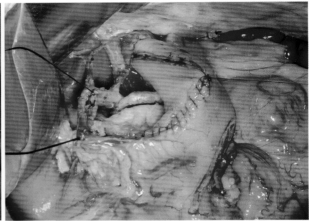

图2-2-3 迷走神经前、后干

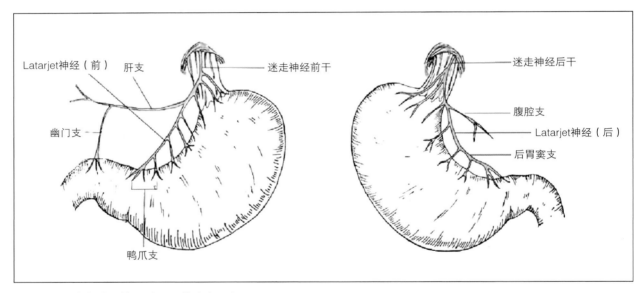

图2-2-4 迷走神经前、后干及其分支示意图

指肠韧带，其后沿肝固有动脉分为上行支、下行支。上行支沿着胆囊动脉至胆囊，下行支沿胃右动脉形成幽门支。另外，沿着胃十二指肠动脉、胃网膜右动脉，分布于胃、十二指肠和胰腺，另一部分与肝神经丛合流（图2-2-5～图2-2-8）。

迷走神经前干发出的胃支在胃的穹隆部分出穹隆支1～5支后，沿胃小弯下行，胃体支有3～5支主要分布于胃体中部前面，小弯的自主神经即胃支的终末支（Latarjet）有3～4支，呈扇状分布于幽门区域，也称之为鸭爪支（crow's foot）（图2-2-9～图2-2-10）。

Loeweneck[5]将前胃窦支分成4型，后胃窦支分成3型，见Loeweneck H分类（图2-2-11）。

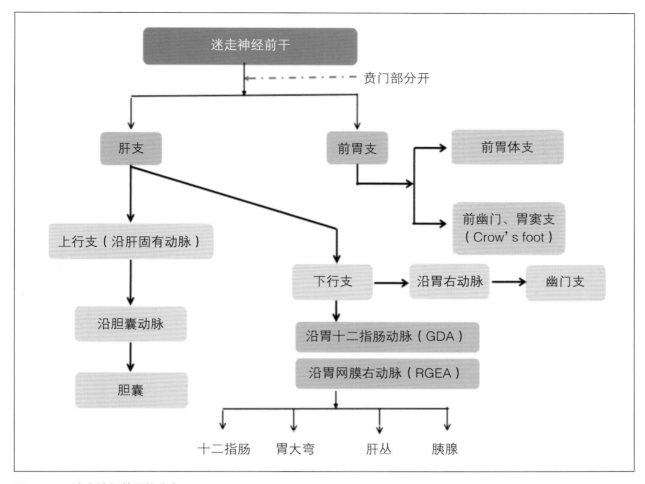

图2-2-5 迷走神经前干的分布

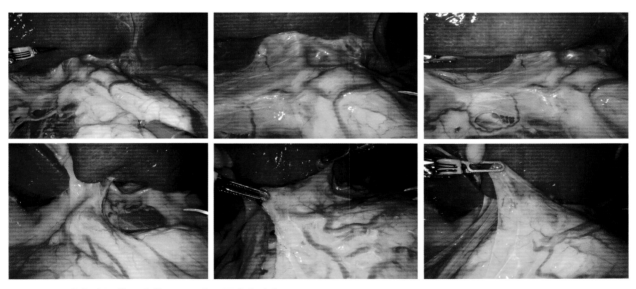

图2-2-6 迷走神经前干（前干、肝支、胃支）走行

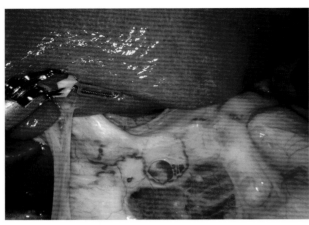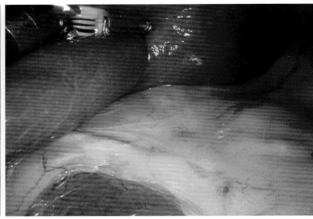

图2-2-7 迷走神经肝支

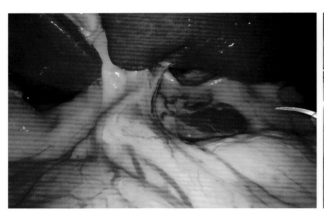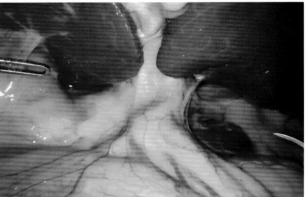

图2-2-8 迷走神经幽门支

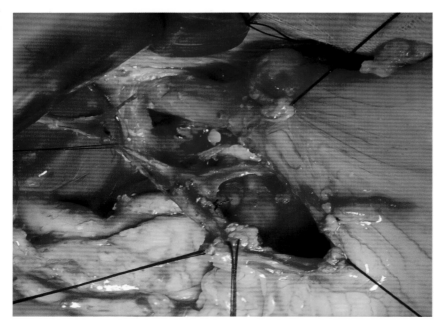

图2-2-9 迷走神经前干、肝支及胃支的解剖幽门支

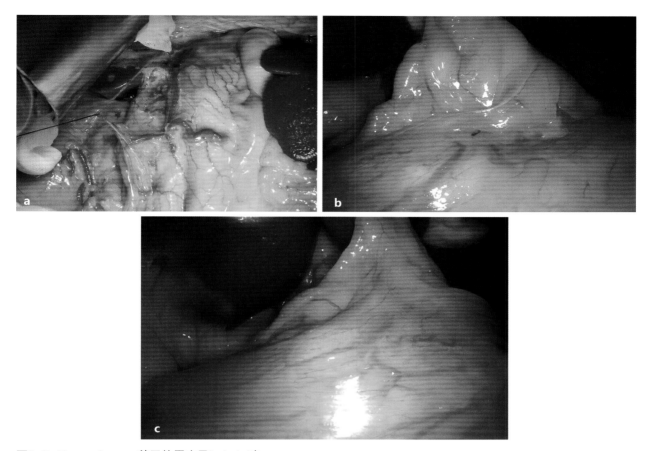

图2-2-10　a、b、c：前干的胃支及Latarjet支

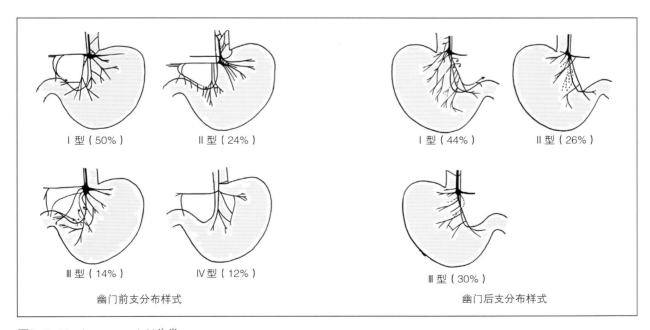

图2-2-11　Loeweneck H分类

（二）迷走神经后干的解剖

迷走神经后干在食管肌层与食管胃结合部系膜内的背侧走行，呈2~3mm索条状，在贲门分成后胃支和腹腔支，腹腔支主要进入右侧腹腔神经节，一部分进入在胃左动脉根部后方，进入左侧腹腔神经节，终止在腹腔神经节。后胃支发出贲门支、胃底支1~3支，其后分出2~3支胃体支和3~4支胃窦支，腹腔支在胃后壁胃胰韧带内走行，在胃左动脉根部与之伴行，进入腹腔神经节的内侧角（图2-2-12）。

后干在贲门部上方，分出胃后支和腹腔支。胃后支主要形成胃体支和胃窦支（Latarjet后神经支）。腹腔支在胃小弯后壁胃胰韧带内走行，在胃左动脉根部与之伴行，进入腹腔神经节的内侧角。迷走神经腹腔支的长度平均为2.53cm（1.0~3.5cm）（图2-2-13、图2-2-14）。

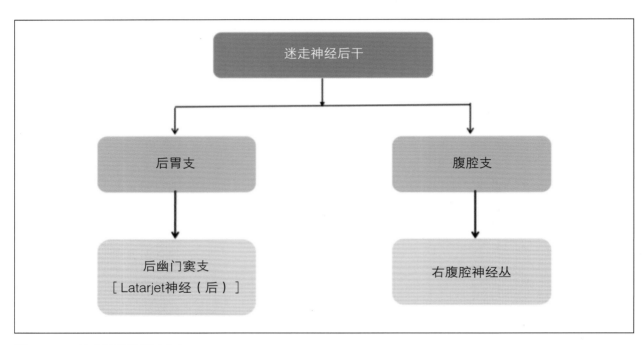

图2-2-12　迷走神经后干及分支

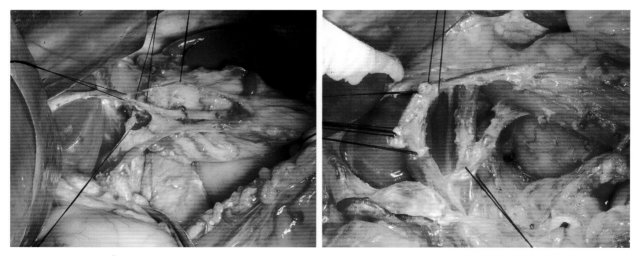

图2-2-13　迷走神经后干和腹腔支

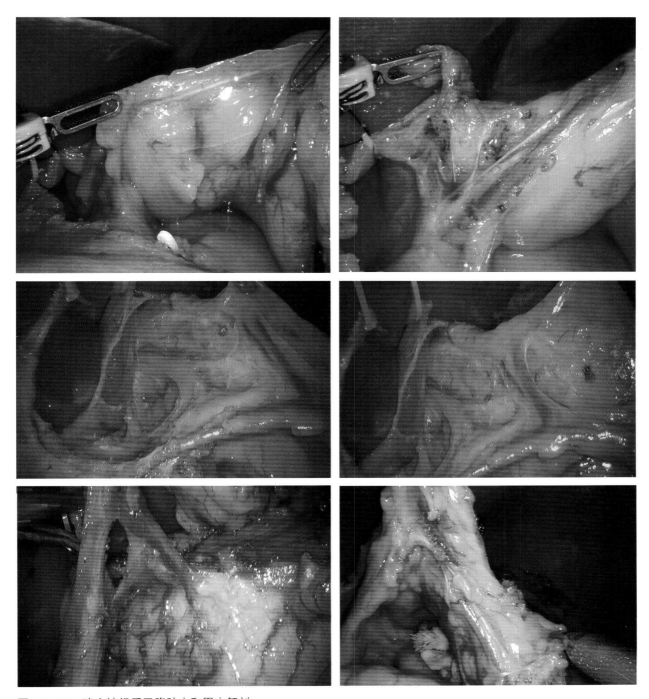

图2-2-14　迷走神经后干腹腔支和胃支解剖

三、贲门部的迷走神经解剖

　　迷走神经在胸部，沿食管的左右走行，左侧迷走神经的纤维构成食管前丛，其后形成迷走神经前干，在食管裂孔的上方即下段食管处分成1～3支前干，前干至贲门及胃小弯形成胃前丛，分出胃支和肝支。右迷走神经的纤维构成迷走神经的后干，分布于胃小弯及后壁，形成胃后丛后再分出胃支和腹腔支（图2-2-15）。

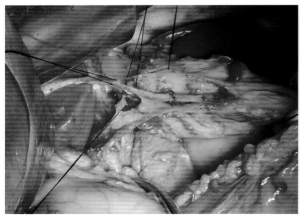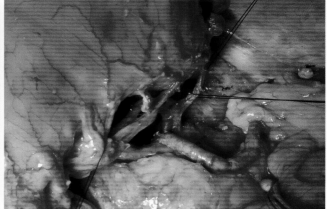

图2-2-15　前干位于食管右侧，后干位于食管的左后侧

Dragstedt LR[4]的神经分布类型及频度，其解剖60例中49例（81%）属于a型，位于食管的右前后侧（图2-2-16）。临床实际手术解剖发现，前干位于食管的右前，后干位于食管的左后侧居多。

贲门、腹段食管也接受来自腹腔神经节的交感纤维，这些神经纤维构成胃左动脉周围神经丛以及左膈下动脉周围神经丛，到达贲门、腹段食管。

食管、贲门黏膜下层含有黏膜下丛，内环、外纵肌间含有肌间神经丛，迷走神经借助壁内神经丛调节功能，黏膜下丛调节腺体的分泌，肌间神经丛调节肌肉的活动。

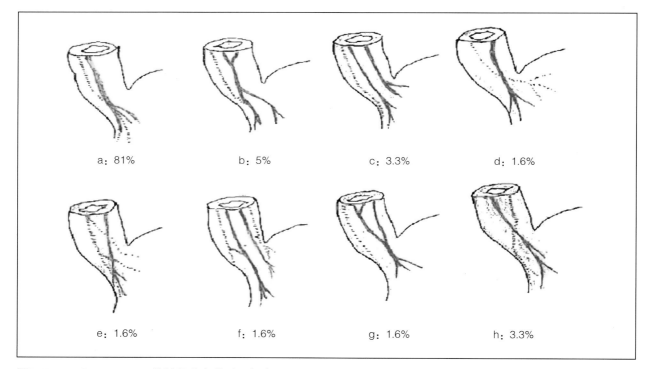

图2-2-16　Dragstedt LR的神经分布类型及频度

四、迷走神经腹腔支的解剖

（一）腹腔支的解剖

腹腔支系迷走神经后干发出至腹腔神经节。其走行变异较多，在胃胰韧带内走行（图2-2-17～图2-2-19）。

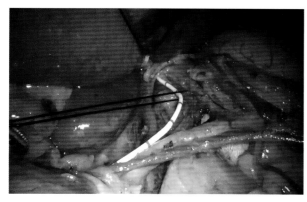

图2-2-17　腹腔支的解剖

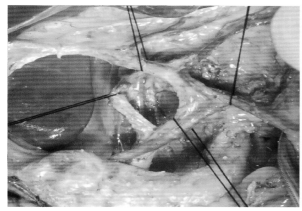

图2-2-18　迷走神经腹腔支的解剖（开腹所见）

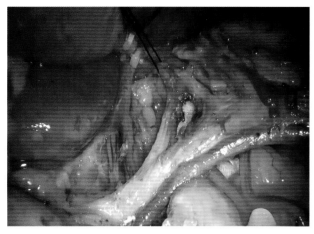

图2-2-19　迷走神经腹腔支的解剖（腹腔镜所见）

（二）腹腔支与胃左动脉位置关系

迷走神经腹腔支走行与胃左动脉的位置关系不恒定性，与腹腔神经节的位置、腹腔支进入腹腔神经节的位置（胃左动脉的左、右侧）、后干分出胃支的位置；也与胃左动脉的起始部位和类型以及副肝动脉的有无、胃左动脉神经丛等相关。Griffith[6]的解剖学研究，腹腔支通常贴近胃左动脉走行，有时沿着食管裂孔右内侧脚下行。Jackson[7]将腹腔支与胃左动脉位置关系分成a、b、c三型。a型为腹腔支伴行胃左动脉；b型为部分伴行；c型为不伴行，50例中20例呈a型（伴行型）（图2-2-20）。三轮[8]的解剖学解析，A为8例（16%），B为23例（47%），C为8例（37%）。

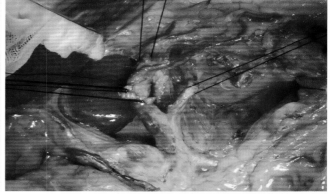
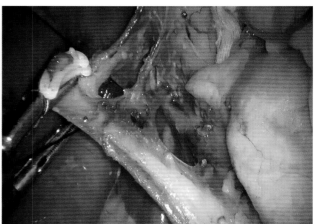

本中心参照三轮的胃左动脉和腹腔支位置关系的分型（A、B、C型），进行各类型统计，结果显示，A型（伴行型）为26.3%；B型（中间型）为68.4%；C型（独立型）为5.3%（图2-2-21）。手术中测量其与胃左动脉有一段伴行，伴行长短不一，平均长度为1.6cm（范围0.5～2.7cm）。

五、幽门下和胃网膜右支的解剖

如图2-2-22所示，迷走神经肝支的下行支沿胰腺头部下行，参与形成胃十二指肠动脉周围神经丛、幽门下动脉和胃网膜右动脉周围神经丛，分出幽门下动脉神经支和胃网膜右动脉神经支。

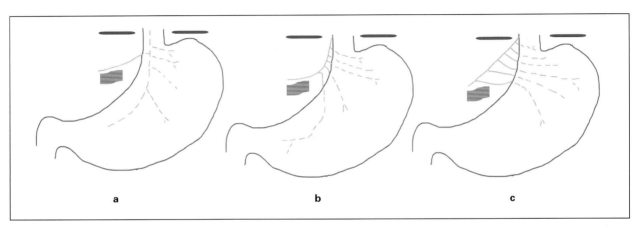

图2-2-20　迷走神经腹腔支与胃左动脉关系（Jackson分型）

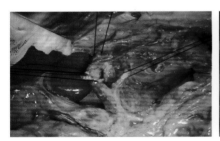 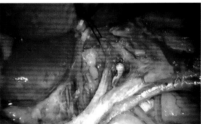 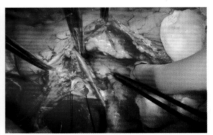

A型：伴行型　　　　　　　　　　B型：中间型　　　　　　　　　　C型：独立型

图2-2-21　迷走神经腹腔支的解剖及分类

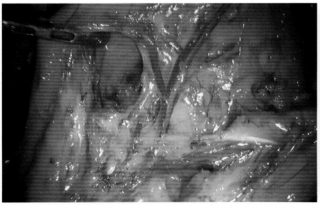 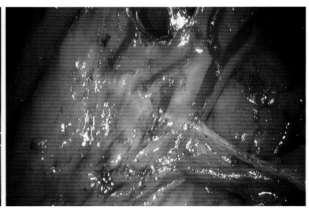

图2-2-22　幽门下迷走神经支的解剖

第三节 胃血管分布及其解剖

一、腹腔动脉干的构成和分型

（一）腹腔动脉干分型

腹腔动脉最为常见的分支类型是胃左动脉、肝总动脉和脾动脉的类型，为半数以上（55%）[9-10]（图2-3-1）。

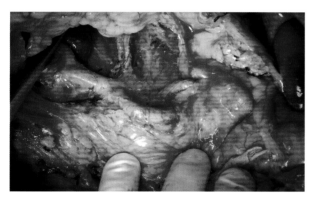

图2-3-1 腹腔动脉干常见类型

Adachi[9]的研究，腹腔动脉的分支状态可分成6型，Ⅰ型：肝胃脾动脉共干型（222/252例，88.1%），为主要类型（标准型）；Ⅱ型：肝脾动脉共干型（16/252例，6.3%）；Ⅲ型：肝脾肠系膜上动脉共干型（3/252例，1.2%）；Ⅳ型：腹腔与肠系膜上动脉共干型（6/252例，2.4%）；Ⅴ型：胃脾动脉和肝肠系膜上动脉共干型（1/252例，0.4%）；Ⅵ型：胃脾动脉共干型（肝总动脉缺如）（5/252例，2.0%）。

Ruzicka[11]腹腔动脉分支类型为6型，如图2-3-2所示，其频度为Ⅰ型93%，Ⅱ型1%，Ⅲ型0.5%，Ⅳ型0.5%，Ⅴ型4%，Ⅵ型0.5%。

本学科腹腔动脉解剖学的研究如图2-3-3所示，141例远端胃癌患者，术前行腹腔动脉3D-CTA检查，对其分支胃左动脉、肝总动脉、

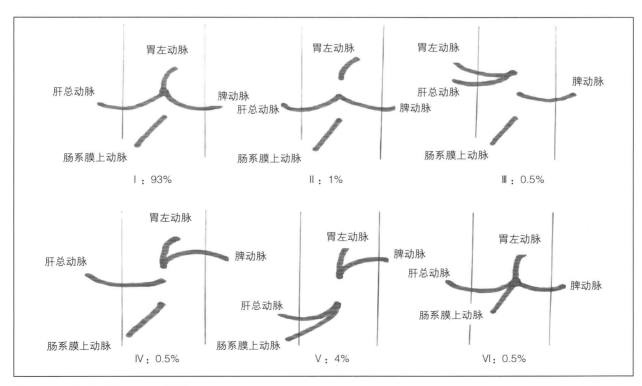

图2-3-2 腹腔动脉Ruzicka分型

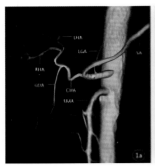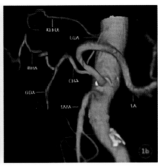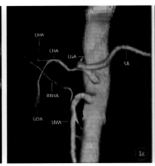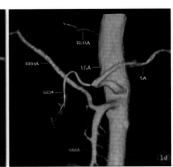

图2-3-3　腹腔动脉的类型（3D-CTA）

脾动脉进行分型：Ⅰ型为三支型，即胃脾肝干型（79%），Ⅱ型为二支型，即肝脾干、肝胃干和脾胃干（18%）；Ⅲ型为无干型（1.6%），即3条脏支单独起自腹主动脉或肠系膜上动脉；Ⅳ型为上述3型有附加动脉（1.4%）。

3D-CTA能够描出主要血管的概率，胃左动脉为97%～99%，胃右动脉为10.4%～100%，左副肝动脉为5.0%～19.7%，胃左静脉为84.9%～100%[12-14]。

（二）肝动脉分型

肝动脉的变异多见，Michels[10]根据200例剖检资料将腹腔动脉、肠系膜上动脉的分支类型分成Type Ⅰ～Ⅶ型和肝动脉变异分成Type Ⅰ～Ⅹ型。

肝动脉的变异分型（10型），Ⅰ型为110例，教科书型（Texbook type）占55%；Ⅱ型为20例，胃左动脉发出肝左动脉占10%；Ⅲ型为22例，肠系膜上动脉发出肝右动脉占11%；Ⅳ为2例，胃左动脉发出肝左动脉+肠系膜上动脉发出肝右动脉占1%；Ⅴ型为16例，胃左动脉发出副肝左动脉占8%；Ⅵ型为14例，肠系膜上动脉发出副肝右动脉占7%；Ⅶ型为2例，胃左动脉发出副肝左动脉+肠系膜上动脉发出副肝右动脉占1%；Ⅷ型为4例，肠系膜上动脉发出肝右动脉+胃左动脉发出副肝左动脉占2%；Ⅸ型为9例，肠系膜上动脉发出肝总动脉占2.5%；Ⅹ型为1例，

胃左动脉发出肝总动脉占0.5%。其他为3.0%。

Hiatt[15]肝总动脉分型为6型，见图2-3-4。1型为75.7%，2型为9.7%，3型为10.6%，4型为2.3%，5型为1.5%，6型为0.2%。

本学科3D-CTA研究将肝动脉分支类型分成Ⅰ型正常型；Ⅱ型肝左动脉发自胃左动脉；Ⅲ型肝右动脉发自肠系膜上动脉；Ⅳ型肝右动脉发自肠系膜上动脉、肝左动脉发自胃左动脉同时存在。检查结果显示：Ⅰ型：105例（74%）；Ⅱ型：11例（8%）；Ⅲ型：18例（13%）；Ⅳ型：7例（5%）。

（三）脾动脉血管类型

脾动脉由腹腔动脉分出后呈蛇形沿着胰腺走行，也有进入胰腺实质的。其中沿着胰腺上缘背侧走行居多约为80%，沿着胰腺后方走行为8%，胰腺前方约为3%。Skandalakis[16]按照脾动脉与静脉的位置关系分型：①脾动脉在脾静脉的腹侧走行（54%）；②脾动脉和脾静脉走行中，前段为前，后段为后（44%）；③脾动脉在脾静脉的背侧走行（2%）。本中心的资料显示，脾动脉依据走行形态分成直行型、轻曲型、蛇形型。直行型SA：39例（28%）；轻曲型SA：72例（51%）；蛇形型SA：30例（21%）。脾动脉向脾脏走行途中，向胰腺依次发出胰后动脉、胰大动脉、胰尾动脉、胃后动脉，近脾门部，分出胃网膜左动脉、胃短动

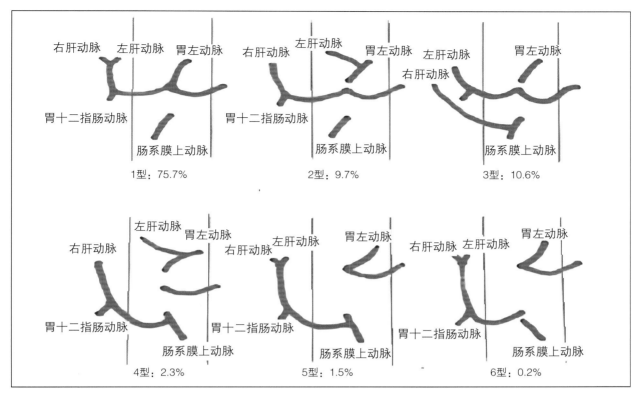

图2-3-4　肝总动脉Hiatt分型

脉，进而在脾门以T型或Y型，分成2~3支（上行支、下行支和上、下极动脉），进入脾脏。脾上极动脉出现的频度为28%~65%，脾下极动脉出现频度为20%~81%。

二、胃的动静脉血管系统

　　胃的动脉系统主要由构成腹腔动脉的胃左动脉、脾动脉、肝总动脉的分支形成。其分支胃左动脉、胃右动脉、胃网膜左动脉、胃网膜右动脉、胃短动脉、胃后动脉构成胃的动脉供血系统。胃左静脉和胃右静脉汇入门脉，胃网膜左静脉汇入脾静脉，胃网膜右静脉汇入胃结肠静脉干（Henle），胃短静脉汇入脾静脉，胃的静脉最终汇入门静脉（图2-3-5）。

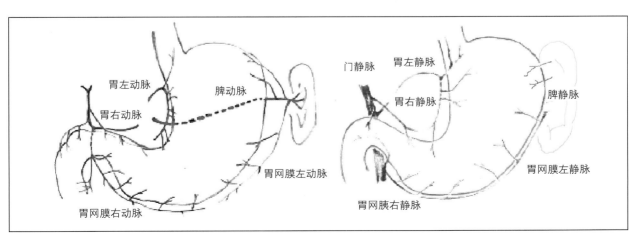

图2-3-5　胃供养血管（动脉系统、静脉系统）

（一）胃左动脉的解剖

胃左动脉通常由腹腔动脉分出，分出上行支（贲门支、食管支）和下行支（降支），上行支分布于贲门和腹段食管，下行支（降支）分布于胃的小弯（图2-3-6）。

胃左动脉的起源变异较多，根据Marco-Clement[17]的研究，源于腹腔动脉为90.8%，脾动脉为5.0%，腹主动脉为4.5%。

实测胃左动脉的平均长度为3.89cm，范围是2.5~5.0cm。No.7淋巴结的平均数为3.5个，范围2~6个（图2-3-7~图2-3-9）。

本学科3D-CTA检查资料，I型为正常型130

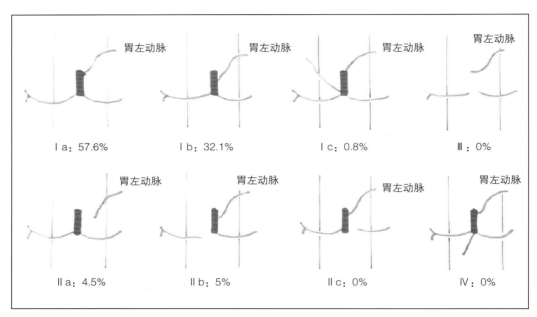

图2-3-6 胃左动脉起源Marco-Clemen分型

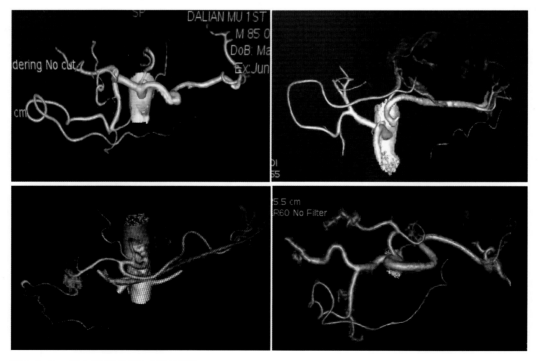

图2-3-7 胃左动脉的3D-CTA影像

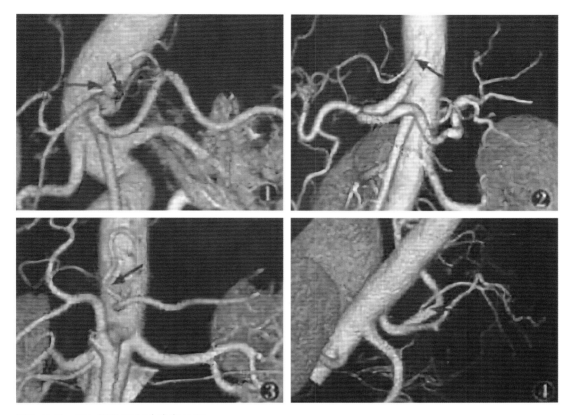

图2-3-8 3D-CTA胃左动脉变异型

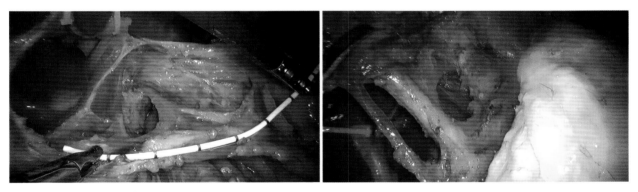

图2-3-9 胃左动脉长度

例（92%），Ⅱ型变异型11例（8%）。

①双胃左动脉；②LGA直接起自AA；③LGA起自胃脾干；④LGA起自SA。

（二）胃左静脉

胃左静脉是与胃左动脉伴行的静脉，胃左静脉多数在胃左动脉的右前侧并行，在肝总动脉的前或后方通过，少数在脾动脉前后通过（图

2-3-10）。胃左静脉位于胃胰韧带内，引流下段食管、贲门部、胃的中上部小弯，汇入门静脉系统。胃左静脉汇入门静脉居多为41%～68%，胃左静脉84.8%在动脉的背侧通过。汇入脾静脉为24%～35.7%，胃左静脉62.5%在动脉的腹侧通过。胃左静脉汇入肠系膜上静脉与脾静脉合流部位为6%～25%，胃左静脉82.4%在动脉的腹侧通过[12-14,18-19]。其中，食管贲门部位的静脉血

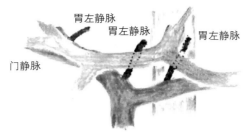

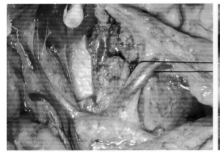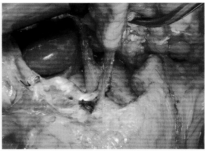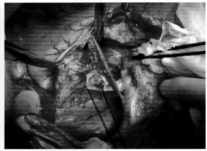

图2-3-10　胃左静脉的走行

管沿下段食管上行，与奇静脉交通。

（三）副肝动脉

　　胃左动脉在胃胰韧带内向头侧走行，进而到达胃小弯，向食管胃结合部分出上行支和向胃小弯分出下行支（图2-3-11）。另外，左副肝动脉系指与迷走神经的肝支伴行，经小网膜肝脏附着、肥厚部位到达肝脏的动脉。胃左动脉分出副肝动脉的概率较高，沿着小网膜附着肝脏部位走行进入肝内，供给滋养左叶。副肝动脉出现的概率为7%～10%。

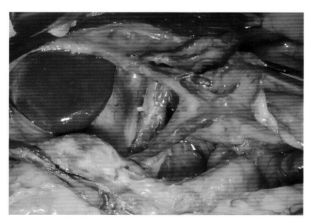

图2-3-11　发自为左动脉的左副肝动脉

　　金井[20]的3D-CTA血管成像资料显示，90例中有左副肝动脉14例（15.4%），根据肝固有动脉走行至左侧肝的内和外侧区域是否有滋养血管将副肝左动脉分为A、B、C型。A型从肝固有动脉分出内侧、外侧区域的动脉（4例）；B型从肝固有动脉分出内侧区域的动脉，但无外侧区域的动脉（8例）；C型没有从肝固有动脉分出左叶的内侧、外侧区域的动脉，左叶的供血来自左副肝动脉（2例）。C型对于肝脏的影响较大，会导致左外侧胆管缺血引起肝坏死。A、B型多见，C型少见。

三、幽门部血管分布及解剖

　　幽门部血管的来源主要有大、小弯的动脉弓、胃十二指肠动脉的幽门支、胰十二指肠动脉环的幽门支（图2-3-12）。

（一）胃右动静脉

　　胃右动脉半数起自肝固有动脉，也有部分源于右肝动脉、胃十二指肠动脉。石塚[21]的

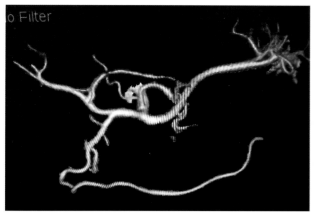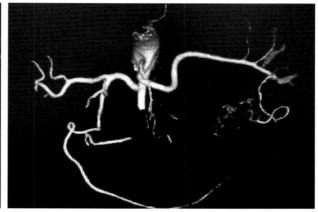

图2-3-12　3D-CTA幽门部血管影像

研究显示发自肝总动脉为16.7%，肝固有动脉为60%，肝左动脉为20%，胃十二指肠动脉为3.3%。Michels[10]的资料在肝总动脉及肝固有动脉为40%，肝左动脉为40.5%，胃十二指肠动脉为8%，肝右动脉为5.5%，肝中动脉为5%。Kumano[13]的数据显示，源于肝总动脉为5.0%，肝固有动脉为65.0%，左肝动脉为20.0%。胃右动脉呈弓形，在肝十二指肠韧带内下行，向左沿胃小弯走行，分出胃支，此间胃右动脉与胃壁之间存在无血管区。胃右动脉在胃角部与胃左动脉的末梢吻合，构成胃小弯的血管弓。胃右静脉汇入门静脉或肠系膜上静脉（图2-3-13、图2-3-14）。

（二）胃网膜右动静脉

胃十二指肠动脉自肝总动脉发出，沿十二指肠后胰腺前面走行，进而分出胃网膜右动脉，分

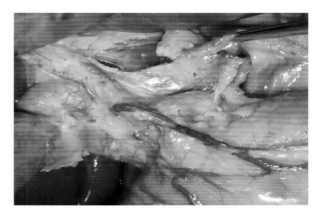

图2-3-14　胃右动静脉

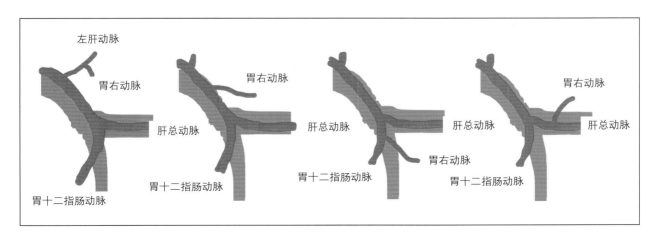

图2-3-13　胃右动脉起源

出后成为前上胰十二指肠动脉进入胰腺实质。幽门下动脉发自胃十二指肠动脉或胃网膜右动脉，营养幽门区域。胃网膜右动脉在胃结肠韧带内，沿胃大弯向左走行，向胃大弯发出数支滋养血管。胃网膜右静脉与胃网膜右动脉的起始部是分离的，胃网膜右静脉在胰腺钩突前面与前上胰十二指肠静脉、副右结肠静脉合流，形成胃结肠静脉干（Henle 静脉干）后汇入肠系膜上静脉（图 2-3-15）。

（三）幽门下动静脉

幽门下动静脉是胃窦区域主要供血血管，其形态多有变异（图 2-3-16）。Sawai[22]用血管造影的方法讨论了幽门下动脉分支的由来，210 例胃癌病人，26 例（12.4%）源于胃网膜右动脉，132 例（63.8%）源于胃十二指肠动脉。幽门下动脉主要由胃十二指肠动脉、胃网膜右动脉、前上胰十二指肠动脉分支组成。

Shinohara[23]幽门下动脉分为三型，Distal type 64.2%；Caudal type 23.1%；Proximal type 12.7%。本中心统计资料：Distal type 44.6%；Caudal type 25.0%；Proximal type 30.4%。幽门下动脉沿十二指肠第一部的下缘走行，分布于十二指肠第一部的前壁下 1/3 及其后壁的下 1/3，同时也分布于幽门部（图 2-3-17）。

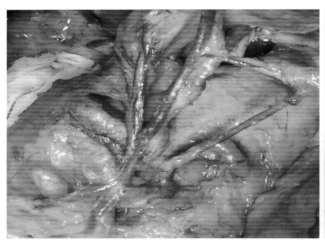
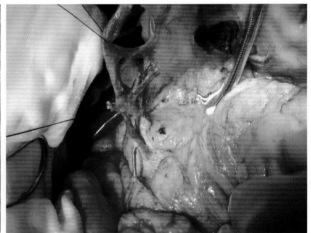

图2-3-15 胃十二指肠动脉及分支（胃网膜右动脉、幽门下动脉）

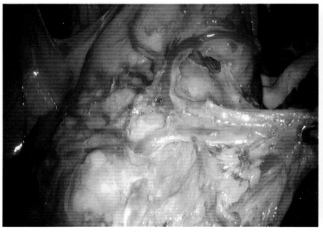
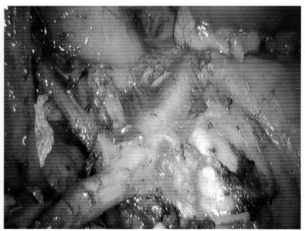

图2-3-16 幽门下动静脉的解剖（腹背侧）

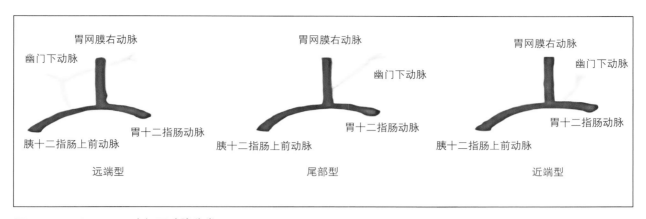

图2-3-17　Shinohara幽门下动脉分类

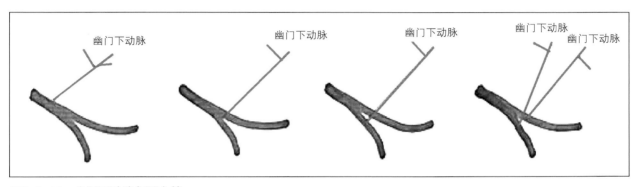

图2-3-18　幽门下动脉起源血管

高室[24]对164例剖检尸体标本，25例色素注射尸体标本和25例树脂注入尸体标本，幽门下血管的研究结果显示，幽门下动脉在横结肠系膜内或大网膜内走行，供给十二指肠第1部的近端2/3区域的前下壁到幽门轮的血运，以及72.2%的幽门前庭部大弯侧血运。幽门下动脉的起始部直径平均为1.2mm（0.5~2.0mm），出现率为97.6%。起源血管，RGEA为33.1%，ASPDA和RGEA交叉部（三支交叉）为25.9%，ASPDA为22.3%，源于ASPDA和RGEA为14.4%（图2-3-18）。

由起始动脉发出仅1支型为77.7%，2支型为16.7%，3支型为5.5%。分布模式为4型：a型分布于幽门前庭部大弯侧，幽门轮和十二指肠第1部近端的下缘及前壁（50.0%）；b型分布于幽门轮和十二指肠第1部近端的下缘及前壁（22.2%）；c型分布于幽门前庭部大弯侧，

十二指肠第1部和第2部交界的下缘以及同范围的前壁（22.2%）；d型分布于幽门轮和十二指肠第1部近侧至第1、2部交界部下缘及其前壁（5.6%），见图2-3-19。

（四）幽门下静脉的分型

幽门下静脉分型，Nishizawa[25]分成4型：Ⅰ型39.5%，Ⅱa型30.2%，Ⅱb型14.0%，Ⅲ型16.5%（图2-3-20）。

本中心统计资料显示：Ⅰ型27.0%，Ⅱa型33.3%，Ⅱb型18.3%，Ⅲ型20.8%（图2-3-21）。

四、胃网膜左动静脉

胃网膜左动脉起源于脾动脉或脾动脉终末的脾支血管（图2-3-22）。分支形态多样，不恒

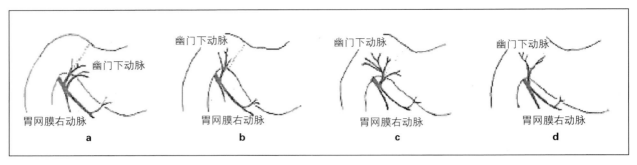

图2-3-19　幽门下动脉分布类型

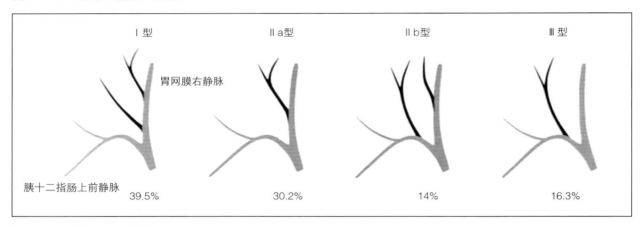

图2-3-20　Nishizawa分类及频度

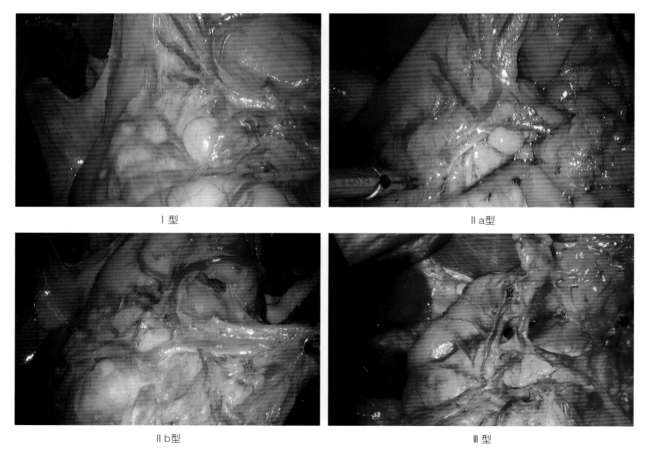

图2-3-21　幽门下静脉分型

定。出云[26]将其分成三型，脾动脉干发出胃网膜左动脉类型、脾下极干支发出类型和脾下极分支发出类型（图2-3-23）。脾下极干支分出胃网膜左动脉居多，Kikkawa[27]报道为84.7%。但脾下极动脉由胃网膜左动脉发出概率高，约占80%，由脾动脉主干发出极少。胃网膜左动脉沿胃大弯向右侧行走，其间，相距1.5～2.0cm分出胃支供给胃大弯左侧血供，终末支在胃大弯的中点与胃网膜右动脉吻合形成胃网膜动脉弓。

胃网膜左、右动脉的连接类型，Sugimachi[28]将其连接方式分成4型，Ⅰ型为胃网膜左、右动脉，沿着大弯，明显壁外连接类型占64.1%；Ⅱ型为无明显壁外连接，有壁内吻合类型占15.4%；Ⅲ型无直接壁内、外连接类型占15.4%；Ⅳ型为借助大网膜左动脉将两者间接吻合类型占5.8%（图2-3-24）。

福地[29]分析胃网膜左动脉的最末端分支及前支与胃网膜右动脉的分布和关系的一组研究数据，130例的解剖学解析，胃网膜左动脉的分支及关系能够区别，一组与胃网膜右动脉之间无

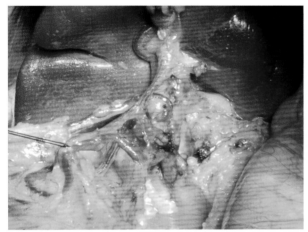
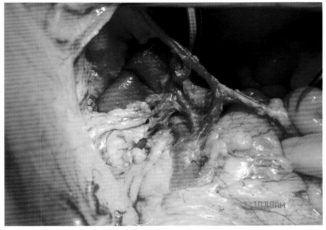

图2-3-22　胃网膜左动脉

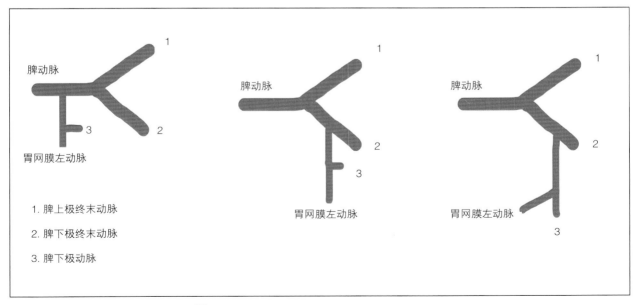

图2-3-23　胃网膜左动脉起源分型[26]

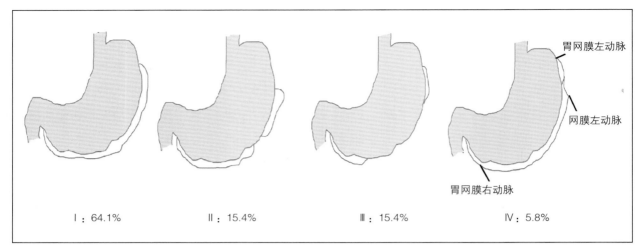

图2-3-24   胃大弯血管构成类型

吻合，有72例（55%）；一组有吻合，但胃网膜右动脉另外分支发出，有13例（10%）；还有一组胃网膜左动脉与胃网膜右动脉有吻合，有45例（35%）。

五、贲门及胃底的供给血管

（一）贲门部的血管

腹段食管、贲门的血运来源主要有胃左动脉来源的上行支（前食管贲门胃底动脉），左膈下动脉分支，脾动脉由来的后食管贲门胃底动脉和胃短动脉的分支。

Swigart报告[30]150例的检查结果，胃左动脉发出的贲门、食管支占94.67%（142例），胃左动脉发出的分支是最主要的供血血管，而且较为恒定。左膈下动脉约有56%，副肝动脉10%，右膈下动脉3.33%，脾动脉1.33%，腹腔动脉0.67%[31]。

胃左动脉发出上行支动脉有食管、贲门、胃穹隆支。胃左动脉的上行支，通常是1~3支，分别在贲门分成前、后支分布与贲门、胃穹隆，前支为优势血管，较为粗大。上行的食管支多数位于腹段食管的右前和右后，供给腹段食管、贲门血供。食管支沿着胃前后的迷走神经上行，参与食管胃结合部系膜的形成。多数在食管裂孔上方与下食管固有动脉吻合供给食管下段和贲门部的血供（图2-3-25）。

（二）胃后动脉

胃后动脉，出云[26]将其分为3型：①脾动脉沿着胰腺背侧走行，在近脾时分出胃后动脉型；②脾动脉的脾上极动脉支分出胃后动脉型；③胃后动脉缺如型。胃后动脉多数为源于脾动脉的中段，其次为脾侧1/3，起始侧1/3较为少见。脾动脉上极动脉，管径在2~4mm，为21.6%~62.3%[9,32-33]。胃后动脉也有起自脾动脉上极动脉，脾上极动脉与胃后动脉共干状态称之为胃脾动脉。胃后动脉主要分布于胃上部的后壁、贲门。胃后静脉与胃后动脉伴行汇入脾静脉（图2-3-26）。

（三）胃短动脉

胃短动脉起源于脾动脉的上下终末支多见，也有发自脾动脉主干、上极动脉、下极动脉和胃网膜左动脉（图2-3-27）。在胃脾韧带内走行，有时见到向贲门食管的分支。支配胃底部，由上、中、下三群组成，为3~6支。

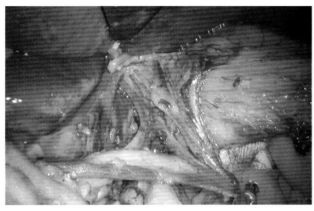

图2-3-25　胃左动脉的上行支

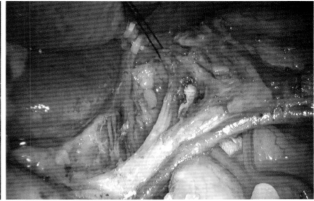

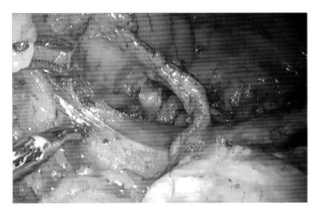

图2-3-26　胃后动脉

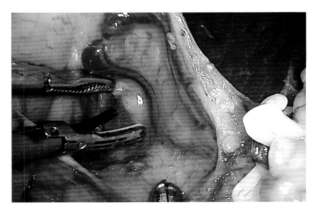

图2-3-27　胃短血管

（三）左膈下动脉

左膈下动脉半数以上源于腹腔动脉，左膈下动脉是向横膈膜的血管，其也发出食管贲门支（图2-3-28），其频度为51.4%～56%。

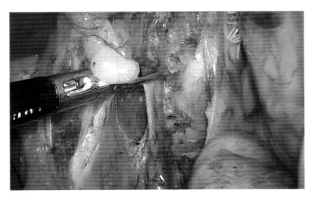

图2-3-28　左膈下动脉的贲门支

（四）胃壁内血运分布

胃大、小弯的血管分布如图2-3-29所示，胃左动脉是最大的动脉，根据福地[29]的分类，胃小弯的胃左动脉血管分布，L1型占60%，L2型占10%，L3型占30%。胃大弯的胃网膜左右动脉血管分布，G1 55%，G2 10%，G3 35%。

胃壁的血运如图2-3-30所示，胃左动脉支配区域广泛，包括胃的小弯侧大部分区域和胃的中央区。大弯侧区域由网膜左右动脉以及胃短血管供血。

胃壁内血管之间形成动脉网络，相互沟通。胃壁上的血管在胃壁浆膜下走行，其后穿过固有肌层在黏膜下形成动脉网络。并且存在动静脉间的A-V短路。

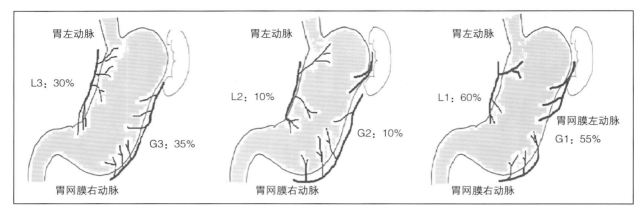

图2-3-29 胃壁血管分布

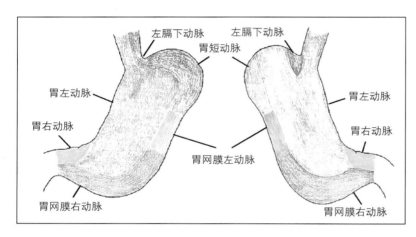

图2-3-30 胃壁血运分布

第四节　胃淋巴系统解剖学基础

一、胃淋巴系统的解剖

（一）胃的壁内淋巴引流的构成

1926年，Borrmann[34]的研究证明，胃黏膜层中腺管的内上部的盲端的初始淋巴管在腺管周围和腺管下部形成网状，集合管贯穿黏膜筋板，在黏膜下层集合形成网络状结构，由此至肌层内在浆膜下形成粗大的网络结构，引流胃壁内各部位的淋巴液。胃壁的黏膜下、浆膜下存在的淋巴管，进入壁外淋巴结，沿着边缘血管、主干血管向中枢侧引流。

Rouvière[35]将胃壁内的淋巴流域分成4区域（图2-4-1）：①胃左动脉区；②胃右动脉区；③胃网膜右动脉区；④脾动脉区。

引流区域划分是从穹隆部的顶点沿小弯向幽门划线至幽门前壁中央，分成上、下两部分。上方淋巴流向小弯的上方、贲门流动。下方淋巴流向大弯流动。胃下部（大弯侧）从食管右缘垂直下行的线分成左右两部分，右侧向幽门，左侧向脾门方向引流。

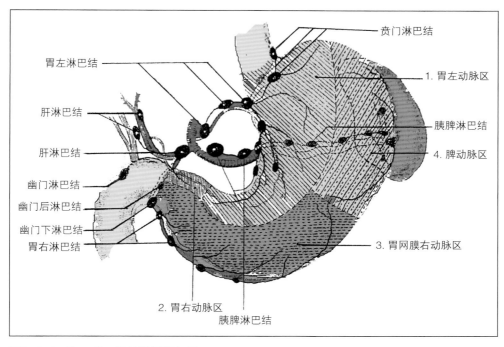

图2-4-1 Rouvière胃的淋巴流向图

（二）胃的壁外淋巴系统构成

胃的壁外淋巴结诸多研究将其分为4类。① 沿胃左动脉淋巴结：接受小弯全域及贲门的淋巴液，至胃左动脉根部淋巴结，与腹腔动脉淋巴结连接。②沿肝动脉淋巴结：汇集胃网膜右动脉流域的淋巴液（接受幽门、十二指肠的淋巴流以及右大弯淋巴液），再汇入肝总动脉淋巴结，腹腔动脉周围淋巴结。幽门下淋巴结汇入肠系膜根部淋巴结。另外，沿肝总动脉淋巴结也接受幽门上缘（胃右动脉）淋巴结和胃网膜右动脉淋巴结的淋巴流，此部淋巴向腹腔动脉淋巴结引流。③沿脾动脉淋巴结：脾门淋巴结接受大弯左半、穹隆淋巴液，经脾动脉干淋巴结至腹腔动脉淋巴结。④腹腔动脉淋巴结：接受上述所有淋巴结的引流，一部分进入肠系膜根部淋巴结，由乳糜槽入胸导管。另有分类按淋巴流入、流出的径路分为直接接受胃壁淋巴液的淋巴结和从其他的淋巴结接受的淋巴液的淋巴结。前者为第一级淋巴结（①胃左动脉下行支淋巴结；②贲门淋巴结；③幽门上淋巴结；④胃网膜右淋巴结；⑤脾门淋巴

结），后者为第二级淋巴结（①腹腔动脉淋巴结；②肠系膜根部淋巴结；③腹主动脉周围淋巴结）。另外，一级、二级淋巴结两者的作用共有的淋巴结作为一级淋巴结（①胃左动脉干淋巴结；②幽门下淋巴结；③肝总动脉、脾动脉淋巴结）[36]。佐藤[37]将胃所属壁外的淋巴结分为：①胃的壁在和近旁淋巴结（贲门左右，小弯、大弯，幽门上、下，脾门）；②沿着动脉干的中间淋巴结（胃左动脉、肝总动脉、脾动脉干）；③动脉根部的主淋巴结（胃左动脉根部、肝总动脉根部、脾动脉干根部）；④腹主动脉周围的淋巴结构成。目前最为常用的是日本胃癌学会制定的《胃癌处理规约》（以下为"规约"）的分类，详见后述。

（三）胃的各部位淋巴引流的路径

1.食管胃结合部淋巴引流途径

食管胃结合部壁内淋巴管在黏膜固有层、黏膜肌层相互交通，借助此网络由胃向食管侧的淋巴管网延续走行为优势，但黏膜下层以深的食管

壁、胃壁的淋巴管网引流是以到腹腔内的淋巴结的淋巴引流为主体。壁外淋巴流在下部食管有上下两个方向，以贲门为中心胃侧向下方方向为主体，最终到腹主动脉旁淋巴结。食管裂孔部及横膈的淋巴流向由沿纵隔胸膜上行的淋巴管流入胸腔内淋巴结，通常不存在由胃向胸腔内的淋巴流向，当壁内淋巴流向和途径被癌修饰阻断后，将会产生新生壁外淋巴引流路径。食管胃结合部的引流路径：①胃左动脉途径；②小网途径；③胃短动脉途径；④左膈下动脉途径；⑤胃后动脉途径；⑥食管壁纵隔途径；⑦膈肌途径。

2. 胃上部的淋巴引流路径

①胃上部大弯侧的引流：从胃网膜左动脉，或胃后、胃短动脉淋巴管沿脾动脉、腹腔动脉径路至腹主动脉周围淋巴结。②胃上部小弯侧的引流：从胃左动脉淋巴管至腹腔动脉周围，最终至腹主动脉周围淋巴结。

3. 胃下部的淋巴引流路径

（1）胃下部大弯侧的引流：①从大弯侧淋巴结向幽门下淋巴结，沿胰腺被膜下淋巴管流向肝总动脉淋巴结，腹腔动脉周围至腹主动脉周围淋巴结；②从肠系膜上静脉经肠系膜上动脉淋巴引流径路，至腹主动脉周围淋巴结（图2-4-2）。

（2）胃下部小弯侧的引流：①主要是经胃右动脉、肝总动脉的淋巴管，由腹腔动脉周围注入腹主动脉周围淋巴结；②由肝十二指肠韧带内淋巴结注入腹主动脉周围淋巴结。

4. 向腹主动脉周围淋巴结的回流

胃的壁外引流主要有朝向腹腔动脉根部的引流路径（沿胃左动脉的淋巴结、沿脾动脉的淋巴结、沿肝总动脉的淋巴结）和向肠系膜上动脉根部引流的路径。腹腔动脉、肠系膜上动脉的淋巴结向腹主动脉周围淋巴结的回流。腹腔动脉周围的脏侧最终的淋巴结，右侧是位于肝十二指肠韧带后方的下端门脉的淋巴结，左侧是腹腔动脉周围淋巴结。肠系膜上动脉周围的最终淋巴结位于其根部的淋巴结，上述它们的淋巴管输出管在肾动脉起始部高度进入腹主动脉与左肾静脉角上下的淋巴结，其后进入腹主动脉的背侧。

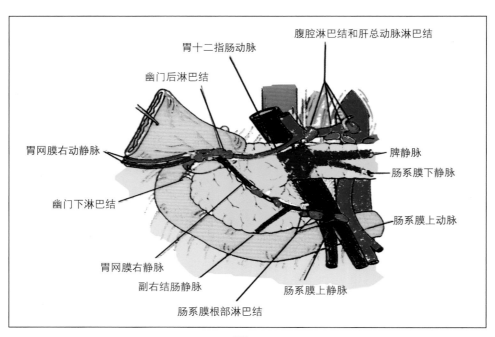

图2-4-2　汇入肠系膜上动脉根部的淋巴结[37]

5. 淋巴路径中几个重要的亚流

①贲门左侧淋巴结沿着左膈动脉的贲门支淋巴管直接注入腹腔动脉和腹主动脉周围淋巴结；②胃的下半大弯侧淋巴流向沿胃网膜右动脉在幽门附近达幽门下淋巴结，沿胃网膜右静脉与胰前淋巴流合流，经肠系膜上静脉至肠系膜上动脉的根部；③肝十二指肠韧带内淋巴结位于门脉和胆总管后方的淋巴结恒定，经过肝总动脉后方淋巴结注入腹主动脉周围淋巴结。

二、淋巴结的解剖学位置与数量

胃的韧带、网膜是血管、淋巴结所在的重要的解剖学结构。胃的腹侧系膜在肝与胃小弯、十二指肠之间形成肝胃韧带、肝十二指肠韧带、小网膜。小网膜内有胃右、胃左动脉。背侧系膜在贲门，胃体、胃底形成胃膈韧带，内有胃后动静脉。脾门、胃底之间形成胃脾韧带，内有胃短血管。胃大弯、横结肠之间形成胃结肠韧带，大网膜内含有胃网膜左、右动脉。胃上部后壁与胰腺之间形成胰胃韧带，内有胃左动脉和腹腔动脉，各组淋巴结沿着相应血管存在于韧带、系膜之内[38]。

胃所属淋巴结的各部位淋巴结的数目有个体差异，胃胰韧带内的胃左动脉食管支周围淋巴结有1~4个，胃膈韧带内贲门右侧多为1~2个。胃的小弯、肝胃韧带内胃左动脉的降支周围多为3~5个，胃右动脉淋巴结1~2个，幽门上淋巴结0~1个。沿着胃左动脉主干分布的淋巴结有3~6个，腹腔动脉周围有1~5个（胃左动脉根部1~2个，肝总动脉根部1~2个，脾动脉根部0~1个），肝十二指肠韧带内、肝固有动脉旁有2~3个。胃后、胃短动脉旁1~3个，脾动脉干周围1~3个，脾门部淋巴结1~5个。肝总动脉干淋巴结右侧上缘，胃胰韧带内1~4个。位于胃结肠韧带内的胃网膜右动脉淋巴结1~8个，幽门下淋巴结1~4个。胃网膜左动脉位于脾胃、胃结肠韧带内沿胃网膜左动脉分布1~3个。腹主动脉周围淋巴结也被称为腰淋巴结，位于腹膜后，分布于腹主动脉周围及下腔静脉前之间，个数不等有2~14个[39]。

三、廓清用淋巴结的分类

（一）胃癌廓清用淋巴结分类

No.1贲门右侧；No.2贲门左侧；No.3a小弯（沿胃左动脉）；No.3b小弯（沿胃右动脉）；No.4sa大弯左群（胃短动脉）；No.4sb大弯左群（沿胃网膜左动脉）；No.4d大弯右群（沿胃网膜右动脉）；No.5幽门上；No.6幽门下；No.7胃左动脉干；No.8a肝总动脉前上部；No.8p肝总动脉后部；No.9腹腔动脉周围；No.10脾门；No.11p脾动脉干近端；No.11d脾动脉干远端；No.12a肝十二指肠韧带内（沿肝动脉）；No.12b肝十二指肠韧带内（沿胆管）；No.12p肝十二指肠韧带内（沿门脉）；No.13胰头后部；No.14a沿肠系膜上动脉；No.14v沿肠系膜上静脉；No.15结肠中动脉周围；No.16a2腹主动脉周围；No.16b1腹主动脉周围；No.17胰头前部；No.18胰下缘；No.19膈下；No.20食管裂孔部；No.110胸下部食管旁；No.111膈上；No.112后纵隔[40]。

（二）胃的区域淋巴结的规定

胃的区域淋巴结为No.1~12和No.14v，在此以外有淋巴结转移为M1。但食管浸润时，No.19、20、110、111也作为区域淋巴结。十二指肠浸润时将No.13组淋巴结作为区域淋巴结。另外，残胃癌初次手术时残胃和空肠吻合的吻合口部的空肠系膜淋巴结也为区域淋巴结[40]。

2017年日本胃癌学会15th"规约"将No.6组淋巴结进行亚分类，No.6沿着胃网膜右动脉淋巴结，胰头前胃网膜右静脉淋巴结和幽门下静脉的淋巴结分成三组，分别为No.6a、No.6v、No.6i（图2-4-3）。

2022年日本食管癌学会12th"规约"[41]将食管胃结合部作为独立的系统进行区域淋巴结分类，纵隔：No.105、106rec、106tbl、107、108、109、110、111、112aoA、112pul组淋巴结。腹部：No.1、2、3a、4sa、4sb、4d、5、6、7、8a、9、10、11p、11d、19、20组淋巴结。

（三）幽门下淋巴结（No.6）的亚分类

No.6a：胃网膜有动脉周围淋巴结；No.6i：幽门下动脉周围淋巴结；No.6v：胰头前方、胃网膜右静脉和幽门下静脉周围淋巴结。

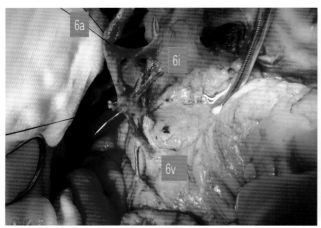
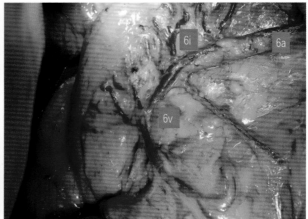

图2-4-3　幽门下淋巴结（No.6）的亚分类

参考文献

[1] Hollinshead, W. H. Anatomy for surgeon : vol. 2-The thorax, abdomen and pelvis（2nd. Ed）[M]. New York:Harper&Row, 1971.

[2] 熊谷贤二. 图谱による胃X线诊断学-基本所见の成り立ちと读影[M]. 東京:金原出版, 1968, 76,

[3] Weisbrodt NM. Gastric motility . In Gastrointestinal physiology[M]. St Louis, Mosby:Johnson L R, 1981.

[4] Dragstedt LR, Fournier HJ, Woodward ER et al. Transabdominal gastric vagotomy. A study of the anatomy and surgery of the vagus nerves at the lower portion of the esophagus. [J]. Surg. Gynecol. Obstet, 1947, 85:461-466.

[5] Loeweneck, H, Mitarh. N. Vagus und cholinergicsches System am Magen des Menschen. Munch. Med[J]. Wschr, 1967, 109:1754-1762.

[6] Griffith, CA. . Selective gastric vagotomy. In surgery of the Stomach and Duodenum.（3rd ed）[M]. Boston: Nyhus, L. M, . et al., Little Brown, 1977, 275-305.

[7] Jackson B, McVay CB. SURGICAL ANATOMY[M]. Philadelphia London Toront:WB. SAUNDERS, 1971, 558-559.

[8] 三轮晃一, 木南伸一, 佐藤贵之, 他. 早期胃癌手術における神経温存の意義[J]. 日外会誌, 1996, 97:286-290.

[9] Adachi B. Des Arteriensystem der Japaner（Vol 2）[M]. Kyoto:Maruzen, 1928 , 42-46.

[10] Michels NA. Blood Supply and Anatomy of the Upper Abdominal Organs with a Descriptive Atlas[M]. Lippincott:Philadelphia and Montreal, 1955, 355-549.

[11] Ruzicka FF, Rossi P. Normal celiac and hepatic arteriogram[J]. J Med, 1968, 23: 3032-3033.

[12] Lino S, Sakaguchi T, Kikuchi H et al. Usefulness of three-dimensional angigraphic analysis of perigastric vessels before laparoscopic gastrectomy[J]. Gastric Cancer, 2013, 16 : 355-361.

[13] Kumano S, Tsuda T, Tanaka H, et al.

Preoperative evaluation of perigastric vascular anatomy by 3-dimensional computed tomographic angigraphy using 16-channel multidetector-row computed tomography for laparoscopic gastrectomy in patients with early gastric cancer[J]. J Comput Assist Tomogr, 2007, 31: 93-97.

[14] 若月俊郎, 砂口天平, 網﨑正孝, 他. 胃癌手術における3D-CTアンギオの有用性検討[J]. 外科, 2020, 82（3）: 272-276.

[15] Hiatt JR, Gabbay J, Busuttil RW. Surgical anatomy of the hepatic arteries in 1000 cases[J]. Ann Surg, 1994, 220（1）:50-52.

[16] Skandalakis PN, et al. The Surgical Anatomy of the Spleen[J]. Surg Clin North Am, 1993, 73:747-768.

[17] Marco-Clement I, et al. Anatomical variations of the celiac trunk : cadaveric and radiological study[J]. Surg Radiol Anat , 2016, 38:501-510.

[18] Gilfillan RS. Anatomic study of the portal vein and its main branches[J]. Arch Surg, 1950, 61:449-461.

[19] Purcell HK, Connor JJ, Alexander WF et al. Observations on the major radicles of the extrahepatic portal systems[J]. Arch Surg, 1951, 62: 670-677.

[20] 金井俊平, 間中大, 西川泰代. 腹腔鏡下胃癌手術における左副肝動脈切离の安全性に關する検討[J]. 手術, 2017, 71（5）: 797-802.

[21] 石塚正人. 腹腔内臓に分布する動脈に関する解剖学的並びに応用解剖学研究—第二編腹腔動脈[J]. 鹿児島大医誌, 1958, 10:175-185.

[22] Sawai K, Takahasi TS, Fujioka TG et al. Pylorus-preserving gastrectomy with radical lymph node dissection based on anatomical variations of the infrapyloric artery[J]. Am J Surg , 1995, 170:285-288.

[23] Haruta H, Shinohara H, Uyama I, et al. Anatomical consideration of the infrapyloric artery and its associated lymph nodes during laparoscopic gastric cancer surgery[J]. Gastric Cancer, 2015, 18 : 876-880.

[24] 高室 雅, 村上 弦, 平田公一. 十二指腸第Ⅰ·Ⅲ·Ⅳ部の動脈支配[J]. 日消外会誌, 1998, 31:（3）: 825-835.

[25] Nishizawa N, et al. Anatomical knowledge for theinfra-puloric vein preservation during the laparoscopy-assisted pylorus-preserving gastrectomy[J]. Dig Surg, 2016, 33 : 363-370.

[26] 出雲井士朗, 平山廉三. 癌根治術のための臨床解剖学的基盤, 胃癌（その5）, 手術編[J]. 外科診療, 1978, 20:815-825.

[27] Kikkawa E. Beitrage Zur Morphologie Der Rnesch, Lichen Milz（li. Mitteilung）. Uber Die Extralienalen Verasteling Der A. Iienalis Und Die Ansatzfigur Des Hilus. Okajimas Fol[J]. Anat Jap, 1966, 42:1-21.

[28] Sugimachi K et al. Assesment of the blood flow in various gastric tubes for esophageas substitules[J]. J Surg Res, 1982, 33: 463-468.

[29] 福地益人. 胃における血管分布について, とくに胃切除范围の決定との関係[J]. 臨床消化器病学, 1961, 9:313.

[30] Swigart LL, et al. The esophageal arteries[J]. Surg Gyn Obst, 1950, 90:234.

[31] Shapiro, A. L and Robillard, G. L. The esophageal arteries[J]. Ann. Surg, 1950, 131:171-184.

[32] Suzuki K, et al. Incidence and Surgical importance of the Posterior Gastric Atery[J]. Ann Surg, 1978, 187:134-136.

[33] Trubel W, Rokitansky A, Turkof E, et al. Correlations between posterior gastric artery and superior polar artery in human anatomy[J]. Anat Anz, 1988, 167:219-223.

[34] Borrmann R. Das wachstum und die Verbreitungswege des Magencarrcinoms vom anatomischen und klinischen[M]. Jena:Standpunkt Gustar Fischer, 1901.

[35] Rouvière H. Anatomie des Lymphatiques de Hamme[M]. Paris:Masson et Cie, 1932, 294-334.

[36] 岡島邦雄. 胃のリンパ路について[J]. 胃がんprespective, 2012, 15（4）:64-74.

[37] 佐藤健次. 胃の血管分布とリンパ流. 胃外科の要点と盲点（第2版）, 幕内雅敏監修[M]. 東京:文光堂, 2009, 16-22.

[38] 平山廉三, 他. 食道、胃境領域の臨床胎生学および解剖学的検討[J]. 胃と腸, 1978, 13:1529-153.

[39] 笹子三津留, 佐野武, 片井均, ほか. 胃癌取り扱い規約におけるリンパ節「郡分類」の問題点[J]. 手術, 1998, 52:737-743.

[40] 日本胃癌学会編. 胃癌取り扱い規約（改訂第14版）[M]. 東京:金原出版, 2010.

[41] 日本食管癌学会. 食管癌取り扱い規約（改訂第12版）[M]. 東京:金原出版, 2022.

第三章　胃切除与胃运动生理

Physiology of gastrectomy and gastric motility

第一节　胃运动生理学基础

一、胃壁的肌层解剖构造

（一）胃壁肌层构造与运动

胃壁由黏膜、黏膜下层、肌层、浆膜下层、浆膜层组成。胃壁肌层和肌间神经丛在胃的运动中发挥重要作用。

胃的基本功能是储存、搅拌和食糜排空作用，近端胃由胃底和胃体构成，食物摄入时，近端胃呈舒张性运动，不伴有胃内压上升，储存食物。远端胃是由胃体的一部分和胃窦部构成的，食物进入数分钟后，胃体上部出现周期性蠕动向幽门方向传播，通过蠕动运动完成食物的搅拌和将食糜向十二指肠推送。搅拌和排空是在贲门和幽门括约肌的协调下完成的。

胃的运动功能是由胃壁的紧张性收缩、受容性舒张来完成的。平滑肌是胃壁的肌层基本构成，胃壁最外层为纵行肌，中间为轮状肌，最内侧为斜行肌（图3-1-1）。

纵行肌在胃的发达程度并不一致，大小弯侧发达、肥厚，前后壁较为薄弱。胃纵行肌延续食管纵行肌，胃的纵行肌，一部分越过幽门，向十二指肠纵行肌延续。胃的环行肌为食管环状肌的延续，始于贲门，止于幽门，并且增厚。环形

肌的一部分延续为斜行肌，肌纤维较为薄弱，与小弯平行由近端胃前壁、后壁向远端，呈扇形分布。幽门括约肌是纵行肌和环行肌在胃的远端肥厚的部位。

（二）胃壁的神经网络结构

交感神经和迷走神经的副交感神经纤维分布于胃，进而介导胃壁内神经丛即肌间神经丛（Auerbach神经丛）和黏膜下神经丛（Meissner神经丛）完成胃的运动功能的调节。

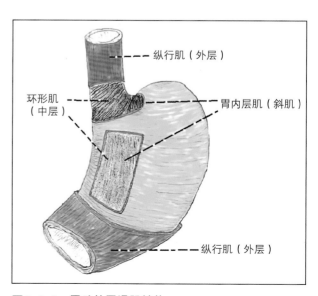

图3-1-1　胃壁的平滑肌结构

肌间神经丛是胃神经元及其突起呈簇状的集结，存在于纵行肌与环形肌之间。黏膜下丛位于胃黏膜下层与肌层之间，两者为壁内神经丛。肌间神经丛主要支配胃的运动，黏膜下丛主要调节消化液的分泌和局部血流。壁内神经丛附近存在着Cajal间质细胞，为消化管平滑肌的起搏点，周期性发出起搏电位信号并传播。Cajal间质细胞为肌肉样的星状细胞，具有平滑肌的特征，几乎不具有收缩纤维，细胞内有促进自发电活动丰富的细胞器。Cajal间质细胞的生理学功能主要为三点：胃肠道的起搏点作用；促进电波活动的传导；神经传导的中介作用。

胃的运动接受神经因子和体液因子的调节，神经因子主要是外来神经和内在神经。

二、胃平滑肌细胞的电位活动

（一）胃的肌电活动和起搏点

胃平滑肌细胞的电位活动是胃的运动的基础。胃平滑肌细胞的电位活动有三种模式：①静息膜电位；②慢波电位；③动作电位。慢波电位是起搏电位。胃的肌电起搏和传导点如图3-1-2所示，胃中上部交界的大弯侧，被认为是电位起搏点部位，伴随电位信号规律性地发生，由此向远端传播，引发胃的规律性蠕动，在人是3次/min，在犬是5次/min的规律性蠕动[1]。

1889年Openchowski提出胃电起搏点问题，1898年Cannon最先证实胃蠕动波起始于胃中部，以一定节律向幽门部传导。切断的胃仍然能检测出独立的胃的电活动（slow wave，SW）。位于纵肌和环肌肌间的Cajal细胞是胃慢波活动的起搏细胞（图3-1-2）。

犬的胃平滑肌细胞外电极法，记录到胃底没有肌电活动，胃体中部观察到慢波活动，胃体上部周期性慢波向幽门方向传导，胃的贲门部波幅最高，由近端向远端胃推进。近幽门部时，收缩节律、强度加快、加强[2-3]（图3-1-3、图3-1-4）。SW不越过幽门向十二指肠传播，从十二指肠能够检测出快速的12cpm程度的电活动波。

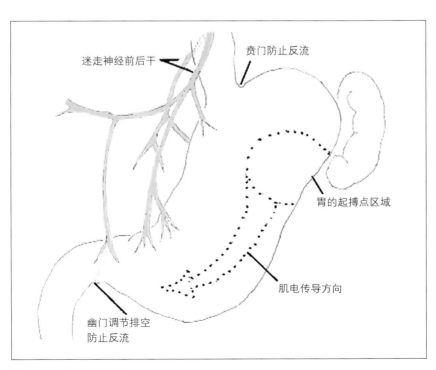

图3-1-2 胃的起搏点

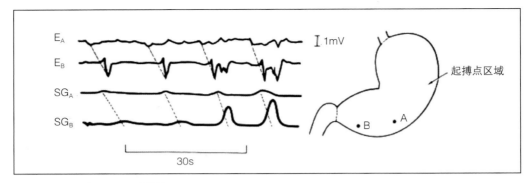

图3-1-3　肌电图胃运动慢波

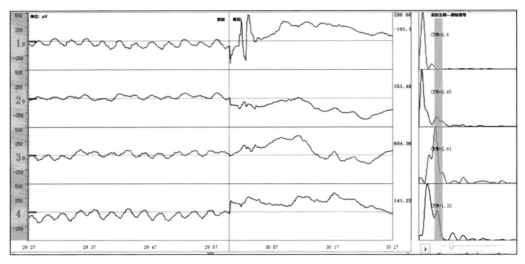

图3-1-4　胃电图检查

第二节　胃的基本运动模式

胃的生理性运动主要为空腹期胃、十二指肠的运动和餐后胃底的舒张，储存、搅拌，胃向十二指肠排出。在空腹期可以观察到胃、十二指肠3个周期的运动，而且每个周期间隔2小时，进行周而复始的运动。1期为无运动期，2期为不规则运动，3期近端向远端规则，强烈性收缩运动，即空腹传输性强收缩运动（interdigestive migrating contraction，IMC），IMC分成2型，即GI-IMC和I-IMC。GI-IMC是胃向十二指肠传输IMC，I-IMC是十二指肠向远端肠道传输食物残渣的过程。进食过程IMC被阻断时餐后期将会受到影响。餐后期胃、十二指肠的运动，为了接

受食管来的食物，胃将产生舒张反应（受容性舒张反应和适应性舒张反应），为了搅拌、粉碎食物，前庭部收缩向十二指肠输出蠕动运动（图3-2-1）。

一、胃各部位的运动特征

胃的运动功能在胃的不同部位运动模式和机制有所不同，表现出来的作用各有特点，但又是相互协同，相互作用，完成胃的排空过程。胃的贲门部承担的功能主要是防止食管反流，胃底部的舒张性弛缓，具有存储食物的作用，流体食物

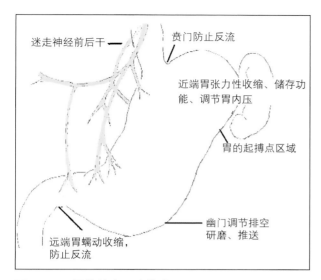

图3-2-1 胃的基本运动模式

的排空作用；胃体部的蠕动运动，研磨食物，推进固体食物排空；幽门部推进胃内容的排空，防止十二指肠反流（表3-2-1）。

二、食管胃结合部的功能

食管由外膜、肌层、黏膜下层、黏膜层构成。外膜是富含弹性纤维的结缔组织，肌层由外层纵行肌和内层轮状肌构成。食管的上1/3是骨骼肌，中1/3是骨骼肌和平滑肌纤维混合状态，下1/3为平滑肌。下段食管与胃结合部位增厚，形成下段食管括约肌（low esophageal sphincter，LES）。LES位于食管通过膈肌的位置，也是食管黏膜向胃黏膜移行部位。食管在静息状态呈紧闭状态，尤其是上下两端括约肌收

缩，防止胃液的反流。进餐时上段括约肌松弛，体部产生原发性蠕动收缩推进食物向下，伴随下段食管协调开放，使食物进入胃内。全程时间1～5s。

下段食管括约肌的主要功能就是保障食物由食管向胃的单向运动。食管裂孔水平的食管胃结合部存在2～4cm的高压带，带内的压力高于食管本身和胃底。静息时食管的内压平均为5.5cmH$_2$O，食管裂孔高度的下段食管15～55cmH$_2$O，呈高压状态。静息状态下此段呈关闭状态，系该处的环形肌张力性收缩形成，具有括约肌的功能。LES通常是收缩状态维系基础压力，餐后下段食管括约肌压降低，低于禁食时的水平。吞咽后2.5s急剧下降。LES收缩维系食管下段的腔内压力，限制胃的内容物反流的重要机制。食管下段括约肌对于胃收缩引起的胃底压力升高反应最明显，胃下部的压力没有影响。LES收缩状态受食物的种类、胃内pH、消化道激素影响。食管下段括约肌的张力不是迷走神经支配。迷走神经的主要作用是抑制其活动。

蠕动是能动性吞咽的开始，食管腔内具有5～10mL食物时，将会刺激出蠕动，原发性蠕动每分钟1～2次。其受迷走神经的离心性纤维支配。迷走神经通过肌间神经丛调节蠕动波，使食管的平滑肌松弛，收缩交替进行。

His角是腹腔内观察食管下端左侧壁与胃底右侧壁之间，呈锐角存在，称之为His角。Gubaroff瓣这个部位从胃腔内观察能够飘动的片

表3-2-1 胃各部位运动的生理学作用

胃各部位运动	生理学作用
贲门	防止胃内容的食管反流
胃底部	舒张性弛缓，储存食物
胃体部	食物研磨，固体食物排出
胃窦部	蠕动运动，食物排出
幽门	固有运动，食物排出，防止十二指肠液反流

状活瓣结构，解剖学名字为叶状瓣（Gubaroff瓣），其具有防止胃向食管反流的作用。腹段食管与胃腔管径之间差，参照LaPlace定律，具有防止反流效应。这些食管胃结合部的特殊解剖学结构具有一定的防止反流作用。

三、胃的近端部分的运动功能

近端胃的运动模式是张力性活动（tonic activity），胃底部几乎无收缩运动现象，没有摄取和搅拌食物的功能，主要是储存功能。胃底和胃体部平滑肌的顺应性调节实现胃底容量可变性，储存食物。人的胃摄入1600mL空气，胃内压仅上升10mmHg。食物流入胃，胃的储存功能通过2个弛缓反应实现，其一是受容性弛缓，即进餐时远端食管扩张，胃底反射性松弛，胃内进入食物，胃底暂时容纳摄入食物，此时胃内压无大幅度的增加。其二是胃反射性的弛缓反应，借助迷走神经纤维。调节胃壁紧张度的胃底的受容性舒张，维系胃内压，具有调节胃底部流动物的胃内容物排空时间，胃底部张力低下时，排出时间延长，相反，则缩短。胃底部的调节主要是源自外来神经的迷走神经胆碱能神经对胃底部平滑肌的兴奋性（紧张），非肾上腺非胆碱能神经的抑制（舒缓）作用。消化道激素参与舒缩的调节[4]。

四、胃的远端部分运动功能

远端胃运动模式是间期性运动（phasic activity），胃扩张刺激胃的动力，逐渐收缩，胃的中部会出现节律性收缩且经时性增加频率、幅度，收缩节律为3~5次/min，持续2~30s。使胃内容物进入胃体、胃窦，推向远端。胃呈现适应性弛缓，胃体的收缩幅度较小，不闭合胃腔，发挥混合作用，胃窦收缩幅度大且闭合胃腔，发挥排空作用。幽门在食糜到来之前，为关闭状态，开放时仅少量食糜通过，残余部分重新回到近端胃窦，周而复始，研磨与排空食物。运动的类型、时间、空间特征受起源于肌层和来自肠神经元的调控。胃运动功能，由神经、神经递质和激素、细胞间信号传导等共同发挥协调作用。神经控制有中枢神经系统、自主神经（迷走、交感）、肠神经等[5]。作为外来神经（内脏神经腹腔神经丛）由来的交感神经纤维，迷走神经由来的副交感神经纤维分布于全胃，进而形成作为胃壁内的神经丛（肌间神经丛－Auerbach神经丛、黏膜下神经丛－Meissner神经丛）。外来神经中，内脏神经主要由交感神经系的肾上腺素兴奋性神经发挥抑制胃的运动功能。尽管如此，一部分纤维也具有促进胃运动功能。迷走神经主要由副交感神经系的胆碱能兴奋性神经促进胃运动。一部分纤维非胆碱能、非肾上腺素兴奋性神经抑制胃的运动。

五、幽门胃十二指肠结合部的功能

幽门即胃十二指肠结合部，调节胃排空的主要机构，也是防止十二指肠液反流的屏障。幽门（pylorus）即胃的出口，源于希腊语，"pyle"是门的意思，"ourus"是监视人的意思。胃的轮状肌在胃窦区域增厚至幽门，与来自纵行肌的纤维构成幽门括约肌。纵行肌越过幽门至十二指肠。胃壁内的神经丛与十二指肠的神经丛相互联系。幽门部的轮状肌接受迷走神经和交感神经纤维的支配，兴奋性动作迷走神经纤维使幽门括约肌的平滑肌紧张收缩，抑制性迷走神经纤维借助其他传导物质舒缓括约肌。胃窦－幽门十二指肠借助纵行肌的联系、神经丛的联系，通过收缩运动的协调，进行胃的排空，但十二指肠和上部十二指肠，接受内容物的机械性、化学性的刺激，也参与胃排空的调节。

幽门具有固有的运动类型，有人将幽门在形

态学上分为近端括约肌和远端括约肌，近侧肌束环是胃的前庭部轮状平滑肌的移行和肥厚，远端肌束环是括约肌本身，两个肌束在小弯线上呈扇形结合。远端括约肌具有从胃窦部独立出来的自主能力，胃的前庭部产生收缩向幽门传播，在幽门部远近端肌束环之间产生假性反转效应，此部位的食物伴随一次性蠕动收缩，向十二指肠排出的同时，未排出部分向胃内逆流。近端肌束环与前庭部的收缩相呼应收缩。远端肌束环对应前庭部收缩松弛，显示幽门固有运动[6]。Fone[7]报告在人的幽门观察到幽门轮固有的运动（isolated

pyloric contraction，IPCs）和仅幽门轮运动（isolated pyloric pressure waves，IPPWs）。消化道的激素对于幽门部，幽门轮具有双向作用，产生不同的运动[8]。Heddle[9]等采用sleeve sensor法进行幽门内压的测定，正常人接受十二指肠内的脂肪刺激，幽门呈现固有的收缩运动，同时基础幽门压力呈上升状态。幽门运动受十二指肠内的脂肪、氨基酸、胃酸影响，通过幽门的固有运动和改变幽门的基础压力调节胃的排空作用[10]。

第三节　胃的排空及调节机制

一、胃排空功能

胃排空是将胃内容物通过十二指肠推向肠道的过程。胃的蠕动使胃内压上升，幽门部压为20～30mmH$_2$O，同时反射性引起十二指肠舒张，压力降低（2～4mmH$_2$O），胃内容物排出到十二指肠。胃的排空状态、速度受蠕动强度、频率影响。进食内容如液体和固体状态影响。进食液态食物后会快速排出（例如，钡餐上消化道造影），流出通路是经过胃小弯的胃道。液体食物排出不是胃的蠕动运动所致，是由于胃底部持续收缩产生胃腔压和十二指肠管腔内压的压差形成的，呈坠落式排出模式[11-12]。固体食物受到流出道的制约[12]，需要研磨粉碎致能够由流出道排出，这个生理过程需要时间。食糜将由胃窦的收缩和同期幽门、十二指肠的协调性弛缓舒张，食糜排向十二指肠。

影响胃排空的因素受胃的容积即胃的伸展度影响，伸展刺激胃壁的压力感受器，通过肌源性（平滑肌）、内在神经性（肌间神经丛）、外在神经性（迷走神经）的调节，促进胃蠕动，调节

排空。还有胃内容物的营养成分、化学组成、肠道激素以及十二指肠的内压、肠道内容物的反流等物理、化学性刺激排空延迟[13-14]。

二、PPG的排空模式

胃排空功能常用的测定方法有核素法[15]、acetaminophen法、^{13}C呼气实验法，也有临床常用的检查方法如消化道造影、体外超声波胃功能检查法[16]、MRI等。

平冈[17]为了客观地评价PPG的胃运动功能，对PPG和Billroth I的残胃运动功能和幽门轮保留的意义，采用以经皮的胃电活动（electrogastrography，EGG）和乙酰氨基酚（acetaminophen）法的胃排出功能检查，作为基准评价项目，辅以上消化道造影（UGI）和胃镜检查（GIF）的综合评价。EGG波形术后1个月全部阴性，但在6个月时PPG组（15例）全部恢复，Billroth I组（15例）仅有1例。acetaminophen法胃排空功能检测，血中acetaminophen浓度，经口摄取10min

后，Billroth I组为1.96±1.17μg/dL，比正常对照组0.27±0.20μg/dL显著性高。PPG组为0.33±0.29μg/dL，近似正常对照值，但低于Billroth I组，$P<0.0001$。血中acetaminophen浓度，随时间动态变化，Billroth I组，20分值1.67±1.11μg/dL，30分值1.86±0.78μg/dL，40分值1.71±0.81μg/dL，均显著性地高于对照组和PPG组。排出的模式，Billroth I组摄取实验食物后10min出现高峰期，呈坠落型，系非功能性的排出。PPG组和正常对照组，20分值0.64±0.35μg/dL和0.65±0.35μg/dL，30分值1.00±0.47μg/dL和0.77±0.31μg/dL，40分值1.40±0.33μg/dL和0.99±0.26μg/dL，相互接近值。术后UGI检查，残胃的蠕动，Billroth I组没有看到，PPG组全部观察到吻合口到幽门的蠕动波。残胃的容量PPG平均为228.0±132.7cm³，Billroth I组为121.9±49.1cm³（$P<0.05$）。PPG的排空实验研究Isozaki采用acetaminophen法检测，经口摄取后，在不同时间测定血液acetaminophen的浓度，确定胃的排空状态，结果显示PPG的排空模式与DG排空不同，DG呈现的是坠落性急速排空，而PPG则是近乎正常人胃排空模式[18]。

西川[19]对PPG组（12例）、DG组（12例）进行胃排空实验研究，采用[99m]Tc无水氯化亚锡混合的食物和111In-DTPA混合的液体食物，用dual scintigraphy法测定，比较PPG组、DG组和健康人组的胃排空状态。PPG组、DG组液体的胃排空比健康人组延迟，DG组实验食物摄取后10min、20min迅速大量排出。与健康人组比较，DG组到20min、PPG组到10min后呈现亢进状态。固体食物与健康人组、PPG组比较，DG组摄取后快速排出，与健康人组比较，DG组到40min后亢进，PPG组与健康人组没有差异。PPG对于液体食物的快速排出不能够防止，但对于固体食物排出有制约作用。漆原贵[20]使用

Digital胃造影检查方法检测造影剂饮用后15min的胃排出率和胃舒张收缩率。胃排出率（GER）计算公式：胃排出率＝（造影剂饮用后即刻胃内面积－15min后的胃内面积）÷造影剂饮用后即刻胃内面积。胃收缩率（RCR）计算公式：胃收缩率＝（最大舒张时短径－最大收缩时短径）÷最大舒张时短径。术后3个月测定，LDG-BI的GER为52%±21%，LPPG的GER为35%±16%，$P<0.001$。LDG-BI的RCR为16%±10%，LPPG具有良好的储存能力。LPPG的RCR为64%±25%，LPPG具有良好蠕动功能。

三、胃排空运动的调节

（一）神经的调节机制

自主神经调节胃运动功能，消化道生理功能是维系生命活动不可缺少的功能，这些功能主要为消化道运动、分泌、消化和吸收。内胚叶由来的消化道由外胚叶发生的中枢、神经系统支配、制约。自主神经介于中枢与末梢脏器的消化道之间，发挥重要作用。

消化道的管壁由许多的神经元构成神经丛，黏膜下层中存在黏膜下神经丛（Meissner神经丛），轮状肌和纵行肌的肌间存在肌间神经丛（Auerbach神经丛）[21]，这些神经元、神经丛一起构成壁内神经丛（肠神经丛），参与运营消化道的功能。

消化道功能接受自主神经系统的交感神经和副交感神经（外来神经）和肠神经丛（内在神经）的相互作用，完成消化道的功能。胃存在外来神经和肠神经元的支配，迷走神经作为副交感神经发挥作用，促进胃的平滑肌收缩，致胃运动功能亢进，而交感神经通过腹腔神经丛作用，发挥抑制作用[5]。

中枢的视丘下部发出交感神经节前纤维至脊椎前神经节或脊椎旁神经节，同部发出交感神经

节后纤维，到腹腔神经节、上下肠系膜神经节和腹下神经丛，由此沟通、支配各部消化管。进入消化管的交感神经受到刺激时，表现为轮状肌和纵行肌的运动受抑制，交感神经的末梢并不存在于肌组织，而是通过肠神经系统内的神经回路产生影响，抑制轮状肌和纵行肌内的平滑肌收缩运动，即抑制消化管的运动功能。

副交感神经的兴奋将会促进消化道的运动功能，其中主要是迷走神经发挥作用。迷走神经分布范围广泛，达横结肠的右半侧，是支配内脏的副交感神经。

（二）体液因素的影响

胃肠激素的调节作用，例如胃泌素促使胃收缩，幽门括约肌松弛。促胰液素和胆囊收缩素–促胰酶素，使幽门收缩。促胰液素和抑胃肽减弱胃的运动。进入十二指肠的食糜刺激伸展感受器，或者，食糜的酸性高时，都会介导自主神经抑制幽门前庭部的蠕动运动。食糜中的脂肪、脂肪酸的刺激使空肠分泌胆囊收缩素（cholecystokinin，CCK），借助血流抑制幽门前庭部的蠕动运动。进食后酪酪肽（peptide YY，PYY）、胰高血糖素样肽–1（glucagon-like peptide–1，GLP–1）等分泌亢进，同样抑制胃排空过程。高渗性液体的摄入会引起蠕动运动抑制，排空延迟。饥饿素具有促进摄食作用，胃排空亢进[22]。

第四节　胃切除后的胃运动功能

一、胃切除后运动的变化模式

胃切除后胃部分缺如，神经、血管的离断，胃的连续性的中断，都会带来原本具有的对应功能丧失。胃切除后影响胃运动功能的因素有外来神经，特别是迷走神经离断的影响，胃横行离断的影响，残胃的大小，贲门、幽门的有无，十二指肠的运动变化，饥饿素（ghrelin）等体液性因子的影响。胃的蠕动功能因胃的横断部位不同，胃的功能障碍的类型和程度不同，影响食物排空过程（过快或延迟），消化液的反流以及迷走神经离断带来的腹泻等并发症。

远端胃切除、近端胃切除以及PPG或SG都存在胃的横形切断，胃壁及其相应的解剖结构的连续性中断。胃的横形切断后，首先影响胃原有的运动功能。影响程度依据胃的横断位置有很大差异，如图3-4-1所示。胃运动功能的实验研究即胃蠕动的肌电图检测显示，生理状态胃的肌电图主要呈现胃正向蠕动放电。胃的横切线在靠近贲门侧的1/3时，胃仍以正蠕动放电为主。胃的横断部位在接近幽门括约肌，然后吻合后时，幽门管部，蠕动减弱，吻合口近侧段的胃肌电图显示，呈现正放电为主，正向蠕动；胃的横切离断吻合线在幽门侧的1/3部位，胃的肌电图显示，吻合线上部胃正蠕动放电为主，正蠕动出现间隔显著延长，但吻合线的下方，逆蠕动放电出现，逆蠕动亢进且呈优势。之所以如此，由胃横切线上方的起搏点发出的正蠕动节律被中断所致。另外，胃切除后的运动功能障碍除了与离断位置相关，也受到切除部分的胃缺如影响。

胃横断后残胃大小与餐后胃内压、餐后幽门的运动有关。仅仅迷走神经切断，幽门运动不受影响，幽门的运动受胃内压影响，内压上升时，收缩运动呈亢进状态[23]。近端胃切除后残胃的运动异常，受迷走神经切断的影响。但槙[24]的研究证实胃横断后，远端胃在肌电图容易出现逆

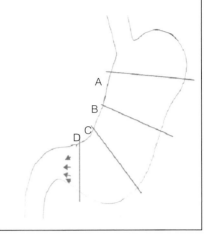

胃的横断位置对于胃蠕动的影响

A 线为胃底部横断线，呈正蠕动；

B 线为胃体部中央横断线，近端胃呈正蠕动，远端胃呈正蠕动，间隔延长；

C 线为体窦交界部横断，近端胃呈正蠕动，远端胃正蠕动为优势，间隔延长，逆蠕动为劣势；

D 线为胃窦部中央横断，近端胃呈正蠕动，远端胃正蠕动为劣势，间隔延长，逆蠕动为优势。

图3-4-1　胃横行切断后蠕动的变化

蠕动，而且，横断后的远端残胃逆蠕动与迷走神经切断无关。桑田[25]使用犬进行胃横切，比较迷走神经切断后负荷组与不负荷组的结果，按照胃的各部位测定空腹时的肌电图，放电间隔两组无差异。

胃的横行离断后胃的运动异常受到迷走神经的影响，但在实验研究中发现，胃横行离断后可以见到，由远端向近端的逆行蠕动运动与胃切除后的运动异常相关，而且受横断的高度影响。Shiratori[26]犬的胃横断后，随着胃的由近向远，幽门部内压增加，胃体与胃窦交接部最高，以后渐渐降低，在距离幽门轮1.5～2.0cm部位显示正常的压力值。基于此结果，近端胃切除线超过1/2时，幽门内压异常上升，会产生胃的排空障碍，幽门的引流是需要的。另外，近端切除线在贲门附近，远端切除线近胃窦的分段胃切除术，幽门的引流是必要的。距离幽门轮1.5cm离断，广范围胃切除后，胃胃吻合的PPG，术后幽门轮运动与术前几乎同等程度得以保留。

临床实验研究[27-29]显示同样结果，观察保留幽门胃切除与远端胃切除Billroth-I的消化道运动类型，能够看到保存幽门后的排空与正常状态同样的结果。

二、胃切除部位与运动功能

（一）远端胃切除后胃的运动

胃癌的远端胃切除的特征，残胃失去胃窦部、幽门，以及伴有食物搅拌、粒子化的功能，排空功能模式。固体食物的不消化状态排空，液体食物排空加速。胃大部切除后的残胃，具有储存食物的近端胃变小。淋巴结廓清迷走神经切除后的残胃、残胃运动及重建方式（Billroth-I、II式）、吻合方法、吻合位置及其食物内容等都将影响排出功能。

远端胃切除后，B-I式消化道重建后的残胃几乎没有收缩功能。残胃的食物收纳储存功能尚保留，进食时呈现受容性舒张弛缓，但食物的搅拌、混合、粒子化功能的部位（胃体、窦部）的缺失，出现固体食物的不消化和排空亢进，空腹期能够看到空腹的收缩模式，但非标准状态。食物的排空主要是由重力和腹压、呼吸运动所致。幽门生理状态受到十二指肠液的刺激而产生收缩，防止反流，但随着被切除而消失。

B-II式消化道重建，餐后残胃的运动与B-I式相同，食物的搅拌、混合、粒子化功能的部位（胃体、窦部）的缺失，但餐后4h，盲端的十二指肠出现餐后初期的IMC，具有促进胃的排空作用，胃排空时间比B-I显著亢进。与吻合口大小、位置、重力方向有关。与空肠（输入、输出瓣）的收缩运动有关。

（二）保留幽门胃切除与运动功能

PPG利用保留的幽门作为调节胃的排出，抑制向胃内反流的关键解剖部位，发挥防止倾倒综合征和十二指肠液逆流所致的反流性胃炎作用。实验研究证实，幽门轮在IMC的phase Ⅲ期，胃前庭部收缩的同期舒张，十二指肠处于收缩停止期[30]。动物实验也能观察到手术后早期幽门轮运动异常，胃排空抑制，但1个月后，幽门轮回复正常食物排空[31]。液体食物摄取的研究显示，摄取含有111In-DTPA液体食物后，分别记录10min、20min、30min、60min胃的核素排出状态，与对照组比较，DG组和PPG组摄取后10min、20min时排出亢进。使用表示^{99m}Tc核素的固体食物，在10min、20min、30min、60min，仅有DG组有排出。液体食物，DG组、PPG组与正常人同样，但固体食物的摄取，DG在摄取后马上开始胃的排出，然而，PPG组则呈现与正常人相同的排空过程[31]。

西川[32]采用Dent开发的Sleeve sensor的方法，进行PPG术后幽门内压的测定，选择7例PPG术后和7例早期胃癌术前病例为研究对象，使用将Sleeve sensor安装上的导管和标识夹，

透视下能将幽门的压力确切捕捉到，进行持续测定。作为对照，测定空腹期15～30min间和将脂肪乳投入十二指肠内，脂肪负荷期60min间的幽门内压。观察到与胃和十二指肠不协调的幽门单独收缩波形即IPPWs。基础幽门压，IPPWs出现频率、振幅，通过脂肪乳剂与负荷前比较，术前组和PPG组都显著性增加。但其增加在术前组负荷后15～20min达最大，PPG组延迟，负荷后35～45min最大。胃排空的检查，对于液体食物幽门的反应延迟，对急速排出的控制有限，但固体食物能发挥正常作用。PPG时幽门反应缓慢，但幽门功能尚保存。

（三）近端胃切除与胃运动

通常近端胃切手术，会切除胃近端的1/3～1/2和迷走神经干离断。也有保留迷走神经的幽门前庭支的近端胃切除。迷走神经幽门前庭支保留与否并不改变近端胃的接受食物，储存食物的能力缺失，以及以进食后胃的内压上升和食物的刺激，胃急剧扩张，残胃出现的异常运动促进排空的模式。近端胃切除后幽门前庭部运动功能异常，流体食物排空加速，但固体食物排空延迟。近端胃切除后，能够观察到腹部下段食管括约肌被切除，食管收缩减弱，残胃收缩功能障碍，术后产生反流性食管炎[30]，影响术后生活质量，重建抗反流机制是需要的。

第五节　迷走神经离断与胃运动功能

一、不同部位神经离断对胃运动影响

迷走神经切断术是1912年Exner和Schwarzmann，1922年Latarjet报告。对于胃溃疡病的减酸效果和治愈为目的的迷切是1943年Dragstedt和Owens[33]报道，手术原法是迷走神经前干、后干以及沿着腹段食管走行的细的迷走神经全部切断的全干迷切手术。最初离断部位在膈上，后来改为膈下。但全干迷切后，产生胃潴留，需要同步进行引流手术的幽门成形、胃肠吻合。从胃酸分泌机制，合并实施迷切和半胃切除或胃窦切除，能够谋求更强的减酸

效果[34-35]。1957年，Griffith[36]提出选择性近端迷切术（partial gastric vagotomy），仅切断分布于壁细胞领域的迷走神经。1964年，Holle[37]将其应用于临床，但附加幽门成形。1973年，Johnston[38]认为手术后幽门管运动良好，不需要实施幽门成形手术，如果存在幽门狭窄需要幽门成形。

传统的治疗胃溃疡的迷走神经干切断术、选择性迷走神经切断术、选择性近端迷走神经切断术，已经被药物治疗替代，但是，伴随胃癌的胃切除手术（全胃切除、远端胃切除、近端胃切除、PPG、SG）和淋巴结廓清，造成迷走神经的切除、离断等损伤等，对于胃的运动的影响，仍需要关注。

迷走神经干切断术是在腹段食管、肝支、腹腔支分出来前，迷走神经干离断。选择性迷走神经切断术是肝支、腹腔支分出来后切断。选择性近端迷走神经切断术是将分布于胃壁，支配壁细胞区域的神经离断，保留迷走神经的胃窦支（图3-5-1）。

迷走神经干切断术和选择性迷走神经切断术都是将分布于胃的迷走神经离断的术式，胃术后的运动方式类似。迷切后的肌电图和幽门轮的收缩压切断后与切断前同样的规则，周期性，正蠕

动的慢波波形，但传播速度延迟，放电间隔轻度缩短，肌电图显示胃的运动功能低下[40]。幽门轮的压力没有变化，没有出现幽门痉挛。迷切后胃十二指肠的收缩运动显示十二指肠出现餐后模式和空腹模式，胃仅出现不规则收缩运动，没有出现健康状态的胃特征性的收缩运动，迷切后胃的IMC消失[41]。正常人进食后近端胃出现受容性舒张，胃窦区收缩增强，这是迷走神经介入的反射效应。迷切后，受容性舒张消失，胃窦区蠕动减弱，近乎麻痹状态。迷切后胃的运动功能异常，进食后由于没有受容性舒张，胃内压急速上升。胃体、胃窦蠕动收缩减弱，同时与十二指肠的协调作用障碍。结果是对于蠕动收缩依赖度小的液态食物，急速排出；依赖蠕动收缩排出的固体食物排空障碍，胃内滞留。迷切不是幽门痉挛的原因，是胃潴留引起胃运动的异常兴奋所致。

选择性近端迷切不同于迷切，由于保留了胃窦支，所以胃窦部的运动功能较前两者优良。餐后胃体部的受容性舒张消失，能看到收缩运动。空腹期，胃体部IMC样的收缩能够看到，但是，休止期短，是与强收缩期区别不清的运动模式。胃底受容性舒张消失，但迷走神经的幽门洞支、肝支分出的幽门支由于得以保留，因此，呈现出

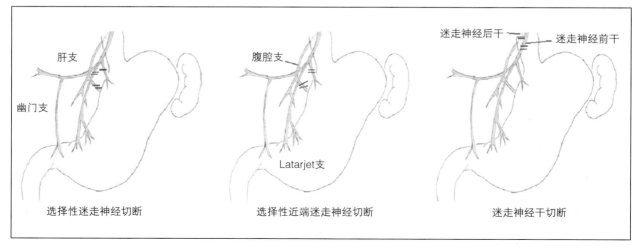

图3-5-1 迷走神经离断手术分类[39]

和正常人同样的机能，没有出现胃窦、幽门、十二指肠的协调性障碍。胃的排空状态核素检查可见，与正常人不同，作为整体排空延迟，附加幽门成形时，排空加速。胃内容物在胃内的动态，健康成人胃窦的曲线即便是增加的病例，达到峰值后，不出现平稳期减少。近端胃流入胃窦部的胃内容物充满胃窦部后，超出的量由胃窦部排出，不出现平稳期。但是，选择性近端迷切病例，胃窦的曲线增加后，观察到平稳期。近端胃流入胃窦部的胃内容物充满胃窦部后，由胃窦部排出的量，仅等于流入的量，出现平稳期。胃窦部的排出能力低下，该部位的胃内容物分布率增加，即便是保留幽门的神经，也呈现胃窦部的胃内容物的停滞倾向。幽门成形后出现与正常人类似的排空模式。

二、胃切除后壁内神经变化

伴随着胃切除迷走神经离断，残胃去迷走神经部分与神经保存部分胃壁内神经呈现相应的改变，对于胃的运动具有影响。

片村[42]报道一项针对选择性近端胃迷走神经切断术后，胃壁内神经组织变化的动物实验研究。选择近端迷切（selective proximal vagotomy，SPV）动物实验，动物选择为杂种犬，手术方法参照土屋术式[39]。观察术后一年胃壁内神经的变化。检测胃体部单位面积神经节细胞数，发现SPV后第一周显著减少，2个月后恢复到术前状态。在术后一周内，胃体部的神经节细胞多数呈现类似轴索损害反应，但呈可逆性变化。在术后1~4周，胃体部幼稚细胞和神经节新生，进而，AchE（acetylcholinesterase，AchE）阳性纤维增生，壁内神经呈修复反应。在2个月开始，胃体部的神经节细胞和神经纤维的AchE活性亢进，6个月后，渐渐减少，1年后形态基本正常。胃

的前庭部的神经组织，神经节细胞数量的变化和细胞的形态，酶活性，术后没有变化。实验结果提示SPV后胃体部壁内神经组织一过性减少，功能低下，其后随之而来能够观察到再生，功能亢进。术后1年，数量、形态、功能几乎恢复到术前状态。

Stephen[43]鼠迷切实验，SPV后末梢迷走神经电镜观察：1周，神经轴索纤维芽细胞的浸润，肿大，神经纤维束周围的胶原组织变性；2周，轴索内神经系变密；7周，上述现象减少，正常化。小岛[44]术后早期，胃壁内AchE活性值测定增加，6个月恢复原来状态，迷走神经电极刺激时，幽门部的AchE活性增加，但在去神经化的胃体部AchE活性没有变化。第78届日本外科学会总会，杉山报道临床病例十二指肠溃疡SPV术后因幽门狭窄再次手术治疗病例，手术切除胃标本检查结果发现，去神经化的胃体部肌层和黏膜下层神经丛显著地变性，但是，保留神经的幽门部，肌层和黏膜下层神经丛没有变性的改变。

实验结果和临床检验的所见，证实去神经化的胃壁内神经丛会随着中枢端神经离断，发生系列病理改变，失去神经的调控作用。保留神经的胃幽门区具有正常的神经结构，同时发挥正常的神经支配作用。平冈[17]为了客观地评价保留迷走幽门支的PPG胃运动功能，采用以经皮的胃电活动（electrogastrography，EGG）法进行的胃排出功能检查。EGG波形术后1个月全部阴性，但在6个月时PPG组（15例）全部恢复，EGG的评分，PPG组分值0.93±0.35，比Billroth I组0.46±0.28分值高，但低于正常对照组为1.40±0.93。PPG是保留幽门上的幽门支和沿着幽门下动静脉、胃网膜右动静脉的迷走神经，对于幽门和前庭部的神经支配具有重要意义[45]。

三、腹腔支与运动，内分泌功能

迷走神经是胃肠道重要的调节功能的神经，经典的迷走神经离断的手术以及胃癌手术的迷走神经切除都带来手术后消化道的功能障碍问题，影响术后QOL。本中心保留迷走神经腹腔支远端胃切除手术的临床研究[46]，近期临床效果，保留组术后排气时间早于不保留组，长期效果显示慢性腹泻，胃轻瘫，食物残渣，胆汁反流和反流性食管炎低于不保留组。保留腹腔支有助于消化道的功能恢复和良好状态，Fujita[47]的一组临床研究也显示同样结果。一些临床研究显示出保留腹腔支的有用性，保留迷走神经腹腔支远端胃切除，十二指肠的消化管收缩功能较比非保留组明显良好，而且，摄食量也多于10%[48-49]。远端胃切除保留腹腔支的动物实验，十二指肠向远端的消化管收缩功能优于非保留组，有效维持胃肠动力及促进排空，而且，空腹期胰腺能够保持胰岛素的分泌作用[50]。远端胃切除术后残胃没有收缩功能，而十二指肠的收缩模式是影响胃排空的重要因素[49]。Yamada[51]一项保留迷走神经腹腔支的远端胃切除Roux-en-Y重建的临床研究结果发现，保留腹腔支可以有效减少残胃中食物的残留。另外一些研究也发现，保留腹腔支也可以预防胆石的形成，保留组术后胆石发生率在3%，而单独保留肝支则为13%，主要是因为胆囊的收缩功能不仅由肝支支配，同样接受交感及副交感神经的影响，腹腔支通过与这些神经的网络联系发挥调节胆囊的功能[52-54]。

保留腹腔支能够保证胰腺良好的内外分泌功能[55-56]。本中心32例保留腹腔支远端胃切除（DG）与27例DG不保留组比较，术后食欲、腹胀、腹泻及其白蛋白、总蛋白值，保留组优于不保留组。血液检查发现，空腹血清胃泌素水平，保留组较不保留组低，近于正常对照组。空腹血浆胰多肽水平高于不保留组，接近于正常水平。空腹血清胰岛素和空腹血浆胰高血糖素，两组之间无显著性差异。

保留迷走神经腹腔支有助于减轻术后腹泻症状，去神经化的小肠和近端结肠，会导致水电解质，消化管的未消化的营养物质快速进入结肠[57]。Uyama[58]等的研究证实，保留腹腔支有助于减轻腹泻。本中心的研究显示保留组腹泻发生率低。但也有人认为腹泻与迷走神经腹腔支保留与否无关[59]。

第六节　胃的分泌及调节

一、胃的分泌功能

胃的分泌功能主要与胃黏膜的腺上皮细胞相关，贲门腺主要由黏液细胞分泌黏液；胃底腺由壁细胞分泌盐酸、内因子，主细胞分泌胃蛋白酶，颈黏液细胞分泌黏液；胃幽门腺含有黏液细胞、内分泌细胞。胃液的分泌量1500～2000mL/d。消化吸收与胃的分泌功能具有密切关联。食物需要胃液的稀释，分泌的胃酸具有杀菌作用。胃酸促进铁、钙的吸收，内因子促进维生素B_{12}的吸收。胃蛋白酶对蛋白具有消化作用，胃泌素对胃酸分泌具有促进作用。分泌的调节机制通过神经和体液途径完成。介导自主神经消化道的激素等参与胃肠的运动和影响食欲。消化道分泌的CCK（cholecystokinin，CCK）通过迷走神经和延髓孤束核存在CCK1和CCK2受体，能够刺激向心性迷走神经兴奋，末梢的CCK借助接受延髓孤束核的A2细胞群的神经，作用于视丘下部室旁核，视丘下部室旁核的肾上腺皮质刺激激素释放因子（corticotropin-releasing factor，CRF）作用于神经影响摄食和胃运动[60]。CCK借助脑-肠轴影响中枢神经功能。另外，大鼠的迷走神经在食管的左右伴行存在，左右的迷走神经与各自不同的末梢组织及脑（延髓孤束核）相互沟通，左侧迷走神经支配胃、胰腺、肝脏，右侧迷走神经支配小肠和大肠。2根神经在膈肌部位离断全迷走神经阻断的大鼠，肠道的免疫肌功能会发生改变，Treg减少，APC维A酸代谢活性低下，引发肠道的炎症[61]。饥饿素同样受迷走神经的调节，增进食欲，促进消化道运动。

二、饥饿素（gherkin）

胃内饥饿素产生细胞主要分布于胃底腺领域（穹隆部、胃体大弯），幽门部和小弯区域几乎没有。

饥饿素的构造和生理作用，饥饿素是作为促进生长激素分泌受体的内因性配体发现的消化道激素。90%的饥饿素由胃的XA-like细胞分泌产生。十二指肠、小肠、大肠分泌极少，食管无分泌，垂体和胰腺少量分泌。

饥饿素具有增加食欲的作用，是借助于迷走神经的作用[62]，对于食欲的影响与迷走神经通路密切相关。胃肠道的激素通过迷走神经参与能量代谢调节，十二指肠、空肠的I细胞分泌的胆囊收缩素（cholecystokinin，CCK），

活化迷走神经的向心通路，信号传递到中枢神经，产生摄食抑制效应。回肠的L细胞分泌的GLP-1（glucagon-like peptide-1，GLP-1）、PYY3-36也介导迷走神经的向心性通路和血液，产生同样的作用。作为引起摄食亢进的肽（peptide），空腹时由胃分泌的饥饿素（ghrelin），发挥作用的通路是介导迷走神经的向心性通路和血液实现[63]。

饥饿素是IMC的抑制因子，动物实验观察到空腹期的实验鼠给予饥饿素后，幽门前庭部和十二指肠的IMC频率增加。进食后给予饥饿素时，餐后的收缩波变化为空腹期收缩波。借助NPY-Y2、Y4受体产生作用[64]。Fujimiya M[65]的实验证实人也是同样，饥饿素具有促进胃运动效果。饥饿素还具有增进胃酸分泌、胃排空功能的作用，控制血压，增加心排出量的作用[66]和抗炎作用[67]。伴随胃切除时，迷走神经的离断、切除，血液中的饥饿素低下，食欲下降。

Doki[68]的研究，采用食管、胃、结肠切除后，血液中饥饿素的定量解析，探讨消化道手术后饥饿素的变化。结果显示，手术前、术后3天、术后7天的饥饿素的血液中的量，结肠切除者几乎无改变，全胃切除者最低，食管切除后胃重建和远端胃切除者居中。食管切除时迷走神经的离断是影响的原因，全胃切除不仅切除了迷走神经，而且胃的饥饿素XA-like细胞分泌产生部位也被切除，所以影响最大，降低至术前的10%，而且，长期随访也未见回升。

参考文献

[1] Kim CH, Malagelada JR. . Eletrical activity of the stomachr[J]. Mayo Clin Proc, 1986, 61: 205- 210.

[2] Kelly KA, Code CF, Elveback LR. Patterns of canine gastric elecytical activityr[J]. Am J phy-siol, 1969, 217: 461-470.

[3] Eagonh JC, et al. Gastrointestinal pacing. Motility disorders of the gastrointestinal tractr[J]. Surg Clin North Am, 1993, 73:1161-1172.

[4] Morgan KG, Go VLW, Szurszewski JH. Motilin increases the influence of excitatory myenteric plexus neurous on gastric

smooth muscle in vitro. In Christensen J(de):Gastrintestinal Motility[M]. New Tork:Raven Press, 1980, 365-370.

[5] Holst MC, Kelly JB, Powley TL. Vagal preganglionic projections to the enteric nervous system characterized with Phaseolus vulgaris-leucoagglutinin. [J]. J Comp Neurol, 1997, 381:81-100.

[6] Schultz-Delrieu K, Wall JP. Determinants of flow across isolated gastroduodenal junctions of cats and rabbits[J]. Am J Phsiol, 1984, 245:257-264.

[7] Fone DR, et al. The effect of terminal ileal triglyceride infusion on gastroduodenal motility and the intragastric distribution of a solid meal[J]. Gastroenterology, 1990, 98: 568-575.

[8] Fisher RS, Lipshutz W, Cohen S. The hormonal reguration of pyloric sphincter function. [J]. J Clin Invest, 1973, 52: 1289-1296.

[9] Heddle R, Dent J, Toouli J, et al. Topography and measurement of pyloric pressure waves and tone in humans[J]. Am J Physiol, 1988, 255:490-497.

[10] Houghton LA, Read NW, Heddle R, et al. Motor activity of the gastric antrum, pylorics, and duodenum under fasted conditions and after a liquid meal[J]. Gastroenterology 1988, 94:1276-1284.

[11] Camilleri M, Malagelada JR, Brown ML, et al. Relation between antral motility and gastric emptying of solids and liquids in humans[J]. Am J Physiol, 1985;249:580-585.

[12] Kelly KA. Gastric emptying of liquids and solids: roles of proximal and distal stomach[J]. Am J Physiol, 1980, 239: 71-76.

[13] Calbet JA, MacLean DA. Role of caloric content on gastric emptying in humans[J]. J Physiol 1997, 498(Pt2):553-559.

[14] De Ponti F, Azpiroz F, Malagelada JR. Reflex gastric relaxation in response to distention of the duodenum[J]. Am J Physiol, 1987, 595-601.

[15] Heading RC, Tothill P, McLoughlin GP, et al. Gastric emptying rate measurement in man. A double isotope scanning technique for simultaneous study of liquid and solid components of a meal[J]. Gastroenterology, 1976, 71:46-50.

[16] Hausken T, Degaard S, Berstad A. Antroduodenal motility studied by real-time ultrasono- graphy[J]. Gastroenterology, 1991, 100: 59-63.

[17] 平冈敬正, 佐治重丰, 国枝克行, 他. 幽门侧普通切除时の幽门轮温存意義について[J]. 日消外会誌, 2001, 34(5):431-438.

[18] Isozaki H, Okajima K, Nomura E, et al. Postoperative evaluation of pylorus-preserving gas- trectomy for early gastric cancer[J]. Br J Surg, 1996, 83:266-269.

[19] 西川和宏, 弓场健义. 幽门保存胃切除術. 胃切除と再建術式[M]. 東京:医学図書出版, 2005, 100-122.

[20] 漆原貴, 铃木崇久, 池田聪, 他. 再建術式の評価に適したデジタル胃造影检査法[J]. 临外70(6):725-734.

[21] Wood, J, D and Johnson, R, L. Physiology of the Gastrointestinal Tract(2nd ed)[M]. New York:RaVen Pres, 1987.

[22] Falke'n Y, Hellstrom PM, Naslund E, et al. Actions of prolonged ghrelin infusion on gas- trointestinal transit and glucose homeostasis in humans[J]. Neurogastroenterol Motil, 2010, 22:192-200.

[23] 白鸟常男, 塚本 长, 原田伸正, 他. 迷走神经切离後の胃排出障害に関する実験的研究[J]. 日平滑肌会誌, 1968, 4: 15-21.

[24] 槇 哲雄, 白鸟常男, 菅原侠治. 病態時における胃運动功能[J]. 治療, 1968, 50: 133-142.

[25] 桑田博文. 分节的胃切除術の幽門洞支温存の意義についての実験的研究-胃横切・端端吻合術後1年の空腹時肌電図-[J]. 日消外会誌, 1983, 16:943-952.

[26] Shiratori T, Sugawara K. Surgical significance of pyloroplasty with special reference to electromyographic findings[J]. Tohoku J Exp Med, 1965, 85: 192-200.

[27] Sasaki I, Fukushima K, Naito H, et al. Long-term results of pylorus-preserving gastrectomy for gastric ulcer[J]. Tohoku J Exp Med, 1992, 168:539-548.

[28] 柴田 近, 佐佐木严, 内藤广郎, 他. 胃小腸運动からみた幽門保存胃切除術と幽門側胃切除術(Billroth-I)の比較[J]. J Smooth Muscle Res, 1991, 27:335-336.

[29] 野村 容治, 岗岛邦雄, 矶崎博司, 他. 迷走神经温存幽門保存胃切除術の術後機能評価とquality of lifeについての检讨[J]. 日消化外会誌, 1996, 29(7):1610-1616.

[30] Mochiki E, Fuchi M, Ogata K, et al. Postoperative functional evaluation of gastric tube after laparoscopic proximal gastrectomy for gastric cancer[J]. Anticancer Res, 2014, 34:4293-4298.

[31] Nishikawa K, Kawahara H, Matsuda H, et al. Functional characteristics of the pylorus

in patients undergoing pylorus-preserving gastrectomy for early gastric cancer[J]. Surgery, 2002, 131: 613-624.

[32] 西川和宏, 弓场健义. 幽門保存胃切除術. 胃切除と再建術式[M]. 東京:医学図書出版, 2005, 100-122.

[33] Dragstedt LR, Owens Fm Ji. Supra-diaphragmatic section of vagus nerves in treatment of duodenal ulcer[J]. Proc Soc Exp Biol Med, 1943, 53:152.

[34] Edward LW, Herrington LJ. Vagotomy and gastro-enterostomy–vagotomy and couservative gastrictomy[J]. A Comparative study Ann Surg, 1953, 137:873.

[35] Harkins HN, et al. Acombined physiclogic operation for peptic ulcer(partial distal gastrictomy, vagotomy and gastroduodenostomy)[J]. West J Surg, 1953, 61: 316.

[36] Griffith CA, Harkins HN. Partial gastric vagotomy:An experimental study[J]. Gastroentero– logy, 1957, 32:96.

[37] Holle F, Haitw. Forum-undfunktionsgerechte operation:Ein Grundsatz modernerlncus chirurgie[J]. Langenhecks arch Klin Chir, 1965, 309:205.

[38] Johnston D, et al. Serial studies of gastri secretion in patieats after highly selective (parietal cell) vagotomy without a drainage procedure for duodenal ulcer[J]. Gastroenterology, 1973, 64:1.

[39] 土屋周二. 十二指腸潰瘍に対する選択する近位迷走神経切離術[J]. 外科診療, 1979, 21: 138-141.

[40] 白鳥常男. 迷切で幽門痙攣は起こりません-迷走神経切離術と胃の運動機能-[J]. 日外会誌, 1986, 87: 827-833.

[41] Kelly KA, Code CF. Duodenal gastric reflux and gastric emptying by electrical pacing of the canine duodenal pacesetter potential[J]. Gastroenterology, 1977, 72: 429-433.

[42] 片村 宏. 選択的近位迷走神経切離術後の胃壁内神経組織の変化に関する実験的研究[J]. 日消外会誌, 1990, 23(11):2512-2522.

[43] Stephen NJ, Croket A, Doyle D. Morphologic and functional evidence of reinnervation of the gastric parietal cell vagotomy[J]. Am J Surg, 1982, 143: 80-85.

[44] 小島一雄. 各種迷切術後の胃壁内自律神経の形態学的変化と組織内ChE活性narabini酸分泌動態の変動に関する実験研究[J]. 日外会誌, 1984, 85:1274-1284.

[45] 今村幹雄, 児玉英謙, 手島 伸. 早期胃癌に対する迷走神経温存幽門保存胃切除術. 胃切除と再建術式[M]. 医学図書出版, 2005, 52-60.

[46] Liu YF, Cui XY, MD, Zhang Y, et al. Efficacy of Celiac Branch Preservation in Billroth-I Reconstruction After Laparoscopy-Assisted Distal Gastrectomy[J]. J Surg Res, 2020, 245:330-337.

[47] Fujita J, Takahashi M, Urushihara T, et al. Assessment of postoperative quality of life following pylorus-preserving gastrectomy and Billroth-I distal gastrectomy in gastric cancer patients : results of the nationwide postgastrectomy syndrome assessment study[J]. Gastric Cancer, 2016, 19(1):302-311.

[48] Kojima K, Yamada H, Inokuchi M, et al. Functional evaluation after vagus -sparing laparoscopically assisted distal gastrectomy[J]. Surg Endosc, 2008, 22:2003-2008.

[49] Mochiki E, Asao T, Kuwano H. Gastrointestinal motility after digestive surgery[J]. Surg Today, 2007, 37(12):1023-1032.

[50] Ando H, Mochiki E, Ohno T, et al. Effect of distal subtotal gastrectomy with preservation of the celiac branch of the vagus nerve to gastrointestinal function : an experimental study in conscious dog[J]. Ann Surg, 2008, 247: 976-986.

[51] Yamada H, Kojiam K, Inokuchi M et al. Efficaci of celiac branch preservation in Roux-en-Y reconstruction after laparoscopy-assisted distal gastrectomy[J]. Surgery, 2011, 149(1): 22-28.

[52] Miwa K, Kinami S, Sato T, et al. Vagus-saving D2 procedure for early gastric cancer[J]. Nihon Geka Gakkai Zasshi, 1996, 97(4): 286-290.

[53] Ando S, Tsuji H. Surgical technique of vagus nerve-preserving gastrectomy with D2 lymphadenectomy for gastric cancer[J]. ANZ J Surg, 2008, 78(3):172-176.

[54] Akatsu T, Yoshida M, Kubota T, et al. Gallstone disease after extended (D2) lymph node dissection for gastric cancer[J]. World J Surg, 2005, 29(2):182-186.

[55] 大根田昭. 自律神経と肝胆膵, 膵内分泌[J]. 肝胆膵, 1992, 25: 91-99.

[56] 宮坂京子, 増田正雄, 船越顕博. 膵外分泌の体液性調節-膵外分泌ホルモン-[J]. 胆と膵, 2000, 21:193-198.

[57] Rosa-e-Silva L, Troncon LE, Oliveira RB, et al. Rapid distal small bowel transit associated with sympathetic denervation in type I diabetes mellitus[J]. Gut, 1996, 39(5):748-756.

[58] Uyama I, Sakurai Y, Komori Y, et al. Laparoscoic gastrectomy with preservation of the vagus nerve accompanied by lymph node dissection for early gastric carcinoma[J]. J Am Coll Surg, 2005, 200(1): 140-145.

[59] Takiguchi S, Hiura Y, Takahashi T, et al. Preservation of the celiac branch of the vagus nerve during laparoscopy-assisted distal gastrectomy:impact on postprandial changes in ghrelin secretion[J]. World J Surg, 2013, 37(9):2172-2179.

[60] 山口菜緒美, 屋喜比康至, . 脳腸相関を介するストレスによるコレシストキニンの増幅作用[J]. 医学あゆみ, 2023, 285(6):567-573.

[61] Timothy L, Denning, Brian A, Norris, Oscar Medina-Contreras, et al. Functional Specializations of Intestinal Dendritic Cell and Macrophage Subsets That Control Th17 and Regulatory T Cell Responses Are Dependent on the T Cell/APC Ratio, Source of Mouse Strain, and Regional Localization[J]. J Immunology, 2011, 187: 733-747 .

[62] Nakazato M, Murakami N, Date Y, et al. A role for ghrelin in the central regulation of feeding[J]. Nature, 2001, 409:194-198.

[63] 山田哲也. 自律神経を介した臓器間ネツトワーク[J]. 医学のあゆみ, 2014, 250(9): 779-783.

[64] Fijino K, Inui A, Fujimiya M, et al. Ghrelin induces fasted motor activity of the gastrointestinal tract in conscious fed rats[J]. J Physiol, 2003, 550:227-240.

[65] Fujimiya M, Ataka K, Inui A, et al. Regulation of gastroduodenal motility: acyl grelin, des-acyl grelin and obestatin and hypothalamic peptides[J]. Digestion, 2012, 85: 90-94.

[66] Nagaya N, Moriya J, Yasumura Y et al. Effects of ghrelin administration on left ventricular function, exercise capacity, and muscle wasting in patients with chronic heart failure[J]. Circulation, 2004, 110:3674-3679.

[67] Li WG, Gavrila D, Liu X, et al. Ghrelin inhibits proinflammatory responses and nuclear factor-kappaB activation in human endothelial cells[J]. Ciculation, 2004, 109: 2221-2226.

[68] Doki Y, Takachi K, Ishikawa O, et al. Ghrelin reduction after esophageal substitution and its correlation to postoperative body weight loss in esopheal cancer patients. [J]. Surgery, 2006, 139:797-805.

第四章　早期胃癌的基本概念和治疗原则

Basic concepts and treatment principles for early gastric cancer

第一节　早期胃癌定义与分期

一、早期胃癌定义与分型

（一）早期胃癌定义

早期胃癌的定义是肿瘤浸润限于黏膜或黏膜下层的癌，不计是否淋巴结转移（图4-1-1）。早期胃癌的概念是1962年日本消化器内镜学会大体分类的提案，1963年日本胃癌研究会认可并导入[1]。早期胃癌预后良好，五年生存率在90%以上。诊断手段技术的飞速发展，早期发现成为现实，早期治疗对于预后至关重要。

（二）早期胃癌的大体分型

参照日本胃癌处理规约（第15版）分为隆起型、表面型（表面隆起型、表面平坦型和表面凹陷型）、凹陷型[2]（图4-1-2）。

（三）早期胃癌的组织学类型

早期胃癌的组织学类型按日本胃癌处理规约第4版（1966）可分为腺癌（adenocarcinoma）、单纯充实癌（carcinoma solidum）、类表皮癌（carcinoma epidemoides）、腺类癌（adenoacanthoma）、杂癌（miscellaneous carcinoma）等基本类型。胃癌组织学类型是依据肿瘤组织形态分化最高程度部分决定的。1974年第9版分成一般型和特殊型。组织学类型的确定是以量的优势组织像决定的。1993年12版与WHO分类一致，采用相同的分类[3]。2017年15版[2]将高频度出现的腺癌作

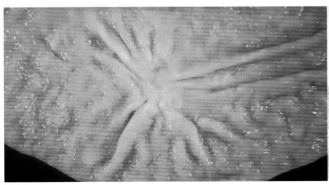
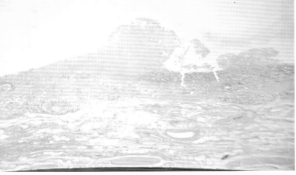

图4-1-1　早期胃癌（T1b）

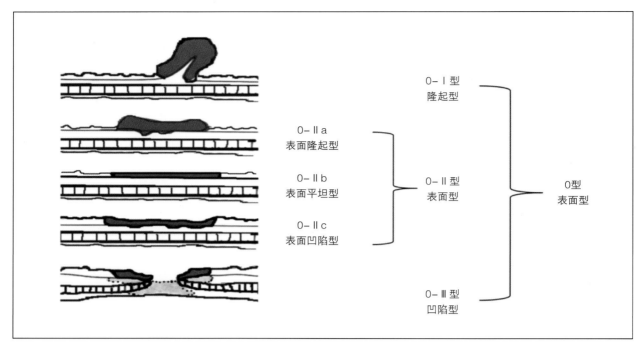

图4-1-2　早期胃癌大体分型

为一般型，其他为特殊型。组织学亚分类，遵从量的优势组织学像来进行定义。一般型有乳头状腺癌（Papillary adenocarcinoma, pap）、管状腺癌（Tubular adenocarcinoma, tub），包括高分化型（well differentiated type, tub1）、中分化型（moderately differentiated type, tub2）。低分化腺癌（Pooly differentiated adenocarcinoma, por），包含充实型（solid type, por1）、非充实型（non-solid type, por2）。印戒细胞癌（Signet-ring cell carcinoma, sig），黏液癌（Mucinous adenocarcinoma, muc）。特殊类型有类癌（carcinoid tumor; cd）、内分泌细胞癌（Endocrine cell carcinoma/Neuroendocrine carcinoma）、淋巴球浸润癌（Carcinoma with lymphoid）、胎儿消化管类似癌（adenocarcinoma with enteroblastic differentiation）、肝样腺癌（Hepatoid adenocarcinoma）、胃底腺型腺癌（adenocarcinoma of fundic gland type）、腺扁平上皮癌（Adenosquamous carcinoma, as）、扁平上皮癌（Squamous cell carcinpoma, sq）、未分化癌（Undifferentiated carcinoma）、其他（Miscellaneous carcinoma）[2]。

胃癌的组织学分型主要是依据肿瘤的组织结构异型性、细胞异型性、分化程度和增值活性判定，基本类型是腺癌。胃癌的组织学分类有日本胃癌研究会分类，WHO分类，基于肿瘤细胞形质所见的分类，胃型、肠型、胃肠混合型。Lauren分型[4]（1965年）是以癌的构造和进展方式分成intestnal type和diffuse type类型，Järvi[5]在此基础上增加3种分类。中村分型[6]，1968年按照组织发生学将癌的构造分成分化型和未分化型。中村分型各型的特征是未分化型癌，发生背景黏膜是胃固有黏膜，分化型癌是肠上皮化生黏膜。癌组织的基本型、未分化型是黏液细胞腺癌，分化型是乳头状腺癌、管状腺癌。进展方式，未分化型呈弥漫性，分化型呈限局性。与大体类型的关系，未分化型多见于早期胃癌的凹陷型，进展期癌的BorrmannⅣ、Ⅲ型。分化型多见于早期胃癌的隆起型或凹陷型，进展期癌的BorrmannⅡ、Ⅰ型。临床病理学特点为未分化型年轻者，女性多见；分化型老年人，男性多见。未分化型肝转移频度低，呈淋巴途径性和弥漫性，分化型肝转移频度高，经门脉，呈结节性。腹膜转移未分化型常见，分化型少见。Goseki分型依据细胞浆黏液量和腺管分化程度，构建Grade分型评价模式，Grade1/2/3/4与well/moderate/poor/undifferentiated对应。Grade1具有95%以上的腺管结构，Grade3在50%以下。组织学类型与预后的研究尚未呈现一致性[7]。

基因组学胃癌分子分型，2014年Nature[8]发表胃癌的基因组学分类，分为4种亚型，即基因组稳定型（Genomic Stability，GS），染色体不稳定型（Chromosome Instability，CIN），微卫星不稳定型（Microsatellite Instability，MSI）和爱泼斯坦-巴尔病毒感染型（Epstein-Barr Virus，EBV）。基因组稳定型（Genomic Stability，GS）占20%，组织学以Lauren弥漫型为主，伴有高频率CDH1、RHOA突变，CLDN18-ARHGAP融合，细胞黏附通路高表达。染色体不稳定型（Chromosome Instability，CIN）占5%，组织学多见于Lauren的肠型，主要分布在胃食管交接部，伴有TP53基因突变，RTK-RAS通路激活。微卫星不稳定型（Microsatellite Instability，MSI）占22%，以肠型为主，高龄女性，胃窦区好发。MLH1启动子超甲基化。MLH1基因沉默，有丝分裂组分高表达。爱泼斯坦-巴尔病毒感染型（Epstein-Barr Virus，EBV）占9%，男性多见，好发于胃底体部。LD-L1过表达。PIK3CA、ARID1A和BCOR高频突变。CDKN2A，启动子超甲基化，JAK2、CD274和PDCDILG2扩增。

二、早期胃癌与分期

早期胃癌依据肿瘤的胃壁浸润深度为局限在黏膜或黏膜下层内，即TNM分类中的肿瘤浸润程度为T1a（M）、T1b（SM），但并不是指病理分期（stage）为Ⅰ期的同义语，早期胃癌仅仅在N0或N1时处于病理分期的Ⅰ期，所以，尽管肿瘤为T1a、T1b，病理分期会随着淋巴结的转移程度而改变。而淋巴结是决定早期胃癌预后的独立因子[9]。

第二节　早期胃癌的淋巴结转移

一、淋巴结转移的基本模式

（一）淋巴结的基本构造

淋巴结的形态结构是由被膜、皮质（cortex）、髓质（medulla）构成的。输入（afferent lymphatic vessel）、输出淋巴管（efferent lymphatic vessel）由淋巴结门（hilum of lympha node）贯穿通过，被膜包绕在淋巴结皮质的表面，皮质区存在着皮质淋巴窦，髓质区位于淋巴结的中央区，存在髓质淋巴窦。淋巴结的功能主要是滤过淋巴，产生淋巴细胞，参与免疫反应。淋巴结的血液供应模式是小动脉由淋巴结门进入皮质、髓质，形成毛细血管网，在髓质形成毛细血管后静脉，再汇合成小静脉由淋巴结门穿出（图4-2-1）。

（二）淋巴结与淋巴管Ludwing分类

淋巴结和淋巴管的相互关系，Ludwing[10]发

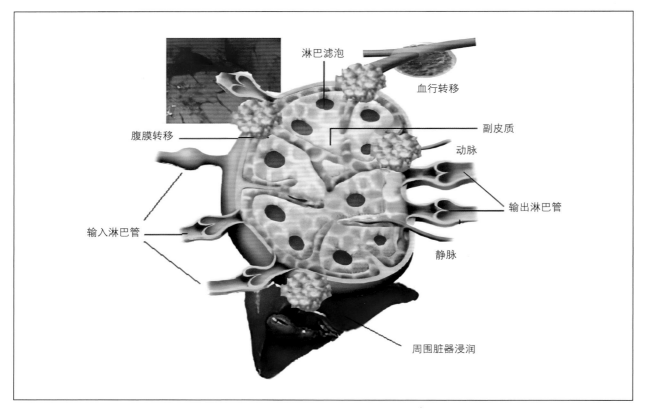

图4-2-1 淋巴结的基本结构模式图

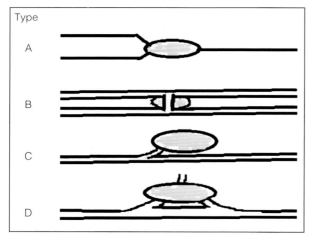

图4-2-2 淋巴管与淋巴结的关系（Ludwing分类）

现存在A、B、C、D四种形式，其中A型能够滤过癌细胞，但B、C、D型不能滤过癌细胞。淋巴结与淋巴管的关系有可能成为癌细胞跳跃转移的原因之一（图4-2-2）。

（三）淋巴结内转移灶的增殖发育

癌细胞经由胃癌主病灶内的淋巴管，从输入淋巴管到达被膜下的皮质淋巴窦，但也存在不经由而存在的状况，此种状态可以直接进入2级淋巴结，形成转移[11]。

癌细胞在淋巴结内增殖，发育方式有结节状压迫性、膨胀性增殖发育，形成大结节型或小结节型的转移灶，也有在淋巴结的边缘窦，以点状或癌细胞弥漫性存在的点状型、弥漫型见图4-2-3[12]。淋巴结内的转移癌灶在增殖发育时常浸破被膜，浸润周围的脏器，或者侵袭脉管致全身性转移以及引起腹膜转移。

（四）淋巴结的微小转移

UICC第6版的TNM分类，依据微小转移灶的大小进行了分类，转移灶大小在0.2～2mm时为微小转移，记载为pN1（mi）或pN2（mi）。

如果是利用免疫染色技术确认的癌转移灶是单细胞散在的状态或未满0.2mm的状态时称之为孤立肿瘤细胞转移（Isolated tumor cell: ITC），记作pN0（i+）。如组织学无法确定，仅RT-PCR的方法诊断时为pN0（md+），见图4-2-4。

（五）哨位淋巴结转移

哨位淋巴结（Sentinel node，SN）的定义是指直接接受来自肿瘤淋巴流向的第一级的淋巴结，也就是认为淋巴结的转移是以哨位淋巴结开始的。SN的确定方法有摘除法和流域淋巴结清除法，检测法有HE、免疫组化法、PCR法[13]。

（六）淋巴结跳跃性转移

跳跃性转移是指按照日本《胃癌处理规约》N的解剖学分类，第1站无转移，在第2站以远产生转移的情况，也就是说通过哨位淋巴结，在第2级淋巴结产生转移。但要注意的是，由原发灶发来的淋巴流最初到达的哨位淋巴结本身就在第2站以远存在。另外，应注意微小转移的影响存在。

二、早期胃癌淋巴结转移特点

（一）肿瘤浸润深度与淋巴结转移

早期胃癌的黏膜内癌（m癌）淋巴结转移率在2.1%～3.2%。胃壁的淋巴管解剖学研究，胃壁黏膜固有层未观察到淋巴管，淋巴管是在黏膜肌板上向黏膜下层形成淋巴管网络[14]。黏膜内癌淋巴结转移病例的病理学研究，其特征是肿瘤浸润至黏膜肌板，或者存在溃疡、溃疡瘢痕，黏膜肌板结构破坏，癌灶与黏膜肌板密接的状况时发生转移。

黏膜下层癌（sm癌）为16.0%～25.0%[15]。

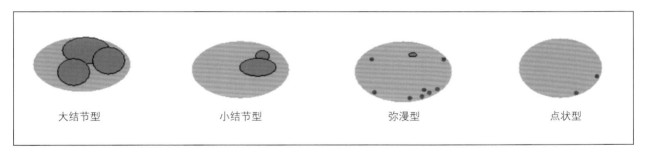

大结节型　　　小结节型　　　弥漫型　　　点状型

图4-2-3　淋巴结内癌的增殖发育模式图

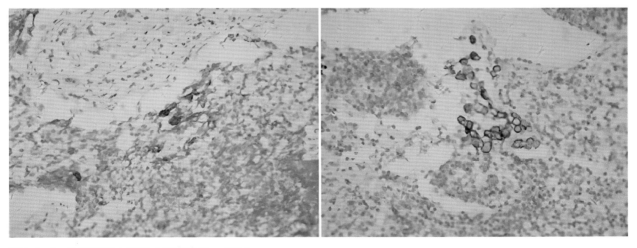

图4-2-4　淋巴结微小转移（免疫染色×400）

黏膜下层癌具有相对高的淋巴结转移率与其独特的淋巴系统解剖结构有关，黏膜下层淋巴管发达，并且向水平方向和垂直方向扩展，具有一定的方向性与胃壁外淋巴结相连，向外引流淋巴液。胃的淋巴借助小弯侧的右上、下输出和大弯侧左上、下和胃胰韧带的路径，进入所属淋巴结。继而，经腹腔动脉系、肠系膜上系、腹膜后系和左膈下系，至腹主动脉周围。m癌的淋巴结转移率极低，且仅限于第1站（n1）的淋巴结；sm癌则第2站（n2）、第3站（n3）均具有不同程度的转移。淋巴结转移部位n2（＋）为No.7、8、9，n3（＋）为No.12、14、16。早期胃癌中m癌、分化型、u（－）、直径≤20mm；直径≤20mm、未分化癌；u（＋）、分化型、直径≤30mm、无淋巴结转移者；sm癌、分化型、直径≤30mm、无淋巴结转移者[16]。

（二）胃癌占据部位与淋巴结转移

胃癌因占据部位不同其淋巴结转移也表现出不同的特点。胃上部癌的淋巴结转移率为9.6%～15.2%。幽门上、下淋巴结在胃上部早期癌无淋巴结转移。其他部位淋巴结仅限于第1站，适于缩小手术近端胃切除，此时的胃左动能领域的No.3a彻底清除是必要的。胃中部癌淋巴结转移率为7.5%～37.6%。m癌为3.9%，sm癌为14.9%。早期胃中部癌淋巴结转移部位及转移率如下：No.1为0.7%，No.2为0%，No.3为4.9%，No.4为3.5%，No.5为0%，No.6为6%，No.7为1.4%，No.8a为2.1%，No.9为0.7%，No.11为0.7%，No.12为1.0%，No.14v为1.0%。中部胃癌转移率高的部位是第2站No.7、8a，第3站No.12、14v。胃下部癌的淋巴结转移率为14.5%～39.7%，转移率高的第1站为No.6、3、4d、5，第2站为No.8a、7、9，第3站为No.8a、12、11、14v[17-18]。胃下部早期癌m癌为7.0%，sm癌为17.5%，淋巴结转移部位及转移率No.1为0.9%，No.2为0%，No.3为5.3%，No.4为3.5%，No.5为1.8%，No.6为4.4%，No.7为1.8%，No.8a为0%，No.9为1.8%，No.11为1.2%，No.12为0%，No.14v为1.2%。胃下部癌与胃上部癌比较No.12、13a、14v高，但No.10、2无转移。No.14v在胃下部癌转移率高，而且跳跃性转移多见[18-19]。

三、早期胃癌的预后

早期胃癌的五年生存率在90%以上，预后良好。早期胃癌淋巴结转移阳性病例的五年生存率为84.3%～88.7%，无转移者为98%～99.5%，治愈性切除（D2）可获得93.8%的五年生存率。淋巴结转移是决定早期胃癌预后的重要因素，治愈性切除能获得长期的生存效果。

第三节　早期胃癌的治疗总则

一、胃癌的临床分期[20]

N1：区域淋巴结（No.1～12/14v）的转移个数1～2个，N2：3～6个，N3a：7～15个，N3b：16个以上。

M1：区域淋巴结以外的转移（包括CY1）。

Stage：参照表4-3-1和表4-3-2。

二、早期胃癌治疗原则

早期胃癌的外科治疗，在20世纪80年代D2淋巴结廓清是标准手术，伴随着早期胃癌的增

表4-3-1　进展度分类（Stage）—临床分类[20]（cTNM，cStage：依据影像诊断、腹腔镜探查以及开腹探查所见进行综合诊断）

	M0		M1
	N0	N（+）	Any N
T1（M、SM）/T2（MP）	I	II A	
T3（SS）/T4a（SE）	II B	III	IV B
T4b（SI）	IV A		

表4-3-2　进展度分类（Stage）—病理分类（pTNM、pStage：依据胃切除后的病理所见进行诊断）

	M0					M1
	N0	N1	N2	N3a	N3b	Any N
T1a（M）/T1b（SM）	I A	I B	II A	II B	III B	
T2（MP）	I B	II A	II B	III A	III B	
T3（SS）	II A	II B	III A	III B	III C	IV
T4a（SE）	II B	III A	III A	III B	III C	
T4b（SI）	III A	III B	III B	III C	III C	

多，淋巴结转移临床病理学的解析，胃癌淋巴结转移规律的阐明，早期胃癌的治疗发生了巨大变化，但基本原则不损失根治性的前提，胃镜下治疗，外科手术治疗呈现多样化、个体化。治疗不仅限于肿瘤学的效果，微创、保留功能、提升生活质量等成为时代的追求。参照日常诊疗推荐的治疗方法选择流程图[21]，见图4-3-1。

依据癌进展程度合理选择手术方式，即癌的浸润深度和淋巴结有无转移决定早期胃癌治疗方针。第6版指南中，早期胃癌的内镜切除适应证中，绝对适应证是大于2cm、黏膜内癌（cT1a）、分化型癌、UL0，和3cm以下的cT1a、分化型癌、UL1，以及2cm以下的cT1a、未分化型癌、UL0。内镜切除扩大适应证是以淋巴结转移危险度在1%以下推定的，缺乏长期预后的证据。前述的指南内镜下切除治疗以外病变，标准治疗为胃切除手术。

早期胃癌标准手术是切除胃2/3以上和D2淋巴结廓清。非标准手术为根据进展程度变更胃切除范围和淋巴结廓清范围的手术，有切除范围和淋巴结廓清程度未满足标准手术要求的（D1、D1+等）缩小手术和D2及以上的淋巴结廓清的手术。

cN（+）或T2以上，标准手术为远端胃切除术或全胃切除术和D2廓清。CN0的T1肿瘤，依肿瘤的位置，可以考虑缩小切除范围和淋巴结廓清范围。如保留幽门胃切除术、近端胃切除术、胃局部切除术和胃分段切除术。cT1N0肿瘤淋巴结进行D1或D1+廓清。D1廓清为EMR、ESD适应证之外的T1a和1.5cm以下的分化型T1b、cN0。D1+廓清为上述以外的T1、cN0肿瘤。

早期胃癌腹腔镜胃切除手术，UICC第6版指南，作为标准治疗之一，强烈推荐腹腔镜下远端胃切除术，基于JCOG1401试验结果，对于全胃切除、近端胃切除术，推荐程度为弱。

早期胃癌基于肿瘤学和QOL角度，将胃体

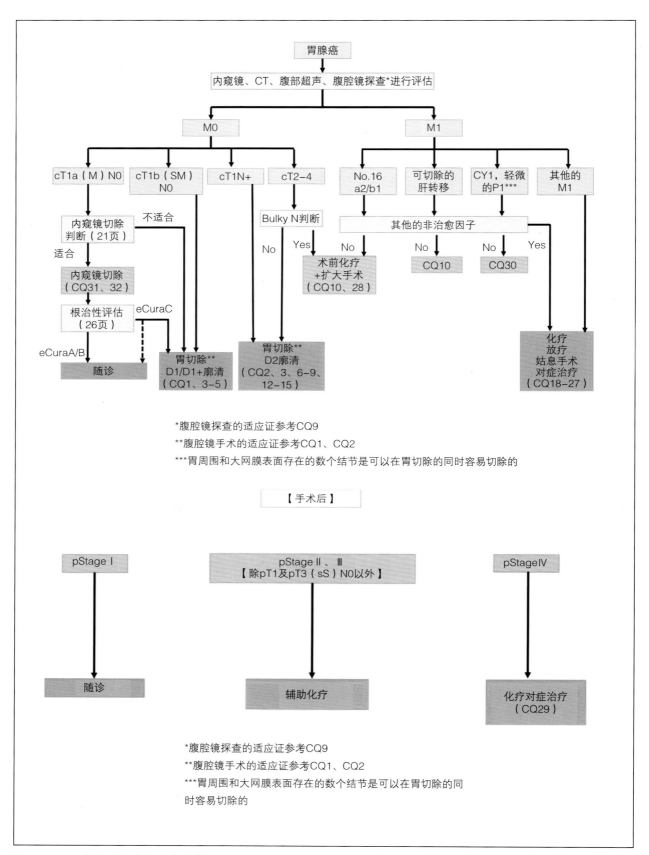

图4-3-1　日常诊疗推荐的治疗法选择流程图
T/N/M和Stage定义依据胃癌处理规约第15版（TNM分类第8版）

部早期胃癌且肿瘤远端缘距离幽门4cm以上，为保留功能PPG的适应证。近端胃切除属于保留功能缩小手术，大规模临床研究，其手术后的营养和QOL指标优于全胃切除。UICC第6版指南推荐度为弱。

早期胃癌的机器人手术，UICC第6版指南推荐度为弱，主要为cStage I的机器人胃切除术。

参考文献

[1] Marukami T. Pathomorphological diagnosis. Definition and gross classification of early gastric cancer[J]. Gann Monograph Cancer Research, 1971, 11:53-55.

[2] 日本胃癌学会编. 胃癌取り扱い規約（15版）[M]. 東京:金原出版, 2017.

[3] 日本胃癌学会编. 胃癌取り扱い規約（12版）[M]. 東京:金原出版, 1993.

[4] Lauren P. The two main histological main type of gastric carcinoma :diffuse and so-called intestinal-type carcinoma[J]. Acta Pathol Microbiol Scand, 1965, 82:308-314.

[5] Järvi O. Histogenesis of gastric cancer. XI international Cancer Congress[M]. Florence: Abstructs 1, 1974, 105.

[6] 中村恭一. 胃癌の構造[M]. 東京:医学書院, 1982.

[7] Dixon MF, Martin IG, Sue-Ling HM , et al. Goseki grading in gastric cancer : C0mparison with existing systems of grading and its reproducibility[J]. Histopathology, 1994, 25: 309-316.

[8] Cancer Genome Atlas Research Network. Comprehensive molecular characterization of gastric adenocarcinoma[J]. Nature , 2014, 513: 202-209.

[9] Sasako M, Kinoshita T, Maruyama K. Prognosis of early gastric Cancer[J]. Stomach and Intestine, 1993, 28: 139-146.

[10] Ludwing J. Uber Kurschlusswege der Lymphbahnen und ihre Beziehungen zur lLymhogen Krebsmetastasierung[J]. Path Microbiol, 1962, 25:329.

[11] 岡島邦雄. 胃のリンパ路について胃がん[J]. prespective, 2012, 15(4):64-74.

[12] 山田真一, 冈岛邦雄, 磯崎博司. 胃癌の術前画像診断によるリンパ節転移診断能の検討[J]. 日消外会誌, 1992, 25(4):1156-1160.

[13] Yanagita S, Natsugoe S, Uenosono Y, et al. Sentinel node micrometastases have high proliferative potential in gastric cancer[J]. J Surg Res, 2008, 145:238-243.

[14] Borrmann R, Das wachstum und die Verbreitungswege des Magencarrcinoms vom anatomischen und klinischen[J]. Standpunkt Gustar Fischer, Jena, 1901.

[15] 胡祥, 曹亮, 田大宇. 早期胃癌的淋巴结廓清研究[J]. 中华外科杂志, 2009, 47（17）: 1302-1305.

[16] Hirasawa T, Gotoda T, Miyatn, et al. Lucidene of lymph node metastasis and the feasibility of endoseopic resection for undifferentiated-type early gastric cancer[J]. Gastric Cancer, 2009, 12:148-152.

[17] 磯崎博司. 胃周囲リンパ節転移についての臨床的研究[J]. 大阪医大, 1985, 44（1）:103-125.

[18] 中島聰總, 山口俊晴, 佐野武. がん研胃癌データ解析ブック[M]. 東京: 金原出版, 2012, 69.

[19] 野村栄治, 谷川允彦. 噴門側胃切除術におけるD2手術と手術[J]. 外科治療, 2001, 84(5):548-552.

[20] 日本胃癌学会编. 胃癌取り扱い規約（改訂15版）[M]. 東京: 金原出版, 2017.

[21] 日本胃癌学会编. 胃癌治療ガイドライン（第6版）[M]. 東京: 金原出版, 2021.

第五章　保存功能手术概论

Overview of preservation functional surgery

第一节　PPG的沿革

1967年Maki针对消化性溃疡的治疗提出保留幽门胃切除术（pylorus-preserving gastrectomy，PPG），远端胃切除时将幽门予以保留借此防止胃内容物坠落性排出，产生倾倒综合征和十二指肠液胃内反流。20世纪80年代早期胃癌的增加和生物学行为的阐明，PPG成为胃癌缩小手术的术式，因有幽门的功能，加以迷走神经的保存，提升胃的储存能力和消化吸收功能，进化为早期胃癌保存功能手术。现今微创技术的发展，腹腔镜、机器人PPG成为胃中下部早期癌的主要手术模式，拥有长期生存获益，而且，低侵袭，胃功能良好的保存，维系正常的胃肠道的消化吸收和术后体重，对QOL具有重要意义。

一、治疗胃溃疡的发端

保留幽门胃切除手术最早见于Mikulicz[1]的报道。1897年Mikulicz[1]发表了segmentare und sektorara Resektion的手术式，即胃分段切除手术，用来治疗胃溃疡，也是最初的保留贲门和幽门的胃部分切除手术，但术后存在胃排空障碍。Payr（1909）和Riedel（1909）也有

同类的报道，由于效果不佳，没有得以推广。Wangensteen[2]对胃十二指肠溃疡的胃分段切除（segmental gastric resection）发表以后，陆续见到胃分段切除的报告。Wangensteen[3]针对术后存在胃排空障碍，对此手术进行了改良，附加幽门成形手术，但仍然存在残胃溃疡、胃排空延迟等问题。

1957年，大井[4]报道32例胃溃疡病例的胃体横断（环周）切除，即保留幽门的胃切除手术。

确立PPG为治疗消化性溃疡的术式，最初是Maki（1965、1967）的系列基础与临床研究。目的是为了制约远端胃切除手术后胃的排空和十二指肠反流，即预防倾倒综合征和反流性胃炎设计的术式。PPG胃切除范围是基于大井胃溃疡理论[4]，广范围胃切除。基本原理是切除溃疡病灶和切除胃壁细胞稠密的区域（70%以上远端胃），以保障减酸目的，同时仅仅残存距幽门轮1.5~2cm的远端残胃，利用幽门的作用机制防止倾倒综合征和十二指肠液向胃的反流[5-6]。

保留迷走神经PPG手术作为保留功能手术，现今广泛用于临床，也是源于胃十二指肠溃疡的外科治疗技术的实践。迷走神经参与调节胃酸的分泌活动，早在1824年Brodie在动物实验中获

得认知，犬的颈部切断迷走神经，观察到能够减少胃酸的分泌。1922年，Latarjet1为了控制胃酸分泌，治疗溃疡病，采取迷走神经切断手术，同时附加胃肠吻合。全迷切手术后会引发胃运动减弱，排空延迟及其腹泻，为了降低并发症，同时附加幽门成形和胃肠吻合等引流手术。Smithwick（1946）、Edward（1956）提出迷切附加胃窦区切除，1963年，Harkins主张选择性迷切附加胃窦区切除。1948年，Franksson为消除神经切断对其他脏器的影响，仅切断分布于胃的神经支。其后，Jackson（1948）采取保留腹腔支预防腹泻，Burg（1969）选择性迷切中保留肝支。1967年，Hplle提倡近端选择性迷切，相继1969年Johnston进行仅仅壁细胞区域的迷切，保留幽门排出功能，不做幽门成形手术。保留迷走神经PPG用于早期胃癌的治疗是借鉴了上述的知识和技术。三轮[7]1997年报告了保留迷走神经（肝支、腹腔支、肝神经丛）远端胃切除治疗早期胃癌，奠定了保留迷走神经胃切除手术技术基础。自此，拉开了胃癌保留功能手术的序幕。

二、PPG治疗早期胃癌的应用

胃癌的外科治疗一直以D2廓清作为标准治疗。但随着早期胃癌的诊断技术的发达，诊断率上升，疾病的发生、发展演变规律认识的深刻化，治疗的基本原则也随之改变。20世纪60年代以来，日本内镜和气钡双重造影技术的发达，与进展期胃癌有着截然不同预后的早期胃癌，其发现率急剧上升，保证根治性，延长生存时间，追求良好QOL、术后胃的功能等问题受到广泛关注。20世纪80年代PPG作为治疗早期胃癌的手术应用于临床实践，呈现良好的治疗效果[8]。PPG治疗早期胃癌的肿瘤病理学基础，是胃体部的早期胃癌在该区域的转移极为

少见[9]。日本国立癌中心的大宗数据资料显示，1322例胃体部早期癌，No.1：1.4%；No.3：5.4%；No.4sb：0.4%；No.4d：3.0%；No.5：0.3%；No.6：1.2%；No.7：1.3%；No.8：0.3%；No.9：0.9%；No11p：0.2%[10]。这些重要临床资料、生存效果以及手术适应证的研究，为PPG治疗早期胃癌提供了理论依据。

保存功能的缩小手术介于胃切除，D2廓清与ESD之间，保证肿瘤学需求的同时也能最大限度减少术后功能损害。保存功能缩小手术（胃切除范围和淋巴结廓清范围缩小，保留大网膜，保留幽门、神经，保留重要主干血管）成为研究的焦点和追求目标。改变了经典的广范围胃切除，扩大淋巴结廓清后，因胃容积缩小，消化能力降低，神经损伤，导致的术后各种不适症状。

早期胃癌PPG手术技术也由传统的Maki原法脱颖而出，手术胃切除的基本要求，是距离肿瘤2cm，胃的幽门侧的切除线由原来的1.5cm改为3cm以上，近端残胃小弯至少距离贲门3cm以上，而不是胃次全切除的范围，如需要次全切除者，不作为PPG手术适应证。淋巴结廓清No.6时要保留幽门下动静脉以防止胃壁水肿影响功能，为保留迷走神经的幽门支No.5不做廓清；No.1廓清可以省略，如果廓清时保留迷走神经的肝支；No.7廓清保留迷走神经的腹腔支。No.8a、9淋巴结根据需要决定廓清与否。PPG与经典远端胃切除术的比较，远端胃切除术D1+与D2间比较，与保留幽门胃切除术的D1+比较，仅在于廓清No.11p、12a的差异。淋巴结廓清D2与D1+，实践上手术侵袭程度两者没有差别。所以，要维系良好的胃肠道，肝胆胰的功能，廓清技术质量的提升作为重要一环应高度重视，避免淋巴结廓清迷走神经肝支、幽门支、腹腔支、神经浅层（胰丛、肝丛）的损伤。同时综合考量设计手术，包括胃切除范围，重建方式和运用外科手术综合技术来实现。胃切除范

围减少如PPG、PG、SG及局部切除，容积和储存，排空功能得以充分维系。重要的主干血管，例如PPG幽门下静脉的保留，为不损伤贲门的功能和致食管裂孔疝，胃左动脉贲门支的保留，维系正常形态的胃重建等[11]。PPG与DG（distal gastrectomy）疗效比较，术后并发症低；生活质量方面的比较，由于幽门功能的保留，维持了胃的存储功能和排除功能；防止了胆汁向胃的反流，预防了术后的倾倒综合征，由此获得了良好的QOL（Quality of life）[12]。PPG术后1年血清总蛋白值、Ab值、腹腔内脂肪等营养指标良好[13]。

胃分段切除同样被用于治疗胃的中上部早期胃癌，其效果与保留幽门胃切除手术相同，因为术后具有良好功能而受到推荐[14]。此类手术淋巴结廓清的彻底性，与PPG存在共性问题，保留幽门时No.5、6淋巴结廓清不充分，保留腹腔支时是否进行No.7、9淋巴结的廓清。因此，适应证的把握至关重要，应极力除外淋巴结转移病例。胃切除后胃癌好发部位残胃癌发生等问题。

低侵袭腹腔镜手术，能够完成具有良好预后、生活质量的各类保留功能手术。早期胃癌腹腔镜胃切除手术和达·芬奇机器人手术的低侵袭、高质量QOL为循证医学研究证明。如JCOG0607、JCOG1009/1010确定了内镜切除适应证，JCOG0703、JCOG0912、JCOG1401试验确立了早期胃癌腹腔镜手术价值和意义。同时KLASS-04试验也确立了腹腔镜PPG手术的微

创基础。胃癌治疗模式变迁提示癌的治疗不再是基于外科经验，而是以生存为终极目标的临床Phase Ⅲ试验结果决策和构建。

三、胃切除和PPG对机体的影响

（一）胃癌的手术类型

胃癌手术术式有治愈性手术和非治愈性手术。治愈性手术有标准手术和非标准手术，标准手术系依据癌占据部位确定的标准手术方式，非标准手术依据癌的进展、分期确定，有比标准手术切除范围和淋巴结廓清范围小的缩小手术以及因癌周围脏器浸润，癌的原发灶以外的脏器合并切除的扩大手术。非治愈性手术主要是指减量手术和姑息手术（表5-1-1）。

胃2/3切除和D2廓清是胃癌标准术式，标准的淋巴结廓清以根治性切除为宗旨，不仅是区域淋巴结，同时手术廓清范围内的支配血管及周围的组织，神经都在廓清范畴之中，根治性效果毋庸置疑，但手术创伤、术后QOL也是需要重视的临床问题。

（二）胃切除后的生理影响

胃的正常生理过程是进食时食管扩张，反射性的胃底松弛，容纳、储存食物，胃扩张的刺激激起胃的动力推进食物由胃底、胃窦向幽门，食团到幽门前时幽门呈关闭状态，随着食糜到来开放液体和少许食糜通过进入十二指肠。残余的食

表5-1-1　胃的手术类型

治愈手术	标准手术		胃的2/3以上切除和D2淋巴结廓清
	非标准手术	缩小手术	切除范围和淋巴结廓清度，不满足标准手术
		扩大手术	联合脏器切除，D2以上淋巴结廓清
非治愈手术	姑息手术		改善不能切除病人的出血、梗阻等急症状况
	减量手术		存在不能切除的肝转移、腹膜转移等非治愈因子，而且，没有出血、狭窄、疼痛等症状进行的胃切除术

糜回到胃近端，周而复始研磨食物成食糜颗粒后排空。胃窦、幽门、十二指肠连续小的食后收缩，特别是幽门运动，进食后与胃窦的收缩，协调十二指肠，促使食糜顺畅地排空。胃、十二指肠的运动功能受神经和体液因子的调节，影响胃的排空过程。

　　经典的胃癌根治术，广泛围胃切除和伴随扩大淋巴结廓清的自主神经的切除，不仅原有的胃及神经功能和作用减弱或消失，而且其他脏器如食管、胆囊、胰腺、小肠、结肠等都会受手术切除范围内的组织、器官的影响，带来术后功能紊乱如营养障碍、进食后食物通过过快，出现倾倒综合征；迷走神经切除后的腹泻，胃缺乏张力，食物通过延迟，慢性轻瘫；肠内容物反流（碱性反流）、反流性食管炎、胆石症、贫血等，产生这些生理状态的原因与切除了胃的幽门、胃窦、幽门成形破坏了幽门结构，迷走神经支配胃的壁细胞，促进胃酸的分泌活动，调节胃肠的动力，迷走神经的切断与胃肠功能紊乱相关。迷走神经的切断同时也导致胃以外的脏器功能障碍。远端结肠以外的大部分消化器主要是由迷走神经和内脏神经构成的自主神经支配的。胃手术的神经损伤直接与消化器消化吸收、运动、分泌功能障碍关联，在此基础上加之胃的缺损，重建脏器的功能异常（图5-1-1）。

　　改变手术技术模式能够降低胃切除手术的影响。具有完整解剖学结构的迷走神经、内脏神经系统，将会维系消化道的生理状态和运动功能的正常发挥。迷走神经的切除会影响诸多的生理功能和产生各种后遗症。迷走神经的肝支切断，胆囊收缩功能低下，Oddi括约肌功能紊乱，使胆石症具有高频度的发生率[15]，发生率在远端胃切除为19%～23.3%，全胃切除为25%～32.7%。迷走神经肝支切断是发生胆石症的独立危险因子[16]。也有其他研究指出腹腔支的切断手术后会导致腹泻，倾倒综合征以及影响营养状态[13,17]。腹腔支是支配小肠、结肠、胰腺的神经，迷走神经腹腔支切断后，多个脏器功能受到影响，产生腹泻和倾倒综合征，影响胰腺功能等。保留迷走神经，降低神经损伤的影响，能获得术后的良好QOL[18]。

　　三轮倡导PPG手术应同时保留迷走神经的肝

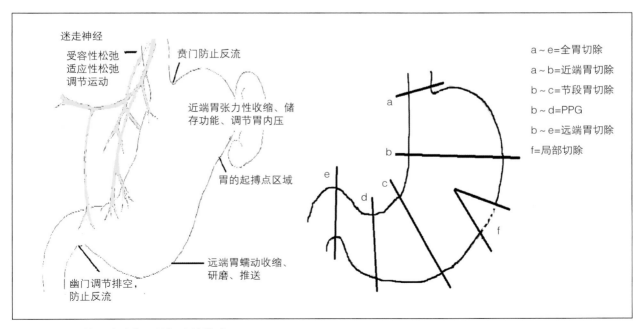

图5-1-1　胃的运动功能，胃切除的模式图

支、幽门支、腹腔支。能保存良好的幽门排空功能以及胆囊收缩功能，降低胆石的发生。另外，保留腹腔支，减轻腹泻和体重的丢失，减少倾倒综合征发生率及残胃炎症。一些研究表明，诸如，保留迷走神经近端胃癌根治术的临床研究证实早期胃上部癌保留神经组，无论近期效果如何，生活质量优于神经切除组，而且长期生存无差异[19]。腹腔镜保留迷走神经腹腔支远端胃切除伴D2廓清临床研究显示，临床近期效果（早期排气、早期进食），长期效果（腹泻、食物残留、胆汁反流、反流性食管炎）均优于切除组[20]。小规模随机对照研究，保留肝支，腹腔支远端胃切除，腹泻低于传统远端胃切除，长期生存无差异[21]。实践证明，微创手术的发展进一步降低创伤，手术并发症和后遗症，腹腔镜，机器人高清，放大视野效应，多关节电能量器械，更加

精细精准的解剖，保留功能，提升术后QOL[22]。

适于保留迷走神经（vagus preserving operation）的胃切除主要有近端胃小范围胃切除，分段胃体部切除，保存幽门胃切除，远端小范围胃切除。保存的迷走神经是肝支、腹腔支、幽门支、Latarget神经支。

Nomura、Hiki[23-24]等人倡导保留贲门、幽门和迷走神经，缩小胃切除范围的保存功能性胃切除术（function preserving gastrectomy，FPG）。保存幽门、贲门，缩小胃切除范围带来的充分的胃容积，残胃的储存食物，排空食物以及胃壁细胞的胃泌素、饥饿素，内因子分泌等功能，同时，保存了迷走神经肝支、幽门支、腹腔支等减少了胆石症的发生，倾倒综合征的发生率以及腹泻、肠道激素分泌减少等，能够维系良好的术后QOL。

第二节　缩小手术的基本概念

一、缩小手术的概念

20世纪80年代在积极开展胃癌扩大手术治疗的同时，也在探索缩小手术的合理性和可行性。缩小手术是针对早期胃癌的治疗方式。以胃癌标准手术为基准，在标准手术的基础上演变而来。保证肿瘤学效果和长期生存是前提条件，以此为基础谋求维系良好的生活质量。缩小手术的模式多样化，内容非固定一成不变。缩小手术的定义按照日本治疗指南[25]，是指胃切除不及标准手术2/3切除的胃切除（D2廓清）。缩小手术的具体内容，胃切除范围的缩小，淋巴结廓清范围的缩小，大小网膜部分切除，网囊切除省略，保留迷走神经，保留重要主干血管。作为具体术式有局部切除，小范围的远端胃切除术，PPG、SG、近端胃切除、哨位淋巴结导航手术等。缩

小手术的临床意义在于能够降低手术侵袭、减少创伤、减少出血、淋巴漏以及手术时间等，而且获取术后良好的生活质量。

缩小手术的适应证，日本胃癌治疗指南第1版（2001）规定，缩小手术A：EMR以外，大体的M癌，术中N0；1.5cm以下，分化型，大体的SM癌。廓清范围D1+No.7（下部胃癌No.8也廓清）。缩小手术B：大体的sm癌，术中N0；肿瘤径2cm以下的大体的m-sm癌，术中N1。廓清范围D1+Mo.7、8、9。

二、淋巴结廓清范围的缩小

淋巴结廓清缩小的理论根据基于淋巴结系统胃壁内、外的解剖学，生理学功能，肿瘤细胞的转移机制和临床实际状态产生。胃壁内淋巴管

存在位于黏膜层的黏膜肌板和黏膜下层内形成的淋巴管网络，当癌细胞浸润，结构破损引发转移，黏膜内癌淋巴结转移多发生于黏膜内癌浸润黏膜肌板，尤其存在黏膜溃疡或溃疡瘢痕时。黏膜下层丰富且具有方向性淋巴管网络和引流，增加转移的概率同时，与胃壁外局部、区域性淋巴引流途径相关联。经由胃的大小弯，至腹腔动脉系、肠系膜上系、后腹膜系和左膈下系。淋巴结转移形成部位与肿瘤所在位置相关。日本第63届胃癌研究会统计资料，黏膜内癌33 028例中，709例（2.1%）淋巴结转移。缩小手术的具体条件，大阪医大的资料[26]，黏膜内癌的转移率为3.1%，黏膜下层癌为16.6%。但临床病理学的解析，早期癌中的隆起型，小于20mm；黏膜内癌，隆起＋凹陷型，小于20mm；早期胃癌的凹陷型，10mm以内的状况，没有淋巴结转移发生。铃木[27]在对443例早期胃癌病理学研究的基础上提出作为省略No.1、3、4sb、5和No.7淋巴结廓清，缩小手术的适应证为胃下部癌，No.1，4sb省略的条件为5cm以下的隆起型、UI（－）和UI（＋）的tnb1，IIc型m癌，小于1.8cm的隆起型和1cm以下sm癌。进而对于大弯侧3cm以下sm癌中，具有隆起型UI（－）和UI（＋）的tnb1，IIc型m癌，小于1cm以下sm癌特点的早期胃癌，No.3、5和No.7的廓清可以省略。中岛[28]的缩小手术指征为隆起型，或者30mm以内凹陷型的黏膜内癌、30mm以内隆起型或者20mm以内的凹陷型黏膜下层癌。岩永的适应证更为宽泛，认为隆起型或者隆起型＋凹陷型的黏膜内癌，都是具体的淋巴结廓清范围缩小的指标，廓清范围可以限定在D1或者D1＋。

除外淋巴指向型转移肿瘤，基于各自部位引流途径特征，能够缩小淋巴结廓清的范围，部分胃切除及重点的D1/D1+廓清，能够保证肿瘤学的安全性。早期胃癌淋巴结廓清缩小化可能的病例，是限定于淋巴结没有转移，或者转移率、转

移程度极小的病人，实践证实对于这些早期胃癌的D1、D1+具有与D2标准廓清手术相同的治疗效果。不具有缩小手术条件时，100%根治为目的的D2廓清是必要的。

PPG、SG淋巴结廓清范围缩小，如No.1、7的省略从保存功能角度，对于保留迷走神经的肝支、腹腔支，使得手术简化且安全。胃中部癌（m癌）的保留幽门切除时，No.5廓清省略有助于保留幽门支的功能[29]。No.1淋巴结随之将胃左动脉的上行支切除，No.3淋巴结廓清而被清除，这将对于贲门和His角的结构和功能产生影响，No.1省略将会良好保留贲门，His角和迷走神经的胃支的结构和功能，胃网膜左动静脉发出向胃的第1支的No.4sb廓清的省略，能够保留残胃的血运和减少对起搏器功能的影响。

三、胃切除范围的缩小

影像学诊断技术的进步，早期胃癌肿瘤的浸润范围，大体与组织学判断的一致性有极大提高，对于决定胃的切除范围至关重要。胃切除安全切缘的研究所形成的共识，即沿用数十年的标准是进展期癌限局型为3cm，浸润型为5cm，早期癌为2cm[30-31]。早期胃癌浅表型癌的安全切缘通常为2cm。但是凹陷型境界不明朗的分化型癌，伴随IIb型表层扩大型的低分化癌，判定困难。因此，大体类型和组织学一并考虑有助于正确诊断。相对于标准手术的远端胃切除，胃的切除范围缩小化成为可能。

胃切除范围缩小的手术方式有EMR、ESD、LECS、LR、PG＋PV、DG＋PV、PPG、SG，保留神经的手术都在缩小手术范畴。内镜下手术作为早期胃癌治疗手段，安全性、有效性业已被诸多研究证实。JCOG0607试验是ESD的非随机的实证性的研究，确定了EMR/ESD绝对适应证为pT1a（M）、UL（－）、分化型癌、2cm以下；

ESD的绝对适应证为pT1a（M）、UL（−）、分化型癌、大于2cm。JCOG1009/1010试验为第2期试验，是对未分化型癌内镜切除安全性和有效性的研究。以<2cm、UL（−）、未分化型、cT1a为对象，试验病例325例，远近期结果证实此类型可以纳入绝对适应证。

早期胃癌的远端小范围的胃切除，手术后保留更多的容积，较之2/3以上胃切除具有好的QOL，对于胃下部肿瘤，保留胃网膜左动静脉的D2是其适应证。

局部切除、胃分段切除作为研究性的选择。胃全周性切除的分段（横断）胃切除，保持了足够大的胃的容积，长期的生活质量佳。

近端胃切除作为缩小手术，回避2/3以上的胃切除，术后QOL良好。较之全胃切除，改善了摄食量的减少、倾倒综合征、维生素B$_{12}$的缺乏症。间置空肠以及抗反流瓣的重建有助于改善术后反流性食管炎。淋巴结廓清范围受限（No.4d属于D2），适应证仅限于T1胃癌。

保留幽门手术是距离幽门1.5～3cm的胃幽门管前庭部保留，远端胃切除的术式，以前是针对良性病变，但应用于早期胃癌显示了良好效果。保留了幽门能够防止倾倒综合征和十二指肠液的胃反流。由于保留了迷走神经幽门支和幽门的血运，D2难以保证，因此仅限于早期胃癌。避开近于幽门的肿瘤和残胃过小的情况。术后早期有排空延迟。

保留贲门术式即远端胃次全切除手术（4/5胃切除），对于近乎全胃切除的病例，保留贲门的胃次全切除，对防止反流性食管炎具有优势。但残胃过小，储存功能受限，可使用空肠储袋或双通道（double tract）重建。

四、大、小网膜及网囊切除的省略

进展期胃癌存在潜在的腹膜播种的可能性，兼顾淋巴结的彻底廓清，大小网膜及网囊切除。但早期胃癌不存在浆膜浸润，肿瘤学角度没有切除的意义，保留了大小网膜，省略了网囊切除，减少了手术侵袭、术后渗出和减少肠梗阻的发生[32]。

2004年，山村[33]对于T2（403例）、T3（66例）病例，大网切除、网囊切除比较十年生存率的临床研究证实，无须网囊切除，T2无须大网切除。网囊切除后增加腹膜复发和肠梗阻的发生率。JCOG1001试验的结果证实，T3、T4a的网囊切除较非切除组，长期生存率83.3% vs 86.0%，无统计学意义[34]。本中心资料2010—2015年间，T3以内的1120例的解析，保留大网膜744例，非保留252例，术后并发症的比较显示，保留大网膜组肠梗阻的发生率明显低于切除组。长期生存状态，两者没有统计学差异。

缩小手术后的异时性胃癌发生率和远端胃切除术后发生频度没有差异[35]，但也有不同意见[36]。

第三节　保存功能手术

一、FPG的基本概念

如前所述的倡行缩小手术的同时，减少胃切除范围，保留幽门和保存迷走神经，追求最佳QOL为目的的手术即保存功能的胃切除手术受到重视（FPG）[23]，作为缩小手术可以列举出如保留幽门胃切除、胃分段切除、近端胃切除、LECS、保留迷走神经、局部切除、哨位淋巴结导航手术等。其中最为经典的FPG是PPG和SG手术。即胃切除的范围减少；保留幽门；保留迷走神经。手术的目的性发生了变化，FPG是对于传统的胃切除术导致的幽门、神经、大网丢失，而保存其功能的手术技术，本质上有别于缩小手术[37]。早期胃癌的胃切除，淋巴结有效的廓清，保证根治的前提条件下，延长寿命的同时，力求维系健康，正常的人体解剖结构和生理功能的完整，寻求手术后健康良好的生活质量。也就是在健全的解剖学的胃及所属附属结构的基础上，解决肿瘤学的需求，外科手术技术不伤及或减少不必要的解剖学结构的损伤。PPG、SG维系正常的贲门及幽门的存在，最大限度地保存足量的残胃容积和淋巴结廓清中系统地保存自主神经系统健存。维系胃自身的应有的各项功能，及其运营功能的解剖结构基础，从而保持良好的手术后生活质量。缩小手术与保存功能手术不是同义语，缩小手术是针对早期胃癌，减少病人的手术创伤、侵袭，在肿瘤学的范畴内允许的条件下，在标准手术的基础上缩小手术波及的范围，限定胃切除范围和淋巴结廓清的范围，以及由此波及的周围脏器切除的减少，也含有缩小后带来的抑制QOL降低，但与FPG是在缩小手术确立的条件基础上发展而来的更为成熟的技术，PPG、SG等最为直接的手术目的在于减少倾倒综合征、反流性食管炎、胃切除后综合征等，为此进行的切除、重建方法。

保存功能胃切除手术，不仅是解剖形态学上的胃切除，而是立足于胃的生理（运动、分泌）及其背景胃黏膜的组织学变化等肿瘤学理论基础之上。早期胃癌通常并没有肿瘤所致的功能影响或障碍，胃的生理功能处于完好状态，合理设计手术模式，降低手术侵袭，确保手术后最大限度地残胃本身的功能，周围相关的脏器的功能（肝、胆、胰腺、肠道），将会极大改观手术后生存质量[38]。

二、系统性保留神经

保留相关的迷走神经是保存功能胃切除手术的重要环节。PPG手术系统地保留迷走神经有迷走神经前后干、肝支、幽门支、贲门支、腹腔支。保留迷走神经的PPG（PV+PPG），保留迷走神经的SG（PV+SG）属于功能保留性胃切除术（FPG），有别于其他类型的缩小手术。同样PV+PPG、PV+SG在胃切除范围和淋巴结廓清无疑也有别于进展期胃癌。保留迷走神经肝支有助于预防胆石症已经形成广泛共识，腹腔支保留与否仍存在争议。更多的实践结果表明，保留腹腔支对于预防腹泻、倾倒综合征及体重恢复有所帮助。Fujita远端胃切除后Billroth I式重建909例，保留幽门胃切除术313例，保存迷走神经肝支、幽门支、腹腔支等，减少胆石症的发生，倾倒综合征的发生率以及腹泻、肠道激素分泌减少等，PGSAS-45调查问卷调查术后QOL，多变量分析，年龄和保留腹腔支是术后腹泻和倾倒综合征的独立危险影响因子[13]。Liu[20]报道一项腹腔镜远端胃切除术保留迷走神经腹腔支与切除腹腔支的研究（D2廓清），共计233例，保留腹腔支98例，切除组135例，短期效果显示保留组，术后排气，摄取流食的时间短于非保留组，长期效果显示保留组慢性腹泻症状，排空延迟，食物残渣，胆汁反流，反流性食管炎少，优于切除组，表明保留迷走神经腹腔支有益于术后QOL。矶崎的一组研究[39]，与术前体重的比率解析，保留迷走神经的远端胃切除和PPG分别为97.4%和96.6%，非保留组则为92.2%，体重恢复方面的比较，系统性地保留迷走神经的显著性优于非保留组的体重恢复。Kim[21]报道一项随机性比较试验的结果，保留迷走神经腹腔支85例，非保留组78例，术后1年间随着不同时点的QOL比较结果，保留组在减轻腹泻症状、减轻食欲不振症状等方面优于非保留组。但也有人认为迷走神经腹腔支的切除并不影响胃肠功能[40-41]。Kojima[18]腹腔镜下远端胃切除术,保留迷走神经组75例,非保留组30例,两组比较结果显示,胆石症、营养指标和临床症状没有差异。Inokuchi[16]在术后5年时点的解析,迷走神经保留有助于预防胆石症,但并没有在营养、临床症状和胃镜检查显示出优越。

尽管临床研究结果尚未呈现出一致性结果,但保留迷走神经并未出现负面效应,更多的是能够维系迷走神经应有的作用。迷走神经解剖学结构的特殊性、复杂性,不仅表现于与腹腔神经节、交感神经的网络性联系,同时周围脏器的神经网络的损毁也是影响神经功能的要素。腹腔神经丛周围淋巴结廓清,微细神经构造的保护在放大视野,高清腹腔镜或机器人手术下,精心保存维系神经结构是能够实现的。另外,手术使用的电能量器械的热损伤值得注意,虽然神经结构得以保留,但热传导损伤同样会影响神经的功能。保留神经的标准化手术技术有待于确立。

迷走神经的功能越来越多地研究显示出机体调节的多样性,影响炎症反应、免疫作用、肠道细菌失调、消化道激素分泌以及保留迷走神经腹腔支,影响餐后饥饿素的分泌[42]等。

三、幽门、贲门周围的廓清

对于PPG、SG手术,最为重要和技术难点的部位是幽门下区和胃胰韧带部位的淋巴结廓清,也就是保留幽门、贲门功能的问题。合理地处理淋巴结廓清对于保存功能具有重要意义。淋巴结廓清D2与D1+,临床上手术侵袭程度两者没有差别。所以,要维系良好的胃肠道、肝胆胰的功能,廓清技术的提升作为重要一环应高度重视,尤其是特殊部位的淋巴结廓清如幽门上下、贲门等,不仅保留住神经(迷走神经肝支、幽门支、腹腔支),而且廓清在神经浅层(胰丛、肝丛)进行淋巴结廓清,保留有功能的神经结构,避免直接损伤,但又不遗漏应清除的淋巴结数量和质量,丢失根治性。

PPG、SG都是主要针对无淋巴结转移病例,或可能性小,而且仅限于胃壁在性淋巴结的早期胃癌。廓清No.1淋巴结时,需要充分把握适应证选择性廓清。为不损伤贲门的功能,应将胃左动脉贲门支和迷走神经发出的贲门支、胃支保留。同时避开贲门部和腹部食管的不必要的廓清和组织的切除,无须进行食管裂孔的游离和腹段食管的游离,这些不必要的操作是形成术后食管裂孔疝及食管反流的重要原因。

幽门上下的廓清直接影响幽门功能,No.5无须清除。No.6的廓清,根据肿瘤学的需要,清除相应的No.6a,保留幽门下动静脉及其伴行的迷走神经支,有助于幽门功能的正常。

四、"指南"的推荐

日本第12版(1993)[43]胃癌处理规约将其收入胃癌手术方式。指出保留迷走神经的肝支、腹腔支能够获得安全的肿瘤学和良好的生活质量的效果。第13版[44]将保留幽门胃部分切除术中,单独列出涉及保留胃相关的神经如迷走神经、交感神经。在这个时代背景下PPG手术作为保留功能的手术得以深入研讨和发展。尽管胃癌和消化性溃疡都在使用PPG的手术方式,名称虽然相同,但胃癌和消化性溃疡理论根据和胃切除范围截然不同。2001年日本胃癌治疗指南[45]明确了早期胃癌的缩小手术的方针,D2不作为早期胃癌的标准治疗模式。缩小手术即胃的切除范围缩小、淋巴结廓清范围缩小、大小网膜部分切除。缩小手术前提条件为确切的早期胃癌水平诊断、垂直诊断,根据肿瘤的进展程度合理确定手术范围和淋巴结廓清范围。手术应是保证根治性不受到损害,保留健康的淋巴结维系正常的免疫功能、减少切除侵袭范围除了保存健康脏器、组织的功能，也极大地减少创伤，降低并发症。2001年指南中也明确地指出保留迷走神经的肝支、腹腔支对于降低术后胆石症、腹泻和维系体重具有意义，PPG应将其予以保留[41,46]。

2018年版胃癌治疗指南[47]对于PPG做出了明确的定义，是保留胃上部1/3和幽门及幽门下支配血管的部分幽门前庭部的胃部分切除。推荐PPG用于治疗早期胃癌（cT1N0），同时推荐腹腔镜和机器人辅助下微创手术。PPG作为保存功能的手术在不断地改进，而且伴随医疗设备的进步发展，微创、低侵袭、精准的手术极大地提升了PPG术后的QOL。

第四节　PPG术后远期效果

一、PPG远期肿瘤学效果

PPG的肿瘤学效果与早期胃癌的治疗效果相同，五年生存率为96%~98%[48]。PPG与远端胃切除手术具有相同的效果[49]，PPG组与远端胃切除组的五年总体生存率分别为98.4%、96.6%（P=0.07），三年无病生存率分别为99.5%、98%（P=0.12），La-PPG也显示同样效果[48-49]。PPG与其他手术进行比较的大规模前瞻性随机性研究尚无报告，但Aizawa[50]报道一组cT1N0早期胃癌，多中心倾向性评分匹配解析（multicenter propensity score matched cohort analysis）PPG与远端胃切除术对于肿瘤学效果的比较研究、倾向评分匹配分析数据显示两者长期生存无差异。

本中心的PPG与DG长期生存效果的比较，两者之间没有差异，具有良好的长期生存效果。大连医科大学附属第一医院的256例资料显示，PPG手术的五年生存率在93%。开放手术与腹腔镜手术具有同样的长期生存率。PPG与DG的比较，无统计学差异（图5-4-1、图5-4-2）。

二、PPG的生活质量

长期的QOL研究主要是和远端胃切除术（distal gastrectomy，DG）之间的比较，术后6个月以后，体重的变化较DG良好。初期由于PPG餐后胃内滞留感，进食量的限制，两者之间比较不明显，半年后，PPG的胃储存功能的保留，食量和营养吸收增加，体重恢复优于

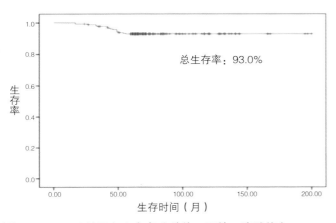

图5-4-1　PPG的五年生存率（总体，开放，腹腔镜）

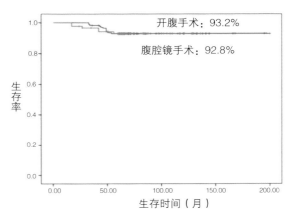

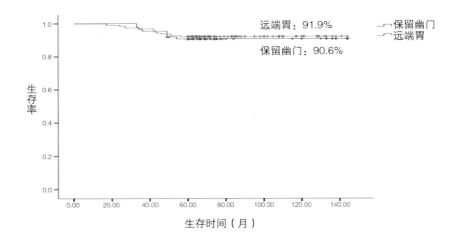

图5-4-2 PPG与DG的五年生存率的比较

DG。体重减少率的研究，Isozaki[51]报道PPG为-1.0%，DG为-8.0%，P<0.05。Imada[52]报道PPG减少率为-8.1%，DG为-11.1%。

PPG自Maki开发以来，倾倒综合征能够得以良好的控制备受关注，由于保留了幽门，抑制了坠落性胃排空排出的模式，倾倒综合征明显降低[6,53]。矶崎[39]用对氨基水杨酸法的PPG胃排空动态的实验研究，PPG与术前状态相同，远端胃切除呈坠落型排空。倾倒综合征的发生率，文献报道PPG为3.5%～13.3%，而DG则为24.1%～46.4%，P<0.001（Zhang[54]，泽井[55]），小规模的前瞻性PPG和DG比较性研究也显示出同样结果，PPG减少早期倾倒综合征（8% vs 33%，P=0.037）[56]。

由于保留了幽门，十二指肠液向胃反流，同时得以改善。残胃炎是以胃镜下所见判定，黏膜的发红，糜烂作为其特征。文献报道其发生率，PPG由于保留幽门的缘故，反流性胃炎症状和胃镜所见显著地低于DG。术后为15%～30%，远较DG 50%为低[52,54,57]。

保留迷走神经对胆囊功能和胆石症的影响机制研究，显示胆囊收缩动态的检测，术前胆囊收缩动态，在摄食30min、45min后，收缩率最大，60min后再扩张。对此，DG早期显示扩张，保留迷走神经PPG处于DG与术前的中间状态。血液中的CCK值的比较，PPG血中浓度处于术前水平。手术后胆石症的发生率DG为23.8%，而保留迷走神经的PPG无胆石症的发生[39]。

稻田[58]的消化管·胆道核素检查对于保留迷走神经肝支、腹腔支PPG术后功能的评价研究，胆汁排泄与术前相同，未见到胃内反流。消化管核素食物的排空在术后1年时，与Billroth I式相同状态。

PPG的生存质量的评价，PGSAS-45的调查研究结果证实PPG的优势，PPG比B-I式降低倾倒综合征和补食必要度（1.8 vs 2.0，P=0.003；1.8 vs 1.9，P=0.034），体重减少率为1.8kg vs 2.1kg，P=0.052；降低腹泻的发生率和良好术后营养及预防胆石症的优势[13,48,56,59-60]。

PPG的主要并发症胃排空功能障碍，发生率为6%～8%。保留幽门管的长度可防止胃瘀滞的发生。PPG手术实施的早期，保留远端残胃为1.5cm，此期具有较高的排空延迟发生率，二宫[59]报道，2.0cm时也存在排空障碍，但保留迷走神经幽门支其发生率低而且时间短。另外，幽门下静脉处理得当与否会影响术后胃瘀滞的发生[60]，保留幽门下静脉组发生胃瘀滞5.4%，不保留幽门下静脉组高达23.4%。

作者所在中心自1995年始，将PPG用于早期胃癌的治疗，2003年始腹腔镜下PPG手术，2021年使用da Vinci Xi腹腔镜手术辅助系统PPG手术。

PPG手术后2年的调查，体重PPG丢失率较DG少，白蛋白的检测，两者无差别，胆固醇的变化率低于DG组（图5-4-3）。

术后1年胃镜检查所见（图5-4-4），反流性胃炎发生率低，黏膜光滑，胃小凹清晰，排列有序，腺口形态完整，胃炎表现轻微。

手术后1年上消化道造影检查（图5-4-5、图5-4-6），胃运动功能、幽门功能良好，与手术前比较无差别。

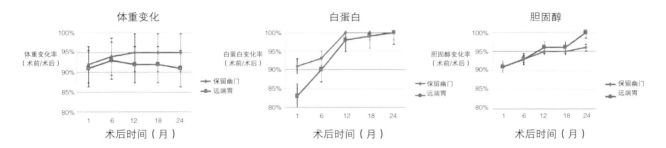

图5-4-3　术后体重、白蛋白、胆固醇的比较

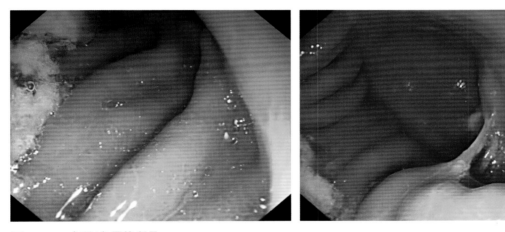

图5-4-4　术后1年胃镜所见

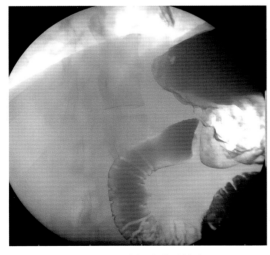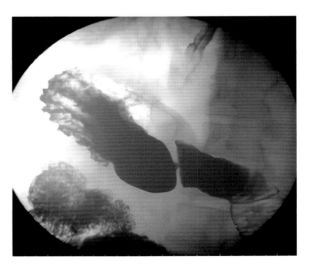

图5-4-5　术后1年上消化道造影检查

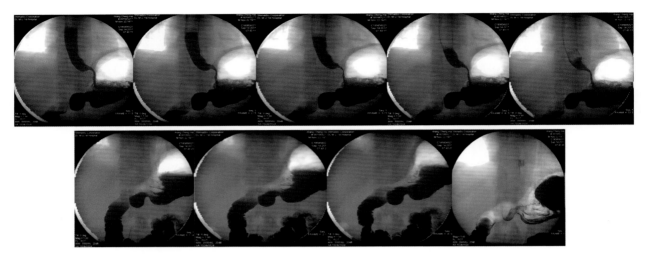

图5-4-6　术后1年上消化道造影

参考文献

[1] Mikulicz T. Die chirurgische Behandlwg des chronischen MagengeschwÜrs[J]. Ver Dtsch Ges Clui, 1897, 26:16.

[2] Wangensteen OH. Aseptic gastric resection; A method of aseptic anastomosis adaptable to any segment of the alimentary canal (esophagus stomach small or large intestine);including preliminary description of subtotal incision of the acid-secreting area for ulcer[J]. Surg Gynecod obstet, 1940, 70:59.

[3] Wangensteen OH. Segmental gastric resection for peptic ulcer; method permitting restoration of anatomic continuity[J]. JAMA, 1952, 149(1):18-23.

[4] 大井 实. 胃潰瘍症[M]. 東京:南江堂, 1957.

[5] 槙 哲夫, 他. 胃良性疾患に対する胃切除法についての検討[J]. 外科治療, 1965, 13:505.

[6] Maki T, et al. Pylorus-preserving gastrectomy as an improved operation for gastric ulcer[J]. Surgery, 1967, 61:838-845.

[7] 三輪晃一, 他. 早期胃癌に對する迷走神経温存淋巴節廓清術[J]. 手術, 1997, 51:425-460.

[8] Kodama M, Koyama K, Chida T, et al. Early postoperative evaluateon of pylorus-preserving gastrectomy for gastric cancer[J]. World J Surg, 1995, 19:456-461.

[9] Mizuno A, Shinohara H, Haruta S, et al. Lymphadenectomy along the infrapyloric artery may be dispelse when performing pylorus-preserving gastrictomy for early middle-third gastric cabcer[J]. Gastric Cancer, 2017, 20:543-547.

[10] 田中则光, 片井 均, 谷口浩二, 他. 早期胃癌的治疗. 开腹手术[J]. 胃和腸, 2009, (4): 700-706.

[11] 森田信司. 幽門保存胃切除による機能温存[J]. 外科, 2022, 81(5):430-433.

[12] Nunobe S, sasako M, Saka M, et al. Symptom evaluation of long-term postopreation outcome after pylorus-preserving gastrectomy for early gastric cancer[J]. Gastric Cancer, 2007, 10:167-172.

[13] Fujita J, et al. Assessment of postoperative quality of life following pylorus-preserving gastrectomy and Billroth-1 distal gastrectomy in gastric cancer patients:results of the nationwide postgastrectomy syndrome assessment study[J]. Gastric Cabcer, 2016, 19: 303-311.

[14] 山口俊晴, 泽井清司. 胃癌の神経温存ならびに幽門保存手術. 医学あゆみ別冊. 消化器疾患I[J]. 胃と腸, 1998, 261-263.

[15] Wang CJ, Kong SH, Park JH, et al. Preservation of hepatic branch of the vagus nerve reduces the risk of gallstone formation after gastyrectomy[J]. Gastric Cancer, 2021, 24(1):232-244.

[16] Inokuchi M, Sugita H, Otsuki S, et al. Long-term effectiveness of preserved celiac branch of vagal nerve after Roux-en-Y reconstruction in laparoscopy-assisted distal gastrectomy[J].

Dig Surg, 2014, 31(4-5):341-346.

[17] Yamada H, Kojima K, Inokuchi M, et al. Efficacy of celiac branch preservation in Roux-en-y reconstruction after laparoscopy-assisted distal gastrectomy[J]. Surgery, 2011, 149(1):22-28.

[18] Kojima K, Yamada K, Inokuchi M, et al. Functional evaluation after vagus-nerve-sparing laparoscopcally assisted distal gasdtrectomy[J]. Surg Endosc, 2008, 22(9):2003-2008.

[19] 马志明, 朱甲明, 刘晶晶, 等. 保留迷走神经近端胃癌根治术的临床研究[J]. 消化肿瘤杂志(电子版), 2012, 4(20):77-81.

[20] Liu YF, Cui XY, Zhang Y, et al. Efficacy of celiac branch preservation in Billroth-I reconstruction after laparoscopy-assisted distal gastrectomy[J]. Surg Res, 2020, 245:330-337.

[21] Kim SM, Cho J, Kang D, et al. A randomized controlled trial of vagus nerve-preserving distal gastrectomy versus conventional distal gastyrectomy for postoperative quality of life in early stage patiens[J]. Ann Surg, 2016, 263(6):1079-1084.

[22] 张驰, 胡祥. 腹腔镜下迷走神经后干及其属支临床解剖研究[J]. 中国实用外科杂志, 2019, 39(7): 691-693.

[23] Nomura E, Okajima k. Function-preserving gastrectomy of gastric cancer in Japan [J]. World J Gastroenterol, 2016, 22(26):5588-5895.

[24] Hiki N, Nunobe S, Kubota T, et al. Function-preserving Gastrectomy for Early Gastric Cancer [J]. Ann Surg, Oncol, 2013, 20:2683-2692.

[25] 日本胃癌学会編. 胃癌治療ガイドライン(第1版)[M]. 東京:金原出版, 2001.

[26] 胡祥, 冈島邦雄, 山田真一, 磯崎博司. 早期胃癌の適正なリンパ節廓清范围の検討[J]. 日临外会誌, 1988, 49(7):16-22.

[27] 铃木英登士, 赤石節夫, 伊藤卓, 他. 胃下部早期癌に対する合理的リンパ節廓清[J]. 日消外会誌, 1996, 29(1):7-13.

[28] 中島聡聡, 石原 省, 太田惠一郎, 他. 神経温存に考えだ早期胃癌の縮小手術. 胃癌(図説临床(癌)シリージNo. 14)[M]. 東京:メジカルビユー社, 1993, 97-101.

[29] 铃木英登士, 伊藤卓, 铃木純, 他. 胃中部早期癌に対する合理的リンパ節廓清[J]. 日消外会誌, 1996, 28(1):994-1004.

[30] 朝沼夏. 早期胃癌の適切なる手術のための臨床病理学の研究[J]. 医学研究, 1984, 54(1).

[31] 高木国夫, 大桥一郎, 高桥孝, 他. 早期胃癌手術の問題点[J]. 外科治療, 1976, 34(1): 61-68.

[32] 日本胃癌学会編. 胃癌治療ガイドライン(第3版)[M]. 東京:金原出版, 2010.

[33] 山村义孝, 伊藤诚二, 望月能成, 他. 胃癌手術における大网切除. 网囊切除は有用か[J]. 外科治療, 2004, 90(1):70-76.

[34] Terashima M, Doki Y, Kurokawa Y, et al. Primary results of a phase III trial to evaluat bursectomy for patients with subserosal / serosal gastric cancer (JCOG1001)[J]. J Clin Oncol, 2017, 35(4):5.

[35] 三轮晃一, 宫下知治, 木南伸一, 他. 胃癌縮小手術後の異時性胃癌[J]. 胃と腸, 2005, 40: 1647-1654.

[36] Nagano H, Ohyama S, Sakamoto Y, et al. The evaluation of gastritis , gastric remnant residue and the incidence of secondary cancer after oylorus-preserving and transverse gastrectomys[J]. Gastric Cancer, 2004, 7:54-59.

[37] 二宮基树. 幽门保存胃切除術. 胃外科の要点と盲点(第2版) [M]. 東京:文光堂, 2012, 204- 211.

[38] Namikawa T, Hiki N, Kinami S, et al. Factors that minimize postgastrectomy symptoms following pylorus-preserving gastrectomy: assessment using a newly developed scale (PGSAS-45)[J]. Gastric Cancer, 2015, 18:397-406.

[39] 矶崎博司, 野村荣治, 谷川允彦. 縮小手術-機能性温存手术とその効果[J]. 癌と化療, 1998, 25: 493-497.

[40] Suh YS, Han DS, Kpng SH, et al. Laparoscopy-assisted pylorus-preserving gastrectomy is better than laparoscopy-assisred distal gastrectomy for middle-third early gastric cancer[J]. Ann Surg, 2014, 259(3): 485-493.

[41] Furukawa H, Ohashi M, Honda M, et al. Preservation of the celiac branch of the vagal nerve for pylorua-preserving gastrectomy : is it meaningful? [J]. Gastric Cancer, 2018, 21:516-523.

[42] Takiguchi S, Hiura Y, Takahashi T, et al. Preservation of the celiac branch of the vagus nerve during laparoscopy-assisred distal gastrectomy:Impact on postprandial changes in ghrelin secretion[J]. World J Surg, 2013, 37: 2172-2179.

[43] 日本胃癌学会編. 胃癌取り扱い規約(改訂第12版), 東京:金原出版, 1993.

[44] 日本胃癌学会編. 胃癌取り扱い規約(改訂第13版), 東京:金原出版, 1999.

[45] 日本胃癌学会編. 胃癌治療ガイドライン(医师用)

[M]. 東京:金原出版, 2001

[46] 什 秀樹, 安藤重満, 神原堅式. 迷走神経温存胃癌手術の術後quality of lifeに重点をおいた臨床の検討[J]. 日消外会誌, 2003, 2:78-84.

[47] 日本胃癌学会編. 胃癌治療ガイドライン(医師用第5版)[M]. 東京:金原出版, 2018.

[48] Tsujiura M, Hiki N, Ohashi M, et al. Excellent Long-Term Prognosis and Favorable Postoperative Nutritional Status After Laparoscopic Pylorus-preserving Gastrectomy[J]. Ann Surg Oncol, 2017, 24:2233-2240.

[49] Masaki A, Michitaka H, Takayuki A, et al. Oncological outcomes of function-preserving gastrectomy for early gastric cancer: a multicenter propensity score matched cohort analysis comparing pylorus-preserving gastrectomy versus conventional distal gastrectomy[J]. Gastric Cancer, 2016.

[50] Aizawa M, Honda M Hiki N, et al. Oncological outcomes of function-preserving gastrictomy for early gastric cancer :a multicenter propensity score matched cohort analysis comparing pylorus –preserving gastrictomy versus convetional distal gastrictomy[J]. Gastric Cancer, 2017, 20:709-717.

[51] Isozaki H, Okajima K, Nomura E, et al. Postoperative evaluation of pylorus-preserving gastrectomy for early gastric cancer[J]. Br J Surg, 1996, 83:266-269.

[52] Imada T, rino Y, Takahashi M, et al. Postoperative functional evaluation of pylorus-preserving gastrectomy for early gastric cancer compared with conventional distal gastrectomy[J]. Surgery, 1998, 123:165-170.

[53] 槙 哲夫, 関根 毅. 幽門温存胃切除術[J]. 外科診療, 1967, 90(7): 914-924.

[54] Zhang D, Shinomiya S, Kaminishi M. Feasibility of pylorus -preserving gastrectomy with a wider scope of lymphadenectomy[J]. Arch Surg, 1998, 133:993-997.

[55] 沢井清司, 山口俊晴, 山岸久一. 幽門保存胃切除術[J]. 癌の臨床, 1999, 45(7):681-686.

[56] Shibata C, Shiiba KI, Funayama Y, et al. Outcome after pylorus-preserving gastrectomy for early gastric cancer : aprospective multicenter trial[J]. World J Surg, 2004, 28: 857-861.

[57] 野村荣治, 岗岛邦雄, 矶崎博司, 他. 迷走神経温存幽門保存胃切除術の術後機能評価とquality of lifeについての検討[J]. 日消化外会誌, 1996, 29(7):1610-1616.

[58] 稲田高南, 尾形佳郎, 山本圣一郎, 他. 消化管·胆道シンチグァフィによる幽門保存胃切除術後の幽門機能評価[J]. 日消外会誌, 1999, 32(7):1969-1973.

[59] 二宮基树, 池田俊行, 朝仓 晃, 他. D2郭清に伴う自律神経温存幽門保存胃切除術[J]. 手術, 1996, 50:1149-1152.

[60] Shinohara H, Kurahashi Y, Kanaya S, et al. Topographic anatomy and laparoscopic technique for dissection of no. 6 infrapyloric lymph nodes in gastric cancer surgery[J]. Gastric Cancer, 2013, 16:615-620.

第六章 PPG、SG选择基准和术式概要

Selection criteria and summary of surgical procedures for PPG and SG

第一节 PPG适应证基准研究

一、手术适应证基准

（一）PPG适应证的研究

PPG、SG手术的定义是胃上部1/3和幽门及幽门下动静脉支配的区域幽门前庭部的一部分予以保留的胃切除。SG有别于PPG，其的定义为保留幽门下动静脉和胃网膜右动静脉支配区域的一部分予以保留的胃部分切除[1]。

日本胃癌治疗指南第6版明确规定，PPG手术适应证为胃中部肿瘤、肿瘤远端缘距离幽门4cm以上、cT1N0的肿瘤。

PPG的手术适应证的探讨经历了漫长时间的探索，临床病理学研究，肿瘤学效果解析，生存质量为最佳选择提供了有价值的意见，早期胃癌，肿瘤位于胃的中段，淋巴结无转移者是其最佳的手术适应证。

PPG用于早期胃癌的治疗以来，手术适应证一直是研究的重点，早期胃癌的临床病理学研究，庞大的临床数据资料为PPG治疗胃癌提供了科学依据。矶崎[2]曾对540例早期胃癌进行了详尽的临床病理学研究，将早期胃癌按照大小分成9mm以下、10～19mm、20～39mm、40mm以上；大体类型为隆起型60例，隆起+凹

陷型110例，凹陷型351例，分析淋巴结转移状况。解析结果发现，隆起型中，胃下部m癌（黏膜内癌）小于20mm和胃中部m癌小于40mm；隆起+凹陷型中，胃下部m癌小于10mm和胃中部m癌小于20mm；凹陷型中，胃下部m癌小于10mm和胃中部m癌小于20mm；符合以上条件时淋巴结转移为阴性。sm癌小于20mm者同样未见淋巴结转移。因此提出上述类型早期胃癌且距离幽门4cm以上，No.5无转移（术中冰冻证实）是PPG的手术适应证。金城[3]等对于2073例根治性胃癌病例，No.5、6淋巴结转移和肿瘤大小及距离幽门的关系，进行临床病理学解析，结果证实cN0，肿瘤距离幽门5.0cm以上，cT1a（m），或，2cm以下的cT1b（sm），为PPG的肿瘤学指证。同期基于病理学研究，佐佐木[4]提出PPG的基本条件为早期胃癌，肿瘤位于胃中下部，大体类型为隆起型，大小在20mm以下，在凹陷型时，肿瘤大小在10mm以下，另外，肿瘤缘距离幽门4.5cm以上。二宫[5]基于早期胃癌的特征和病理学研究结果提出更为宽泛的条件，即胃中下部早期胃癌均为PPG的适应证，其淋巴结廓清的范围是设定在D2。更多的研究以胃癌治疗指南（第2版），对于早期胃癌缩小手

术A（D1+a），B（D1+β）的适应证，即早期胃癌Stage IA（T1N0），EMR适应证以外病例和Stage IB（T1N1）且2cm以下病例。同时，肿瘤部位距离幽门5cm以上的胃中下部病变，No.5无转移者作为PPG手术的肿瘤学适应证[6]。No.5、6组淋巴结的转移是影响PPG适应证的焦点之一，早期的临床病理学研究和近期的研究证实在适应证范畴内No.5、6组转移的可能性极低，沿着幽门下动静脉分布的No.6i，没有转移，属于可以省略廓清的淋巴结[7]。

PPG手术保留最佳远端残胃长度与术后生活质量相关，其长度自1.5～6cm，各家报道不一[8-11]。濑户[12]认为保留幽门胃切除术的适应证，因保存远端残胃的距离而改变。Maki作为治疗溃疡病开发此手术时为1.5cm，现今则保留远端残胃长度在4～5cm，长短未统一。按照"规约"要求，T1的肿瘤安全切缘为2cm，所以加之保留的远端残胃长度，距离幽门的距离为6cm，为基本条件，术中依据切缘的冰冻病理决定。近端残胃要有充分的容积，过小不作为适应证。

PPG的腹腔镜手术也是同样，细田[13]腹腔镜保留幽门胃切除手术是以胃下部4cm以下的早期胃癌，肿瘤缘距离幽门6cm以上的病变。比企[14]推出腹腔镜PPG的手术适应证为肿瘤浸润深度为T1b（sm），病变位于胃中部区域，或距离幽门5cm（安全切缘2cm+切线距离幽门3cm）以上。

完全腹腔镜下手术适应证的选择，李[15]的适应证的基本条件，淋巴结转移可能性极低，或限于肿瘤近旁少数淋巴结，而且，为了保留迷走神经幽门支，No.5允许省略的病变，即长径在4cm以下的m癌或2cm以下的sm癌，肿瘤位于胃的中下部，距离幽门6cm以上的病例，安全切缘2cm以上，远端切线距离幽门4～5cm，为了残胃的储存功能，保留残胃1/2～2/3，对于肥胖

和超重病人不主张La-PPG。但Tsujiura[16]一项对于超重/肥胖胃癌病人（BMI>25kg/m²）La-PPG治疗效果的探讨，La-DG（101例）和La-PPG（101例）采用倾向性评分匹配分析，血红蛋白、白蛋白在La-PPG组明显高于La-DG组，而且，相对人体成分测定量有明显差异，La-PPG显示出优势，并且能实现理想体重。

本学科对于早期胃癌临床病理学解析和临床实践结果，保留幽门胃部分切除手术的适应证限定于淋巴结无转移或转移的可能性极低，或转移仅限于胃的壁在性淋巴结，肿瘤长径在2cm以下的早期胃癌，No.5廓清允许省略。肿瘤位于胃的中下部，远端切线距离幽门3cm，保留胃容积在1/2～2/3。

PPG手术治疗早期胃癌，据2009年日本全国胃癌登记统计资料显示22 179例手术中PPG为772例，占3.5%。PPG手术基于上述的手术适应证治疗早期胃癌能够获得良好的肿瘤学效果。日本的研究报告[17-18]五年生存率为96%～98%，与远端胃切除手术具有相同的效果，PPG组与远端胃切除组的五年总体生存率分别为98.4%、96.6%（P=0.07），三年无病生存率分别为99.5%、98%（P=0.12），La-PPG也显示同样的肿瘤学效果。

高级别证据的循证医学研究正在开展，PPG大规模循证医学研究主要是韩国的KLASS-04试验，与远端胃切除术进行比较的研究[19]，30天内手术后并发症LPPG组为19.3%，LDG组为15.5%（P=0.042）。近期效果与远端胃切除无差异，长期效果等待中。"指南第6版"中依据JCOG0912试验结果，确定cStage I 期胃癌，La-DG作为标准治疗。JCOG0912试验是以cStageI为研究对象，评价5年无病复发为主要评价指标，开腹远端胃切除术（DG）与腹腔镜远端胃切除术（La-DG）比较性RCT研究。结果显示La-DG: 95.1% vs DG: 94.0%，

证明非劣性。JCOG0912试验病例为1912例，其中包含了236例（26%）的PPG手术和La-PPG114例。

PGSAS-45的术后QOL调查研究结果显示，PPG优于远端胃切除，腹泻、倾倒综合征的发生率低。胆石发生率低，营养状态佳，体重恢复良好[20-22]。

基于诸多早期胃癌的研究，日本胃癌学会的胃癌治疗指南提出早期胃癌缩小手术的基本原则是早期胃癌CN0的T1肿瘤，依肿瘤的位置，可以考虑缩小切除范围和淋巴结廓清范围。如保留幽门胃切除术，近端胃切除术，胃局部切除术和胃分段切除术。对于cT1N0肿瘤的淋巴结进行D1或D1+廓清。D1廓清为EMR、ESD适应证之外的T1a和1.5cm以下的分化型T1b、cN0。D1+廓清为上述以外的T1、cN0肿瘤。PPG作为保留胃上部1/3和幽门前庭部的胃切除，肿瘤学适应证为cT1N0、肿瘤远端缘距幽门轮4cm以上。

（二）胃分段切除的适应证研究

早在1897年Mikulicz[23]，1909年Riedel先后报道用于治疗胃溃疡的胃分段切除术。1957年Wangensteen将其附加Heineke-Mikulicz幽门成形术后，获得良好效果。SG是保留贲门和幽门的胃分段全周性切除术，不同于保留幽门胃切除。

胃的分段切除的定义，大井针对胃溃疡的治疗，将胃体部横断切除作为分段切除，槇[24]是将全胃的40%~50%的胃体部切除作为分段切除。武藤[25]胃分段切除设定上界为在溃疡侧近切缘的2cm部位上方作为小弯切除点，如果到EGJ不足2cm时则选择近端胃切除。上部胃大弯的切除点位置为胃网膜左动静脉的终末支的前支进入胃壁处。下切缘位置依据胃切除范围25%~30%的切线决定。大小弯切除比例为小弯：大弯=1:3~1:2。

日本胃癌治疗指南为了区别PPG和SG，以是否保留胃网膜右动静脉为标准，保留者为胃分段切除[26]。不保留者为PPG。外科学界也有以远端胃切除线距离幽门的距离为界定标准，距离幽门3cm左右，为PPG；距离幽门4cm以上，为SG。宫下[27]是以远端残胃切线距离幽门距离3cm为界，以下为PPG，大于3cm时为SG。

二宫[28]认为胃分段切除术在历史上没有伴随系统性的淋巴结廓清的时期，胃分段切除是仅廓清胃周围的淋巴结的术式，伴有系统性淋巴结廓清的术式是PPG。SG远端胃切除线划分，主要切除胃体部，基本不涉及幽门前庭部，PPG通常是切除胃的幽门前庭部，很少涉及胃体部。从胃切除的方法视角，两者是相同的，PPG是广义的分段胃体部切除术的一种形态，从幽门到吻合部的距离界定两者，在本质上没有区别。

高位胃分段切除定义是近段切除线距离E-G junction 2cm前后的分段切除[29-30]。高位胃分段切除适于胃上部小弯前后壁的早期胃癌，但需要除外胃次全切除、全胃切除、近端胃切除的适应证。从术后功能角度解析，肿瘤比较高位存在时，近端残胃过小，胃的储存功能难以保证，因此，不适合作为SG的手术适应证[31]。高位分段胃切除，能够将仅局限于胃小弯的转移淋巴结清除，从而获得良好的廓清效果[32]。

胃分段切除的适应证，不仅取决于肿瘤占据部位和胃切除范围，淋巴结转移与否是界定标准的重要条件，主要是针对淋巴结几乎没有转移的风险的病例。胃中段的淋巴引流主要在No.1、3、4d、6、7、8、9组淋巴结，也是早期胃癌的淋巴结廓清部位。梨本[33]检测532例胃中部癌的淋巴结转移，黏膜内癌为1.5%，黏膜下层癌为13.3%。五年生存率，黏膜内癌为98.6%，黏膜下层癌为91.7%。手术适应证的选择主要是针对黏膜内癌，肿瘤的组织学类型和大体类型不作为判定指标。

中谷[34]的分段胃切除根据肿瘤占据部位，仅限于位于中上段胃的早期胃癌，肿瘤学条件为早期癌的分化型，大体类型为平坦型；隆起型时，m癌和sm癌限于2cm以下；凹陷型或混合型在1cm以下，没有淋巴结转移，作为SG的手术适应证，以及ESD，局部切除困难的病例。多发胃癌在胃癌的发病率中占6.6%，早期癌为8.3%，与早期胃癌的淋巴结转移相匹敌，应予以高度重视，决定胃切除范围时，应详尽地进行胃镜检查。胃分段切除要高度关注多发胃癌，大山繁和[35]报道150例胃分段切除标本中多发胃癌8例，癌前病变6例，而且长期随诊中有3例残胃癌。手术前除外多发癌是必要的。日本癌研会医院[35]是以胃中部，2cm的黏膜内癌，N0。胃横断切除，安全切缘2cm为适应证。

20世纪80年代，胃分段切除用于早期胃癌的治疗，主要用于EMR、ESD适应证以外，胃中部癌cT1N0。Furukawa[36]以胃中部早期黏膜内癌为研究对象行胃分段切除，进行phaseⅡ的临床研究，其结果显示不增加复发率，而且具有减轻降低手术并发症效果。SG的长期生存率为93.3%，而且具有良好的QOL，Wangensteen[37]认为需附加幽门成形，但临床实践证实不实施幽门成形也可以得到良好的术后胃排空功能[38]，与腹腔镜下PPG比较，SG由于残胃容量大而优于PPG[39]。

胃横断的分段切除能够将幽门及胃前庭部保存下来，但存在胃内容物滞留，运动障碍。正常胃的蠕动由胃体上部向幽门，横断的胃在切除吻合部位中断消失，并未传导到幽门部。幽门部出现正或逆蠕动，呈无序状态。加之神经离断，幽门管部收缩力减弱。

Okajima[40]认为该手术是以保存功能为终极目标的缩小手术。保证术后良好QOL，需满足以下3点：胃切除的范围尽可能小，保持胃容量和功能；保留幽门防止食物向十二指肠坠落和反流；保留迷走神经，尤其是肝支和腹腔支。Otani利用腹腔镜技术与前哨淋巴结导航技术实施胃分段切除，由于保留足够的胃的容积，其手术的效果优于PPG手术。该术式具有良好的术后QOL，但严格地把握手术适应证至关重要。

SG的手术适应证主要适用于肿瘤位于胃中上段早期胃癌，肿瘤学特征cT1N0，肿瘤在4cm以内。外科学切缘距离幽门4cm以上，肿瘤学切缘为2cm。过大的胃切除致小胃状态，影响功能，应予以回避。保留胃右血管、幽门下血管和部分胃网膜右血管。要求无食管裂孔疝；无精神系统疾病。

PPG和SG手术不适于病人存在食管裂孔疝、贲门松弛症等，因为易于产生胃液反流致反流性食管炎。病人存在帕金森病、抑郁、高龄精神症状，服用抗精神病药物同样也不适于此类手术。残胃存在消化性溃疡，残胃容积过小，高度肥胖者均不在手术适应证范畴。多发胃癌约占胃癌的10%，在选择此类手术要排除多发癌。

二、手术方式及术式概要

（一）PPG术式概要

1. PPG术式概要

PPG不同于D2廓清标准术式，根据胃的近端、远端切除线的位置，淋巴结廓清的范围，神经是否保留，胃右动静脉、幽门下动静脉是否保留及其该部位的淋巴结廓清与否，有所不同。PPG作为保存功能性手术，总的基本原则要求不仅要保留胃上部1/3和幽门及胃窦部的一部分，也需要保留迷走神经。远端胃切除线是距幽门4cm处，保存幽门下动静脉、胃右动静脉和迷走神经幽门支。淋巴结廓清范围有D1（No.1、3、4d、4sb、6、7），D1+（No.8a、9）。

保留的迷走神经，表层为迷走神经前干分出的肝支、幽门支，胃支部分保留。深层的为迷走神经后干和腹腔支及其部分胃支。保留与腹腔支相连续的腹腔神经节及其交感神经纤维网状分布于肝总动脉、脾动脉的神经丛，见图6-1-1。

2. PPG的手术方式

PPG的手术方式，有开腹手术（open PPG）、腹腔镜手术（La-PPG、Total La-PPG）和机器人辅助手术（Robotic PPG）。PPG原创于开腹手术时期，现今腹腔镜PPG和机器人辅助PPG是主流模式。早期胃癌的腹腔镜、机器人胃切除手术，已经在循证医学研究的层面被证实有效和安全。

（二）SG手术术式概要

1. SG术式概要

胃切除范围是以安全切缘2cm范围的胃分段性的环周切除，小弯与大弯比率为1：2～1：1.5。淋巴结廓清范围为No.3a、7、8a、9、11p、4d、4sb和1不完全廓清。迷走神经前干肝支、幽门支，后干腹腔支、肝总动脉周围神经丛、脾动脉周围神经丛应予以保留，保留血管有幽门下动静脉，胃右动静脉，胃网膜右动静脉，胃左动脉的贲门支、食管支。重建是胃胃吻合，可采用手工缝合吻合和全腔镜下直线切割器吻合，见图6-1-2。

2. 手术类型

手术类型有胃中段、胃分段切除和高位分段性胃切除。高位分段胃切除适用于近端胃切除线距离E-G junction 2cm以外[32,41]。术式选择依据肿瘤占据部位决定手术类型。

手术方式，有开腹手术（open SG）、腹腔镜手术（La-PPG、Total La-SG）和机器人辅助手术（Robotic SG）。

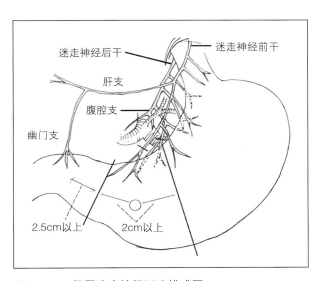

图6-1-1　保留迷走神经PPG模式图

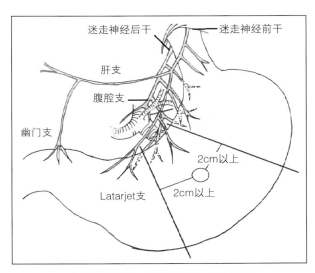

图6-1-2　保留迷走神经胃分段切除术模式图

第二节　胃癌淋巴结廓清

一、淋巴结廓清的分类

胃癌淋巴结廓清程度分类基准有两种，解剖学淋巴结站的分类法为基础的分类和当今术式规定淋巴结清除的范围的分类。

其一，2010年前使用传统的分类是将淋巴结转移的程度分为N1（第一站），N2（第二站），N3（第三站），N4（第四站）。淋巴结廓清程度以清除淋巴结的站别确定，D1（N1的清除），D2（N1、N2的清除），D3（N1、N2、N3的清除），D4（N1、N2、N3、N4的清除）[42]。

其二，2010年始使用新的（术式规定的淋巴结清除的范围）分类法[43]，系统的淋巴结廓清范围依胃切除术式规定如下：超越规定的范围廓清时和仅一部分未满足规定时，应按D1（+No.8a）、D2（-No.12a）方式记载，数据库登录时，按满足全部条件的D水平归类。

二、淋巴结廓清的标准[43]

（一）全胃切除术（图6-2-1）

D0：未满足D1的廓清；D1：No.1 ~ 7；D1+：D1+No.8a、9、11p；D2：D1+No.8a、

9、11p、11d、12a；食管浸润癌的D1+时追加No.110，D2时追加No.19、20、110、111。

（二）远端胃切除术（图6-2-2）

D0：未满足D1的廓清；D1：No.1、3、4sb、4d、5、6、7；D1+：D1+No.8a、9；D2：D1+No.8a、9、11p、12a。

（三）近端胃切除术（图6-2-3）

D0：未满足D1的廓清；D1：No.1、2、3a、4sa、4sb、7；D1+：D1+No.8a、9、11p；食管浸润癌的D1+应追加No.110。

（四）保留幽门胃切除术（图6-2-4）

D0：未满足D1的廓清；D1：No.1、3、4sb、4d、6、7；D1+：D1+No.8a、9。

三、PPG、SG淋巴结廓清范围的选择

PPG淋巴结廓清范围是对胃癌D2标准廓清的改良，依据肿瘤学特征淋巴结廓清缩小化的根治效果与远端胃切除D2标准淋巴结廓清同等。

日本国立癌中央研究院的资料[44]显示，胃中部早期癌的淋巴结转移状况，1322例转移率为

全胃切除术
D0：未满足D1的廓清；
D1：No.1 ~ 7；
D1+：D1+No.8a、9、11p；
D2：D1+No.8a、9、11p、11d、12a；食管浸润癌的D1+时追加No.110，D2时追加No.19、20、110、111。

图6-2-1　全胃切除淋巴结廓清范围

远端胃切除术
D0：未满足D1的廓清；
D1：No.1、3、4sb、4d、5、6、7；
D1+：D1+No.8a、9；
D2：D1+No.8a、9、11p、12a。

图6-2-2　远端胃切除淋巴结廓清范围

近端胃切除术

D0：未满足D1的廓清；

D1：No.1、2、3a、4sa、4sb、7；

D1+：D1+No.8a、9、11p；

食管浸润癌的D1+应追加No.110。

图6-2-3　近端胃切除淋巴结廓清范围

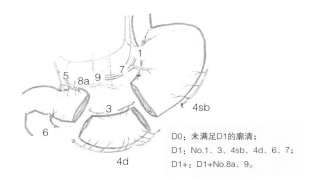

D0：未满足D1的廓清；
D1：No.1、3、4sb、4d、6、7；
D1+：D1+No.8a、9。

图6-2-4　保留幽门胃切除淋巴结廓清范围

9.8%，转移部位No.1为1.4%；No.2为0；No.3为5.4%；No.4sb为0.4%；No.4d为3.0%；No.5为0.3%；No.6为1.2%；No.7为1.3%；No.8a为0.3%；No.9为0.9%；No.11p为0.2%。PPG术中冰冻病理学检查是需要的，保留幽门上下血管，并不损害根治性，长期效果不受影响。No.5、6的淋巴结转移实际状态，Kong[45]对于1802例胃癌的临床病理学研究显示，肿瘤远端切缘距离幽门大于6cm时，浸润深度为T1a，No.5的转移率是0，浸润深度T1b时，No.5转移率为0.9%。No.6在T1a时，转移率在0，T1b时为1.8%。中岛[46]报道胃中部区域的T1（m、sm）167例，幽门上下淋巴结转移率为0.5%，而且，伴有No.3的转移。

PPG用于治疗早期胃癌的初期时，多数人主张参照D2实施廓清，Sawai[47]主张PPG应该参照日本胃癌处理规约（第12版），进行D2淋巴结的廓清。佐佐木[4]主张按照日本胃癌处理规约（第11版）的R2标准廓清，同时，胃右动静脉在根部离断，彻底清除No.5淋巴结。但Kodama[48]、二宫[5]等人不主张对No.5的淋巴结廓清。为了幽门功能的需要，迷走神经幽门支应予以保留，No.5的淋巴结廓清会招致幽门支的损伤。根据日本144个医疗机构的调查结果显示，No.5淋巴结部分廓清的比

率为56.2%（81/144），不做廓清的为36.8%（53/144）[49]。No.6组淋巴结廓清对于幽门功能具有影响，也是争论的焦点，Mizuno[7]的资料证实保留幽门下动静脉并不降低手术的廓清效果。手术前手术适应证的把握，肿瘤的浸润深度和淋巴结转移的精确判定至关重要。

矶崎[50]基于临床病理学的分析认为No.3、4sb、4d、6应予以廓清，对于No.1、5则选择性部分廓清，但低分化型癌伴有溃疡时主张No.7、8、9进行淋巴结的廓清，术后长期随访结果，肿瘤学的安全性没有受到影响，局部无淋巴结的转移复发。Yoo[51]采用Maruyama指数（MI）预测模式，检验PPG手术淋巴结廓清的安全性，Maruyama指数是通过Maruyama计算机程序，预测未廓清淋巴结发生疾病的概率，已有研究表明，MI是强有力的生存预测因子。MI是总生存和复发风险的独立与后预测因子，24例PPG病人的Maruyama指数中位数和平均值为0和0.8，术后23例（T1N0M0）和1例（T2N0M0），随访27.2个月，无复发。

根据日本胃癌治疗指南[26]，PPG适用于cT1N0的病人，PPG淋巴结的廓清范围，D0：未满足D1的廓清；D1：No.1、3、4sb、4d、6、7；D1+：D1+No.8a、9。PPG的淋巴结廓清范围应选择D1+。

第三节 胃的切除范围

一、胃癌的胃切除范围的演变

胃切除范围因早期胃癌的增加，微创技术的普及，保留生理功能胃手术出现，发生了巨大变化。

胃的切除范围有全胃切除、远端胃切除、近端胃切除、胃部分切除、局部切除（图6-3-1）。

胃癌手术原创期时，远端胃切除范围是基于淋巴流向研究结果确定[52]。胃的切除可以将附着在小弯、大弯的一级淋巴结切除。Mikulicz认为小弯的淋巴结不同于大弯，其伴随着血管，紧贴着胃壁，从幽门到近贲门，多数相连存在，所以为了摘除小弯淋巴结，主张将全小弯淋巴结及附着的小网切除。胃小弯的切除点为胃左动脉发出的降支，进入胃小弯胃壁处作为小弯切断的最上部界线，由此到幽门的全小弯应予以切除。这个点也被称为Mikulicz点。Mikulicz大弯的切除点是设定在Demel分界线的近旁。Mikulicz点的定义，以及理论基础延续至今已逾百年，小弯的切除线的确定就是基于解剖学淋巴流向和临床病理学淋巴结转移的认知，其后的变化主要集中在大弯的切线的确定。

Demel线是Demel研究的重要成果，胃大弯中部左侧，胃网膜左动脉分布的血管2～3cm，大弯的右半侧，胃网膜右动脉分布密集；Poirier与Cuneo的淋巴流向解析，沿大弯的淋巴流向是由左向右流动。幽门侧胃癌，在大弯的上方2/3几乎无淋巴结转移，癌在胃壁内的进展受到限制，不涉及左侧。基于血管的分布和淋巴结存在的密度、临床所见，所以，以血管分布密度的差异部位胃网膜左右动脉的接点，与Mikuliczs point的连线作为Demel分界线，作为胃切除的近端切除线（Demel分界线）[53]。

Hartmann直接采用Cuneo的见解，小弯为Mikulicz spoint，大弯避开壁内浸润有转移大弯淋巴结的左侧，在脾下极进行胃切除。Robson、Moynihan、Mayo WJ都以胃网膜左动脉根部作为胃大弯切除点。Cuneo认为，大弯侧含沿着胃网膜右动静脉的转移淋巴结，通过视、触诊在肿瘤边缘范围以外的远离部位，作为大弯的切除点，即保持距离肿瘤3cm以上距离。Czerny报道远端胃切除手术后生存病例，2例切缘无癌细胞，1例距离切缘1cm，2例距切缘3cm。Eiselberg推荐距离病灶2～3cm以上健康部位做胃的切除。Borrmann同时也强调为了防止局部复发，必须在健康部位切除。

日本胃癌处理规约在第11版中规定远端胃次全切除为4/5以上，远端胃切除为小于4/5的胃切除。第12版删除两者的差异，只设立远端胃切除手术术式。胃部分切除设立以幽门轮1.5cm近端为切除线的保留幽门远端胃切除、胃体切除的胃体部分切除手术。

三宅的远端胃切除的近端切缘是距肿瘤3cm

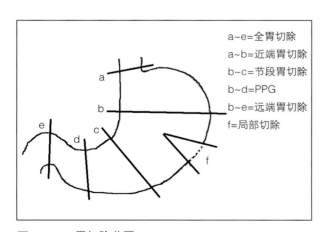

a～e=全胃切除
a～b=近端胃切除
b～c=节段胃切除
b～d=PPG
b～e=远端胃切除
f=局部切除

图6-3-1 胃切除范围

的健康胃壁为界。梶谷和西鉴于大体的切缘与显微镜下的切缘之间判断的差异，引入基于癌的大体类型确定切缘的模式，限局型胃癌为2～3cm；浸润型为4～5cm。接近幽门轮的胃癌，十二指肠应切除3cm。

关于早期胃癌的安全切缘，西[54]基于病理学研究，提出早期胃癌安全切缘距离为2cm。也有人认为早期胃癌的安全切缘距离为1cm，能够满足肿瘤学要求。吉野认为早期胃癌胃切除的安全切缘，近端和远端切缘的设定均以1cm为标准[55]。

二、PPG、SG胃切除范围

（一）PPG的胃切除范围

PPG胃近侧端切除线为胃网膜左动静脉终末支的前支，远端切除线为距离幽门4cm前后。

PPG与SG的界定标准，是以胃网膜右动脉为界标，保留胃网膜右动脉为SG，不保留者（仅保留幽门下动脉）为PPG。

肿瘤学的前提条件是浸润深度T1肿瘤，确保大体上2cm以上的安全切缘（T2以上，安全切缘限局型为3cm，浸润型为5cm以上）。PPG和SG适于胃中部癌（T1），肿瘤学安全切缘距离保持在2cm以上。

作者所在中心PPG胃切除的范围如图6-3-2所示。

决定胃切除范围时需要充分注意大体类型与组织学类型的特点，准确判定安全切缘。早期胃癌的隆起型主要成分是分化型癌，呈限局型，肿瘤边界线清晰，距肿瘤2cm能够满足安全切缘的需求。但在凹陷型早期胃癌，病灶内合并有溃疡、IIa+IIc的胃底腺及未分化癌，水平层面的诊

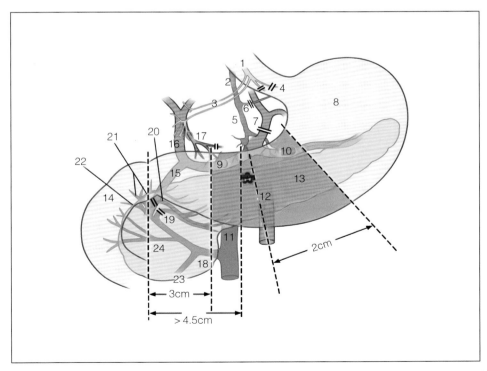

1：迷走神经前干；2：迷走神经后干；3：肝支；4：胃前支；5：腹腔支；6：胃后支；7：胃左动脉；8：胃；9：肝总动脉；10：脾动脉；11：肠系膜上静脉；12：肠系膜上动脉；13：胰腺；14：十二指肠；15：胃十二指肠动脉；16：肝固有动脉；17：胃右动脉；18：Henle干；19：胃网膜右静脉；20：胃网膜右动脉；21：幽门下动脉；22：幽门下静脉；23：副右结肠静脉；24：胰十二指肠上前静脉

图6-3-2 PPG胃切除范围模式图（本学科）

断要慎重，防止切缘阳性。除此以外，多发癌应予以除外。

（二）SG的胃切除范围

SG主要针对早期胃癌，肿瘤位于胃中部的中上段或介于胃中部和胃上部之间。胃的上切缘是肿瘤上缘距离食管胃结合部应在4cm以上，同时也要考虑胃上切缘至食管胃结合部距离，应该大于2cm。如果不足2cm改做近端胃切除。胃的下切缘，按照肿瘤学要求距离肿瘤下缘2cm以上（图6-3-3）。

胃小弯侧切除距离与胃大弯侧切除距离比率关系为1∶2～1∶1.5，呈扇形。胃胃吻合后胃能够保持良好的近乎正常胃的基本形态，对于维系术后排空具有意义。

如果病灶位于胃中段的下部或胃角时，多数选择PPG，远端残胃保留3～4cm。

PPG、SG胃切除时，为保证安全切缘，通常术前内镜检查，标示夹标记法、色素标示法标记肿瘤位置。

胃切除的范围直接影响重建后胃的容积，保留足够的胃容积能够减少PPG的胃术后功能障碍，降低手术后饮食不满度，维系体重。对于

PPG和SG尽可能保留切除后胃，具有原有胃的1/2～2/3的容积是重要的。

三、PPG远端残胃的长度

PPG远端残胃的长度直接影响手术后胃的功能和QOL。Maki的原法是距离幽门1.5cm，其以上的近端胃是广范围的胃切除，即切除胃的75%，目的是切除病灶的同时，切除壁细胞稠密的分布区域，有效降低胃酸的分泌，防止溃疡的复发。Sugawara的动物实验显示，距离幽门1.5cm胃的横断，除了满足上述需要，其收缩压与切除之前相同，因此，其后PPG手术一直以1.5cm为最佳距离[56]，作为远端残胃的适中距离。但残存幽门管过短，术后QOL不佳。

胃癌与溃疡病手术有着本质的区别，在保证肿瘤学根治性切除，淋巴结廓清的需求前提下，PPG作为早期胃癌缩小手术应用于临床，胃切除范围缩小，幽门上下淋巴结廓清简化或省略，幽门部的胃切除线也发生改变。Maki的1.5cm距离，在临床实践中，是一个微妙的距离，犬动物试验显示距离幽门轮1.5cm横断胃，幽门部收缩压近乎正常，为适宜距离。但是在临床上这个

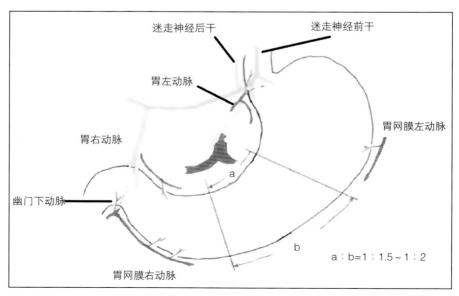

图6-3-3 SG胃切除范围

距离产生瘀滞多见。1.5cm的位置吻合由于愈合修复过程纤维化、瘢痕降低其部位的蠕动能力，其术后胃排空延迟高达40%以上，所以远端残胃的最佳长度一直是研究的重点。远端残胃侧的保留长度，各个单位差异很大，随着实践年代延伸，逐渐延长[49]。2002年，Nakane[57]将距离幽门切线设定在1.5cm和2.5cm，进行比较性研究，从术后1年排空延迟的研究入手，发现远端残胃长度1.5cm时，餐后饱胀感，摄食量少，体重增加不良，食物残渣潴留，发生排空延迟为35.0%，然而2.5cm的距离，则降为10%，效果优于1.5cm。2.5cm术后能够维持良好的QOL。2010年Morita[58]发表的研究成果指出，保留远端残胃长度以3cm为宜，能够明显地将排空延迟降低到6%左右。以往的研究认为距离幽门2～3cm时，由于迷走神经支配中断，会形成胃前庭部和幽门的痉挛，胃内压亢进[59]。但迷走神经的幽门支和腹腔支由来的大弯侧上行迷走神经支的保存，痉挛能够消除。同时胃前庭部分泌胃泌素的G细胞得以保留，有利于胃酸的分泌及对胃黏膜的保护和营养[60]。濑户[12]主张远端残胃保留4cm以上，如果将安全切缘2cm计算在内时，距离幽门轮6cm肿瘤缘，cT1为适应证。Nunobe[61]报道一组保留神经的PPG术后胃排空障碍发生率，保留远端残胃长度在3cm时为6%，介于安全切缘的考虑，推荐病灶距离幽门在4cm以上。日本"胃癌治疗指南"推荐远端残胃长度保留3cm为佳[26]，见图6-3-4。

远端残胃离断时，注意胃壁全层一致性离断，防止胃切除时，浆肌层切开后过度牵拉黏膜和黏膜下层，将本应与浆肌层对应长度的黏膜、黏膜下层，在牵拉外力作用下切除过多，成为不对称性切除，导致黏膜和黏膜下层短缩。此种状态下，胃胃吻合后造成远端残胃内黏膜，黏膜下层过度紧张，缺乏舒张，扩张的自由度，影响排空和增加术后不适，胀满感等不适症状。因此，应该将远端残胃全层离断，保持3cm以上距离，而不是分离状态的切除。

为了保证胃切除后消化道重建的安全需要，我们中心对于胃的大小弯长度，上中下三段的横径，十二指肠的横径进行了手术中实地测量，平均长度，胃小弯的长度为16.6±1.0cm，胃大弯的长度为39.3±2.2cm，A线长度为6.8±1.5cm，B线长度为5.5±1.0cm，见图6-3-5。

同时也测量远端的血运状态（早期胃癌，PPG手术46例），手术中阻断胃左动脉降支、胃网膜右动脉根部后，保留幽门下动静脉、胃右动脉第1支血管，观察、测量远端残胃的血运范围变化（胃壁颜色、血管状态、温度）及距离幽门括约肌（以十二指肠侧为界）的长度（大弯、小弯）。远端残胃血运状态分析，胃小弯侧为5.6±1.3cm（平均），胃大弯侧长度为

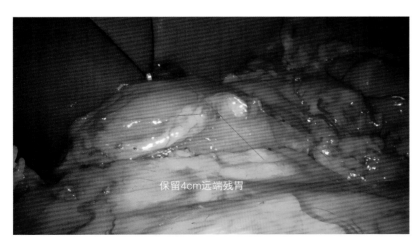

保留4cm远端残胃

图6-3-4　远端残胃的长度

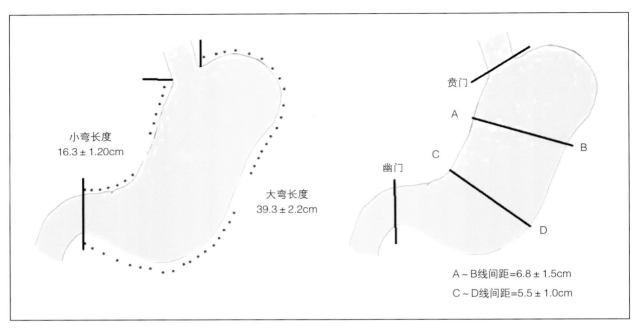

图6-3-5 胃大小弯长度

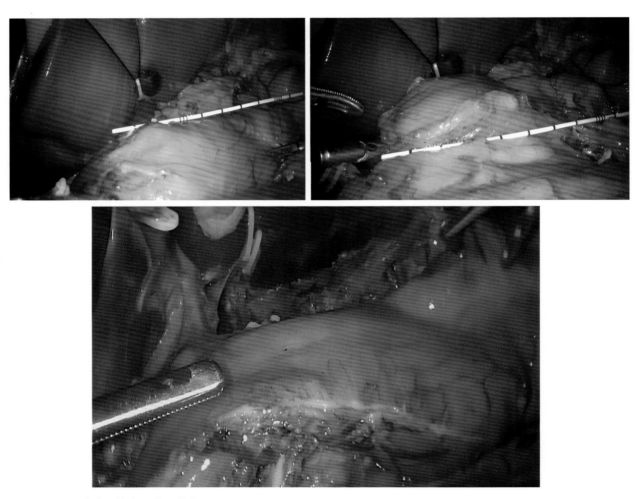

图6-3-6 远端残胃的血运范围界定

6.3±1.7cm（平均）。5cm部位测量远端残胃的横径范围为4.5～5.5cm，见图6-3-6。这些数据为远端残胃的保留范围的安全范围提供了重要信息。

四、胃胃吻合方式选择

PPG、SG手术后的重建方式主要是胃胃对端吻合，但也有间置空肠的重建方式。开放手术时期，胃胃对端吻合采用手工缝合吻合，浆膜对合的Albert-Lembert法或层层对合的Gambee法。腹腔镜和机器人时代，吻合方式采取体外手工缝合吻合或体内器械吻合。

PPG重建，胃胃吻合的吻合缝合方式，取决于远端残胃的长度，小于5cm时，应选择体外手工缝合吻合；大于5cm时，可以使用直线闭合缝合器，体腔内吻合。如果系SG手术，由于保留了更多的残胃，易于全腔镜体腔内器械吻合。

PPG的间置空肠重建方式，临床应用较少，

但在近端残胃过小的情况，可以选用。详细见图6-3-7。

手工缝合常用的方式是层层缝合[62]。手工吻合方式能够保证胃胃吻合的轴线不变，吻合口径保持一致，近段残胃的吻合口大小，以远端残胃横径为吻合径作为标准，保持吻合后不变形，不狭窄，不扭曲，维系良好的排空状态（图6-3-8）。PGSAS-45研究的对象主要是手工缝合胃胃对端吻合，所以术后腹部不适，消化不良少见。

近年全腔镜吻合增加，完全腹腔内胃胃吻合，由于胃的移动度良好，吻合操作技术难度较低，利用book-binding technique法，直线切割器能够完成全腔镜下胃胃吻合[63-64]。PPG体腔内吻合，更多是采用三角吻合方法，简便安全，是侧侧直线闭合切割器进行[65]。但器械吻合时，吻合口狭窄和变形，成为胃内容物排空延迟的原因，需要高度重视，注意残胃适度的大小和保持远端残胃最佳长度3～5cm[66]。

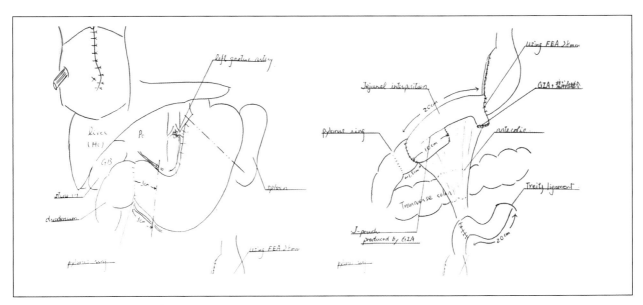

图6-3-7　间置空肠PPG重建

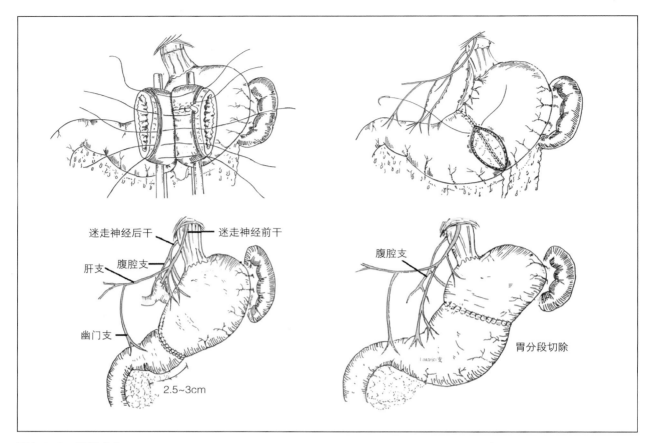

图6-3-8 胃胃吻合

第四节　胃周血管的处理基准

一、幽门上下血管的处理

幽门下动脉SHINOHARA的3种[67]分型，分别为Distal type（远端型）64.2%；Caudal type（尾端型）23.1%；Proximal type（近端型）12.7%。幽门下动脉沿十二指肠第一部的下缘走行，分布于十二指肠第一部的前壁下1/3及其后壁的下1/3，同时也分布于幽门部。PPG时幽门下动脉属于应该保留血管，在离断胃网膜右动脉时，应避开幽门下动脉部位。SG则根据需要保留相应长度的胃网膜右动静脉，见图6-4-1。

幽门下静脉NISHIZAWA[68]的分型，分为Type Ⅰ 39.5%，Type Ⅱa 30.2%，Type Ⅱb

14%，Type Ⅲ 16.5%。幽门下静脉并不完全与幽门下动脉伴行，但在胃网膜右动静脉相互伴行，此处离断是PPG适宜部位。幽门下静脉处理得当与否会影响术后胃淤滞的发生[69]。保留幽门下静脉组发生胃淤滞5.4%，不保留幽门下静脉组高达23.4%。保留幽门下动脉同时保存幽门下静脉防止幽门部静脉回流障碍导致淤血，有助于幽门功能健存，减轻术后幽门排空延迟[70]，见图6-4-2。

胃癌处理规约第15版，对No.6组淋巴结进行亚组分类，分为胃网膜右动脉周围淋巴结（No.6a）；胰头前沿着胃网膜右静脉和幽门下静脉淋巴结（No.6v）和沿着幽门下动脉的淋

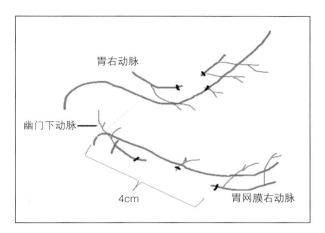

图6-4-1　幽门下血管处理

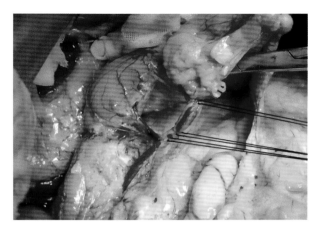

图6-4-2　保留幽门下静脉的结扎部位

巴结（No.6i）。胃中部早期癌No.6i无淋巴结转移，PPG时幽门下动静脉保留，No.6i不予以廓清[69]。No.6a、6v随着胃网膜右血管的处理，一并清除。

胃右动静脉在幽门上区域分出数支至胃小弯，在其分出的第1支和第2支之间，作为PPG离断部位。SG将依据胃切除部位确定胃右动静脉切断部位。

二、胃左动静脉的处理

（一）胃左血管的分布

胃左动脉分出上行支（贲门支、食管支）和下行支（降支），上行支分布于贲门和腹段食管，下行支（降支）分布于胃的小弯。胃左动脉分出副肝动脉，有10%～30%，沿着小网膜附着肝脏部位走行进入肝内，供给滋养左叶。

（二）胃左动脉保存基准

本学科为左动脉及分支处理基准如下（图6-4-3）：

Grade I：胃左动脉降支水平离断，保留其他胃左动脉分支；

Grade II：胃左动脉贲门支、降支水平离断，保留其他胃左动脉分支；

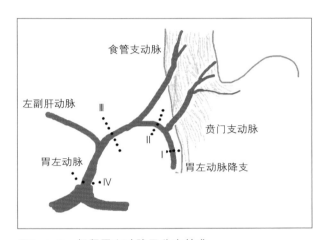

图6-4-3　保留胃左动脉及分支基准

Grade III：胃左动脉左副肝动脉水平离断，不保留其他胃左动脉分支；

Grade IV：胃左动脉主干水平离断，不保留其他胃左动脉分支；

PPG胃小弯的血管处理部位主要选择在胃左动脉的降支处，规避了贲门支、食管支和副肝动脉的损伤。SG时依据肿瘤部位和胃切除范围，有所不同。

三、胃网膜左动静脉处理

胃网膜左动脉起源于脾动脉或脾动脉终末的脾支血管。分支形态多样，不恒定。出云[71]将其分成三型，脾动脉干发出胃网膜左动脉，脾下极干支发出类型和脾下极分支发出的类型。脾下极干支分出胃网膜左动脉居多，Kikkawa[72]报道为84.7%。脾下极动脉由胃网膜左动脉发出概率高约占80%，由脾动脉主干发出极少。胃网膜左动脉沿胃大弯向右侧行走，其间，1.5~2cm分出胃支供给胃大弯左侧血供，终末支在胃大弯的中点与胃网膜右动脉吻合形成胃网膜动脉弓。

　　PPG手术时，胃网膜左动脉无须在其根部离断，在其向胃分出第1支以后，作为离断部位。如果是SG手术，则依据需要在胃网膜左动脉的根部结扎离断（图6-4-4）。

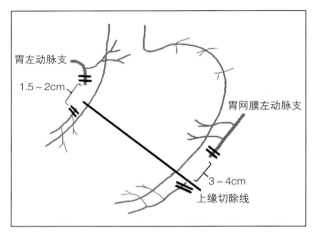

图6-4-4　胃上部血管离断部位和胃近端切线

第五节　系统性保存迷走神经

一、保存迷走神经的临床意义

　　迷走神经对于维系胃的储纳、排空及其分泌激素的生理功能具有重要作用。经典的胃癌胃切除手术，为了彻底的淋巴结廓清，同时将迷走神经也整块切除，随之带来整个胃肠道的功能障碍。保留含有迷走神经的内脏神经系统是保存功能手术的重要一环。

　　胃的横断切除（PPG、SG）时，能够保留的神经有迷走神经前后干向胃底发出的分支、食管贲门支、腹腔支以及肝支和迷走神经的鸭爪支。保留迷走神经的肝支、腹腔支，会防止术后胆石症的发生、减轻腹泻，维系营养状态，促进体重恢复，而且，胰岛素分泌障碍能得以控制，有助于食欲调整[73-74]，迷走神经同时也在调节细胞因子，抗炎通路发挥作用[75]。

　　远端胃切除保留迷走神经腹腔支的动物实验，保留迷走神经腹腔支时，由十二指肠向远端的消化管收缩能力优于非保留状态，而且，空腹期由胰腺分泌胰岛素能力得以保存。基于此项

研究展开保留迷走神经腹腔支的PPG临床研究，同样显示保留迷走神经腹腔支时十二指肠的消化管收缩，显著优于非保存组，食物的摄取量多于10%[76]。诸多临床研究也显示出同样结果，腹腔镜远端胃切除保留迷走神经与非保留的比较研究，保留神经术后具有预防胆石症和腹泻的作用[77]。而且倾倒综合征的发病率，PPG也显著低于远端胃切除BillrothI重建[78]。Fujita[79]报道远端胃切除B-I重建909例和PPG组313例，术后QOL，PGSAS-45问卷调查结果显示，多变量分析年龄，腹腔支保留是腹泻和倾倒综合征的独立危险因子。但一些研究也显示不同的结果，Furukawa[80]报道一组PPG腹腔支保留病例116例和非保留病例58例，1年后的比较情况，胃镜所见、体重、贫血、血清蛋白、白蛋白等，未见到差异。Inokuchi[81]远端胃切除，保留迷走神经与不保留，比较术后5年时胆石症发生率，营养指标内镜所见，临床症状，除了是胆石症发生的危险因子外，其他没有见到差异。

　　迷走神经保留与否的比较临床研究显示五

年生存率，保留迷走神经的D2与非保留迷走神经的D2具有相同的长期生存效果。文献报道[5]五年生存率，保留迷走神经的PPG与非保留迷走神经的PPG分别为98.6%和100%，保留迷走神经的远端胃切除为99.3%，非保留迷走神经的为95.5%。术后胆石症发生率，保留迷走神经的D2（3%）优于非保留迷走神经的D2（13%）。术后的各项功能测定试验也显示优于非保留迷走神经的D2。正是基于上述诸多的研究成果和临床实践，该项技术在保存功能上具有优势。

二、保存迷走神经的基准

（一）保留迷走神经的现状

PPG保留的迷走神经系统，日本国立癌中央研究院片井[82]PPG手术，主张保留迷走神经的的肝支、幽门支、腹腔支。日本癌研究会病院比企同样保留肝支和腹腔支[14]。二宫[5]不仅保留肝支、幽门支、腹腔支，而且同时保留肝总动脉周围神经丛、脾动脉周围神经丛、胰支、肝支。矶崎[83]保留肝支、贲门支、幽门支、腹腔支，其中为了保存贲门的功能，特别留意保留迷走神经的贲门支。迷走神经的贲门支维系食管下段括约肌功能和贲门的收缩舒张功能，对于PPG术后反流具有抑制作用。但在早期也有不保留迷走神经的做法[47]。Imamura[84]关于近端胃切除后胃前庭部

的运动功能的研究发现，通过迷走神经后干发出的腹腔支，沿着肝总动脉、胃十二指肠动脉、胃网膜右动脉上行的迷走神经支，影响幽门部的运动，有助于消除幽门痉挛。

日本"指南"意见是迷走神经肝支（前干）、腹腔支（后干）的保留减少胆石症，减轻术后腹泻，有益于术后体重恢复，有助于QOL。为了保存幽门功能，期望保留肝支。保留肝支在手术技术上并非难事，但腹腔支的解剖学特征导致保留腹腔支则手术繁杂[26]。

（二）迷走神经保留程度基准

保留迷走神经的基准如下（图6-5-1）：

Grade Ⅰ：保留迷走神经前干的肝支，贲门支；后干的腹腔支和贲门支；

Grade Ⅱ：保留迷走神经前干的肝支，后干的腹腔支；

Grade Ⅲ：保留迷走神经前干的肝支，贲门支；后干的贲门支；

Grade Ⅳ：保留迷走神经前干的肝支，贲门支；后干的腹腔支、贲门支和Latarjet神经。

三、保留迷走神经术式和技术要点

（一）保存神经手术术式

PPG、SG保留的迷走神经主要有迷走神经的前干的肝支、幽门支，后干的腹腔支术式。

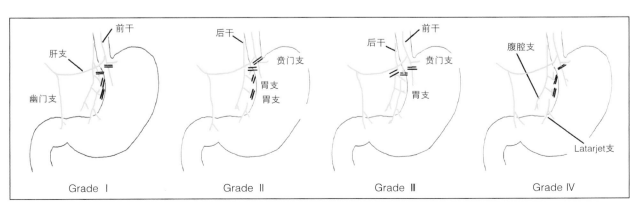

图6-5-1 迷走神经保留程度分类

SG保留Latarjet神经的术式（图6-5-2）。

（二）神经处理技术要点

1. 迷走神经前干的前胃支离断位置

经典的手术离断位置是在分出肝支以后离断前胃支。由于此位置的不恒定性，时常在下端食管部，此处离断将影响下段食管括约肌的功能以及前胃支对于残胃的舒张收缩功能和饥饿素的调节作用。因此，主张前胃支的离断部位选择在与胃左动脉降支相同的位置，保留向食管下段、贲门及胃底的分支。

高山[85]的研究显示，采取保留His角部位以上迷走神经的PVDG，与高位离断的DG比较食管反流的发生率，PVDG组为4.3%，而DG组为28.6%，$P<0.05$。

2. 迷走神经腹腔支及后胃支处理

迷走神经后干沿食管后壁至胃后壁下行，分出后胃支和腹腔支，后胃支发出胃体支和前庭支。腹腔支在胃胰韧带内，沿胃左动脉的食管支下方下行，进入腹腔动脉根部的腹腔神经节的内侧角。腹腔支系保留的神经，腹腔支与后胃支分叉处，是离断部分后胃支的部位，无须向上继续离断到食管和贲门。

3. 幽门支的处理

幽门支的保留要点关键取决于No.5是否廓清，原则上是不做廓清保留迷走神经幽门支。1991年Kodama[48]报告PPG用于早期胃癌，由溃疡病转成治疗胃癌，胃切除范围相同，但淋巴结廓清成为必要的治疗技术。由此而产生两种治疗方法：①保留幽门支，幽门上淋巴结不完全廓清[5,48]；②保留幽门下动脉，幽门上下完全廓清，不保留迷走神经幽门支[47]。

现今，保留幽门支，不做No.5的廓清或仅限于胃右血管的左侧，部分廓清。PPG手术的原法是保留迷走神经的幽门支[59,86]，目的是保存幽门的运动功能。

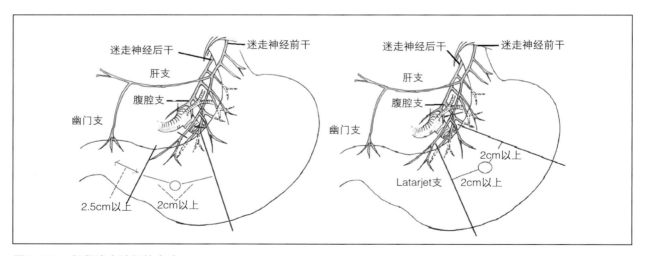

图6-5-2 保留迷走神经的术式

第六节　胃周围脏器切除的基准

胃癌的标准手术是D2廓清，包括胃的大网膜切除和网囊切除，其目的是将大网膜内存在的淋巴管网彻底切除，网膜囊内肿瘤脱落形成的微小转移灶，全部切除。早期胃癌的特征决定，无须进行大网膜切除和网囊切除。PPG、SG缩小手术可以省略网囊切除和保留大网膜。保留幽门胃切除，大网膜只做部分切除，而且仅限于胃切除范围内。胃大网膜从胃网膜动静脉约3cm处离断，其远侧端予以保留，小网膜及其内的迷走神经也予以保留。PPG、SG手术保留的大网膜具有防御腹腔内炎症作用，减轻肠管间及其与腹壁的粘连，有效降低术后肠梗阻的发生，同时，保留了大网膜的免疫系统作用[87]。大网膜的左侧离断时注意保存胃网膜左动静脉分出的大网膜血管第一支，防止术后残存大网膜血运障碍。经典的网膜切除已为循证医学研究证实没有意义，而且增加手术侵袭、渗出、粘连的机会。胃左动脉发出的副肝动脉，予以保留能防止肝缺血和功能损害。系统性保留神经，不仅是迷走神经，腹腔动脉、肝总动脉、脾动脉周围的神经丛予以保留，有助于术后预防消化道功能紊乱，胃切除术后胆石症，改善营养状态，体重恢复[88]。

参考文献

[1] 日本胃癌学会编. 胃癌取り扱い規約(15版)[M]. 東京：金原出版, 2017.

[2] 荒井邦佳編集. 磯崎博司. 幽門保存胃切除術の適応. 胃外科の要点と盲点[M]. 東京：文光堂, 2003, 106-108.

[3] 金城和寿, 伊藤誠二, 三沢一成, 他. 幽門周囲リンパ節転移から見た幽門保存胃切除術の適応[J]. 日臨外会誌, 2014, 75:2671-2678.

[4] 佐佐木严, 他. 幽門保存胃切除術[J]. 手術, 1993, 47: 1677-1682.

[5] 二宮基樹, 池田俊行, 朝倉晃. D2廓清を伴う自律神経温存幽門保存胃切除術[J]. 手術, 1996, 50:1149-1152.

[6] 今村幹雄, 児玉英谦, 手島 伸. 早期胃癌に対する迷走神経温存幽門保存胃切除術. 胃切除と再建術式[M]. 東京：医学図書出版, 2005, 52-60.

[7] Mizuno A, Shinohara H, Haruta S, et al. Lymphadenectomy along the infrapyloric artery may be dispensable when performing pylorus-preserving gastrectomy for early middle-third gastric cancer[J]. Gastric Cancer, 2017, 20:543-547.

[8] Kim BH, Hong SW, Kim JW, et al . Oncologic safety of pylorus-preserving gastrectomy in the aspect of micrometastasis in lymph nodes at stations 5 and 6[J]. Ann Surg Oncol, 2014, 21: 533-538.

[9] Tsujiura M, Hiki N, Ohashi M, et al. Excellent Long-Term Prognosis and Favorable Postoperative Nutritional Status After Laparoscopic Pylorus-preserving Gastrectomy[J]. Ann Surg Oncol, 2017, 24:2233-2240.

[10] Suh YS, Han DS, Kong SH, et al. Laparoscopy-assisted pylorus-preserving gastrectomy is better than laparoscopy-assisted distal gastrectomy for middle-third early gastric cancer[J]. Ann Surg , 2014, 259:485-493.

[11] Jiang X, Hiki N, Nunobe S, et al. Postoperative outcomes and complications after lapaloscopy-assisted pylorus-preserving gastrectomy for early gastric cancer[J]. Ann Surg , 2011, 253:928-933.

[12] 瀬戸泰之, 奥村康弘, 若松高太郎, 他. 幽門保存胃切除術の適応[J]. 临外, 2018, 73(10): 1201-1204.

[13] 细田 桂, 山下继史, 西泽伸恭, ほか. 早期胃癌に対する腹腔镜辅助下幽門保存胃切除術[J]. 手術, 2017, 71(1):79-85.

[14] Hiki N, Shimoyama S, Yamaguchi H, et al. Laparoscopy-assisted pylorus-preserving gastrectomy with quality controlled lymph node dissection in gastric cancer operation[J]. J Am Coll Surg , 2006, 203:162-169.

[15] 李相雄, 河合英, 田代圭太郎, ほか. 腹腔鏡下幽門保存胃切除術[J]. 消化器外科, 2014, 37(12): 1785-1791.

[16] Tsujiura M, Hiki N, Ohashi M, et al. Should pylorus-preserving gastrectomy be performed for overweight/obese patients with gastric cancer ? [J]. Gastric Cancer, 2019, 22(6):1247-1255.

[17] Tsujiura M, Hiki N, Ohashi M, et al. Excellent Long-Term Prognosis and Favorable Postoperative Nutritional Status After Laparoscopic Pylorus-preserving Gastrectomy[J]. Ann Surg Oncol , 2017, 24:2233-2240.

[18] Masaki A, Michitaka H, Takayuki A, et al. Oncological outcomes of function-preserving gastrectomy for early gastric cancer: a multicenter propensity score matched cohort analysis comparing pylorus-preserving gastrectomy versus conventional distal gastrectomy[J]. Gastric Cancer, 2016. [DOI 10.1007/s10120-016-0644-y]

[19] Oh SY, Lee HJ, Yang HK. pylorus-preserving gastrctomy for Gastric cancer[J]J Gastric Cancer, 2016, 16: 63-71.

[20] Nunobe S, Sasako M, Saka M, et al. Symptom evaluation of long-term postoperative outcomes after pylorus-preserving gastrectomy for early gastric cancer[J]. Gastric Cancer , 2017, 10:167-172.

[21] Hosoda K, Yamashita K, Sakuramoto S, et al. Postoperative quality of life after laparoscopy-assisted pylorus-preserving gastrectomy compared with laparoscopy-assisted distal gastrectomy : A cross-sectional postal questionnaire survey[J]. Am J Surg, 2017, 213:763-770.

[22] Fujita J, Takahashi M, Urushihara T, et al . Assessment of postoperative quality of life following pylorus-preserving gastrectomy and Billroth-I distal gasdtrectomy in gastric cancer patients : results of the nationwide postgastrectomy syndrome assessment study[J]. Gastric Cancer , 2016, 19:303-311.

[23] Mikulicz T. Die chirurgische Behandlwg des chronischen Magengeschwürs[J]. Ver Dtsch Ges Chui. 1897, 26: 16.

[24] 槇哲夫, 他. 胃良性疾患に対する胃切除法についての検討[J]. 外科治療, 1965, 13:505-507.

[25] 佐藤寿雄, 他編. 武藤輝一. 分節胃体部切除術. 消化外科手術書[M]. 東京:南江堂, 1986, 205-210.

[26] 日本胃癌学会編. 胃癌治療ガイドライン(第6版)[M]. 東京: 金原出版, 2021.

[27] 宮下知治, 三輪晃一, 木南伸一. Lymphatic basin dissectionを伴う胃分節切除術. 胃切除と再建術式[M]. 東京:医学図書出版, 2005, 148-157.

[28] 二宮基樹. 幽門保存胃切除術[J]. 消化器外科, 2008, 31(5):716-724.

[29] 荒井邦佳編. 胃外科の要点と盲点(第2版)[M]. 東京:文光堂, 2012, 220-224.

[30] 日本胃癌学会編. 胃癌取り扱い規約(改訂第13版)[M]. 東京:金原出版, 1999.

[31] Namikawa T, Hiki N, Kinami S, et al. Factors that minimize postgastrectomy symptoms following pylorus-preserving gastrectomy: assessment using a newly developed scale (PGSAS-45)[J]. Gastric Cancer , 2015, 18:397-406.

[32] Shinohara T et al: Clinical outcome of high segmental gastrectomy for early gastric cancer in the upper third of the stomach[J]. Be J Surg, 2006, 93(8):975-980.

[33] 梨本笃, 佐佐木寿英, 田中已雄. 胃中部早期胃癌に對する幽門保存胃切除術の検討 [J]. Endaosc Forum for Dig Dis, 1995, 11: 42 -48.

[34] 中谷胜纪, 渡边明彦, 中野博重. 分節的胃切除術の適応と手技[J]. 外科, 1998, 60(9): 996-1000.

[35] 大山繁和, 石原省, 比企直樹, 他. 胃分段切除術. 胃切除と再建術式[M]. 東京:医学図書出版, 2004, 158-163.

[36] Furukawa H, Hiratsuka M, Imaoka S, et al. Phase II study of limited surgery for early gastric cancer : Segmental gastric resection[J]. Ann Surgical Oncol, 1999, 6:166-170.

[37] Wangensteen OH. Segmental gastric resection; An acceptable operation for peptic ulcer tublar resection unacceptable[J]. Surgery , 1957, 41: 686-690.

[38] 大山繁和, 德永正則, 比企直樹, 他. 胃分節切除術[J]. 消化器外科, 2008, 31:725-729.

[39] Otani Y, Furukawa T, Kitagawa Y , et al. New method of laparoscopy-assisted function-preserving surgery for early gastric cancer: Vagus-sparing segmental gastrectomy under sentinel node navigation[J]. Am. Coll. Surg, 2004, 198: 1026-1031.

[40] Okajima K, Nomura E. Function-preserving gastrectomy for gastric cancer in Japan. [J]. World J Gastroenterol . 2016, 14; 22(26): 5888-5895.

[41] 筱原寿彦, 他. 胃上部早期胃癌に对する神経温存高位分段切除術[J]. 手術, 2003, 57(2): 193-197.

[42] 日本胃癌学会編. 胃癌取り扱い規約(改訂第12版)[M]. 東京:金原出版, 1993.

[43] 日本胃癌学会編. 胃癌治療ガイドライン(第3版)[M]. 東京:金原出版, 2020.

[44] 森田信司. 幽門保存胃切除による機能温存[J]. 外科, 2019, 81(5): 430-433.

[45] Kong SH, Kim JW, Lee JW, et al. The safety of dissection of lymph node station 5 and 6 in pylorus-preserving gastrectomy[J]. Ann Surg Oncol , 2009, 16(12):3252-3258.

[46] 中島 聡, 山口俊晴. 癌研胃癌データベース. 1946-2004[M]. 東京:金原出版, 2005, 62.

[47] Sawai K, et al. Pylorus-preserving gastrectomy with radical lymph node dissection based on anatomical variations of the intrapyloric artery[J]. Am J Surg, 1995, 170 : 285-288.

[48] Kodama M, Koyama K. Indication for pylorus-preserving gastrectomy for gastric cancer[J]. World J Surg, 1991, 15: 628-633.

[49] Shibata C, Saijo F, Kakyo M et al. Current status of pylorus-preserving gastrectomy for the treatment of gastric cancer : a questionnaire survey and review of literatures[J]. World J Surg, 2012, 36(4): 858-863.

[50] 矶崎博司, 冈島邦雄, 野村栄治, 他. 早期胃癌に対する迷走神経温存幽門保存胃切除術[J]. 手術, 1997, 51(4):431-436.

[51] Yoo MW, Park DJ, Ahn HS, et al. Evaluation of the adequacy of lymph node dissection in pylorus-preserving gastrectomy forearly gastric cancer using the Maruyama index[J]. World J Surg, 2010, 34(2):291-295.

[52] 铃木博孝, 铃木茂, 喜多村阳一. 胃癌切除范围决定の实际[J]. 外科, 1994, 56(2): 129-137.

[53] Demel R. Die technische DurchfÜhrung der Magenresektion an der klinik Eiselsberg[J]. Archio Klin Chirurgie, 1933, 172:1-28.

[54] 西 满正. 胃と肠の手术-その基礎から实技まで[M]. 東京:金原出版, 1977.

[55] 吉野肇一, 田中豊治, 小川信一, 他. 下部胃癌の手术法[J]. 癌の臨床, 1999, 45(7):671-679.

[56] Sugawara K. An electrographic stud on the motility of canine stomach after transection and end-to-end anastomosis[J]. Tohoku J Exp Med, 1964, 84:113.

[57] Nakane Y, Michiura T, Inoue K, et al. Length of the antral segment in pylorus-preserving gastrectomy[J]. Br J Surg, 2002, 89:220-224.

[58] Morita S, Sasako M, Saka M, et al. Correlation between the length of the pylori cuff and postoperative evaluation after pylorus-preserving gastrectomy[J]. Gastric Cancer, 2010, 13:109-116.

[59] Maki T, Shiratori T, Hatafuku T, et al. Pylorus-preserving gastrectomy as an improved operation for gastric ulcer[J]. Surgery, 1967, 838-845.

[60] 今村幹雄, 児玉英謙, 手島 伸. 早期胃癌に対する迷走神経温存幽門保存胃切除術. 胃切除と再建術式[M]. 東京:医学図書出版, 2005, 52-60.

[61] Nunobe S, Hiki N, Fukunaga M, et al. Laparoscopy-assisted pylorus-preserving gastrectomy: preservation of vagus nerve and infrapyloric blood flow induces less stasis[J]. World J Surg , 2007, 31:2335-2340.

[62] Shinohara H, et al. Laparoscopically-assisted pylorus-preserving gastrectomy with preservation of the vagus nerve[J]. Eur. J. Surg, 2002, 168:55-58.

[63] 大桥学, 比企直树, 井田智, ほか. 胃-幽門保存胃切除術後再建-デルタ吻合, ピアス法[J]. 外科, 2016, 78:1329-1335.

[64] Oki E, Tsuda Y, Saeki H et al. Book-binding technique for Billroth I anastomosis during totally laparoscopic distal gastrectomy [J]. J Am Coll Surg, 2014, 219: 69-73.

[65] Lee SW, Bouras G, Nomura E, et al. Intracorporeal stapled anastomosis following laparoscopic segmental gastrectomy for gastric cancer: technical report and surgical outcomes. [J]. Surg Endosc, 2010, 24:1774-1780.

[66] 高桥正纯, 寺島雅典, 藤田淳也, 他. PGSAS-45からみた胃切除後の再建法[J]. 臨外, 2015, 70(6):743-748.

[67] Haruta S, Shinohara H, Ueno M, et al. Anatomic considerations of the infrapyloric aetery and its associated lymph nodes during laparoscopic gastric cancer surgery. Gastric Cancer , 2015, 18(4):876-880.

[68] Nishizawa N, et al. Anatomical Knowledge for the Infra-Pyloric Vein Preservation during the Laparoscopy-Assisted Pylorus-Preserving Gastrectomy[J]. Dig surg, 2016, 33:363-370.

[69] Shinohara H, Kurahashi Y, Kanaya S, et al . Topographic anatomy and laparoscopic technique for dissection of no. 6 infrapyloric lymph nodes in gastric cancer surgery. [J]. Gastric Cancer , 2013, 16 : 615-620.

[70] Kiyokawa T, Hiki N, Nunobe S, et al. preserving infrapyloric vein reduces post oprative gastric stasis after laparoscopic pylorus-preserving gastrectomy[J]. Langenbechs Arch Surg, 2017, 402:49-56.

[71] 出云井士郎, 平山廉一. 癌根治手術のための臨床

解剖学的基盘. 胃癌(その4), 手術編[J]. 外科診療, 1978, 20:704-713.

[72] Kikkawa E. Beiträge Zur Morphologie Der Rnensch. Lichen Milz (li. Mitteilung). Über Die Extralienalen Verästelung Der A. Iienalis Und Die Ansatzfigur Des Hilus Okajimas Fol[J]. Anat Jap, 1966, 42:1-21.

[73] Iwasaki Y, Sendo M, Dezaki K, et al. GLP-1 release and vagal afferent activation mediate the beneficial metabolic chronotherapeutic effects of D-allulose[J]. Nat Commun, 2018, 9: 1-17.

[74] Yamamoto J, Imai J, Izumi T, et al. Neuronal signals regulate obesity induced ß-cell proliferation by FoxM1 dependent mechanism[J]. Nat Commun, 2017, 8.

[75] Ri, M, Fukatsu K, Miyakuni T, et al. Influences of Vagotomy on Gut Ischemia -Reperfusion Injury in Mice[J]. Shock, 2017, 47:646-652.

[76] Ando H, Mochiki E, Ohno T et al. Effect of distal subtotal gastrectomy with preservation of the celiac branch of the vagus nerve to gastrointestinal function : an experimental study in conscious dogs[J]. Ann Surg, 2008, 247:976-986.

[77] Uyama I, Sakurai Y, Komori Y et al. Laparoscopic gastrectomy with preservation of the vagus nerve accompanied by lymph node dissection for ear gastric carcinoma[J]. J AM Coll Surg, 2005 200: 140-145.

[78] Nishikawa K, Kawahara H, Yumiba T, et al. Functional characteristics of the pylorus in patients undergoing pylorus-preserving gastrectomy for early gastric cancer[J]. Surgery, 2002, 131(6):613-624.

[79] Fujita J, Takahashi M, Urushihara T, et al. Assessment of postoperative quality of life following pylorus-preserving gastrectomy and Billroth-I distal gastrectomy in gastric cancer patiens: results of the nationwide postgastrectomy syndrome assessment study[J]. Gastric Cancer, 2016, 19: 302-311.

[80] Furukawa H, Ohashi M, Honda M, et al. Preservation of the celiac branch of the vagal nerve for pylorus-preserving gastrectomy : is it meaningful[J]? Gastric Cancer , 2018, 21 : 516-523.

[81] Inokuchi M, Sugita H, Otsuki S et al. Long-term effectiveness of preserved celiac branch of vagal nerve after Roux-en-Y reconstruction in laparoscopy-assisted distal gastrectomy[J]. Dig Surg, 2014, 31: 341-346.

[82] 片井均. 开腹幽門保存胃切除術(早期胃癌)[J]. MEDICALVIEIV , 2014 , 215-220.

[83] 矶崎博司, 冈岛邦雄, 野村荣治, ほか. 胃幽门側胃癌の治療方針の選択-リンパ節转移状況から見た選択[J]. 消化器外科, 1995, 18: 1513-1522.

[84] Imamura M, Kodama H, Kikuchi S. Vagal-nerve preserving proximal gastrectomy, reconstructed with jiejunal pouch[J]. J Gastrointest Surg, 2004, 8159A.

[85] 高山 澄夫, 青山 照明. 胃癌の縮小手術[J]. 癌の临床, 1999, 45(7):647-656.

[86] Isozaki H, Okajima K, Nomura E, et al: Postoperative evaluation of pylorus-preserving gastrectomy for early gastric cancer[J]. Br J Surg, 1996, 83: 266-269.

[87] 下间正隆, 高桥俊雄. 乳斑-大网リンパ組織としの構造と機能的意義[J]. リンパ学, 1992, 15:1-10.

[88] 三輪晃一, 木南神一, 佐藤貴之, 他. 早期胃癌手術における神经温存の意義[J]. 日外会誌, 1998, 97: 286-296.

第七章　围术期管理

Perioperative management

第一节　耐受手术能力的评价及管理

一、全身状态及耐受手术能力评估

（一）现病史和体格检查

首先详尽把握病人的既往史、家族史、药物过敏史、PS（performance status，PS）、运动习惯及其变化等。与此同时现病史中注意了解疾病发病、病程进展演变过程和生活习惯的改变，例如饮食结构、进食量、体重的变化、排泄状况，以及有无十二指肠溃疡、食管裂孔疝的病史。身体理学检查注意体型、BMI、腹围、上肢的环周长、皮下脂肪层厚度等测量和判定。

确定身体活动状态。活动状态（Eastern Cooperration Oncology Group performance status，PS）是较为广泛应用的综合性全身状态评价指标。PS具有以下的Grade评级分类标准：Grade 0无症状，能够进行社会活动，不受限制；Grade 1轻度症状，体力劳动受限，可以步行，轻体力劳动（家务、事务）；Grade 2能够步行，做身边的事，有时需要介助，不能轻体力劳动，日中有50%以上的起居活动；Grade 3适度做身边的事，常常要介助，日中50%以上卧床；Grade 4不能进行身边的事务，需要介助，终日卧床。基于上述评价结果，决定能否接受手术，PS 0~1可以手术；PS 3~4不能手术；PS 2不伴随其他合并基础病可以手术。

（二）术前常规检查及评价

术前常规进行血、尿、便常规检查。血液检查白细胞数、红细胞数、血色素值、血小板数、凝血功能。血液生化检查总蛋白、白蛋白、CPK、肝功能（AST、ALT、LDH、rGTP、总胆红素值）、肾功能检查（尿素氮、肌酐），CRP、电解质、血糖值。同时需要心电图、心脏超声、肺功能检查、尿糖值、肿瘤标记物（CEA、CA19-9、CA125、AFP）等检查。

全身状态及耐受手术能力的评价，依据各项检查结果评价肝功能、肾功能、心肺功能。明确有无基础疾病和治疗用药史。营养状态评价模式可以选用SGA（subjective global assessment，SGA）、PG-SGA（patient-generated，PG-SGA）、MUST（malnutrition universal screening，MUST）、MST（malnutrition screen tool，MST）、NRS2002（nutrition risk screen 2002，NRS2002）等评价方法。体能状态采用PS（performance status，PS）评分、ASA（American Society of Anesthesiologists，ASA）评分、高龄者综合机能评价CGA（comprehensive geriatric assessment，CGA）。进行预康复评价、选择麻醉方法的评估、评估ICU使用与否。

二、术前心肺基础疾病的管理

（一）循环、呼吸功能管理

非心脏手术的Goldman心脏危险指数的评价（表7-1-1）。

Goldman[1]心脏危险指数的意义，Ⅳ级病人不能手术；Ⅱ~Ⅲ级病人需要心脏专科会诊，降低心脏危险因子为Ⅰ级后进行手术。既往有心脏疾患和心电图有异常，应详细检查。进行心脏超声、冠脉CT等检查，心脏功能EF50%以上，可以手术，40%以下，要结合呼吸功能、PS，综合评价，慎重选择手术和手术方式，降低手术的侵袭。30%以下则不考虑手术。冠脉狭窄的支架安置者，手术时抗凝药物的处理应根据心脏专科意见。

美国ACC/AHA（The American College of Cardiology/the American Heart Association，

表7-1-1　Goldman心脏危险指数[1]

危险因子	点数
即往史	
年龄70岁以上	5
6个月内心梗	10
理学检查	
奔马率或颈静脉怒张	11
重度的主动脉瓣狭窄	3
心电图	
窦性或室上性期外收缩以外的心率不齐	1
术前1min内5个以上的心室期外收缩	7
全身状态	
$PaO_2 < 60mmHg$ or $PaCO_2 > 50mmHg$、	3
K+ < 3.0mEq/L or HCO-3 < 20mEq/l	
BUN > 50mg/dL or Cr > 3.0mg/dL、	
GOT异常、慢性肝功能障碍、	
心疾患以外的原因致床上静养。	
（具有任何一项赋分3点）。	
手术	
开腹、开胸、主动脉手术	3
紧急手术	4
合计	53

心脏并发症发生率（%）[1]

级别	合计	轻度	重度	梗死
Ⅰ	0~5	1	0.7	0.2
Ⅱ	6~12	7	5	2
Ⅲ	13~25	14	11	2
Ⅳ	26以上	78	22	56

ACC/AHA）制定的美国非心脏手术病人围术期心血管系统评价指南（Guidelines on perioperative cardiovascular evaluation and care for noncardias surgery）[2]，对于非心脏手术的围术期风险判定标准和对策是重要的参考意见。术前应进行风险评估，围术期心血管风险因子，a. 活动性的心脏症状（Active cardiac condition）：不稳定冠心病，重症冠心病；非代偿性心脏功能不全；重度心率失常；重度瓣膜病。b. 临床风险因子（Clinical risk factors）：缺血性心脏病史；代偿性心功能不全或心脏功能不全史；脑血管病史；糖尿病；肾功能不全。心功能容量（funtioncal capacity）评价，能否进行4METs（运动强度）以上的活动是风险评价的节点，身体活动能力低下时进行心功能评价。非心脏手术的心脏疾患的危险度评价：①血管手术（心脏并发症在5%以上）、大动脉手术、末梢血管手术；②中度风险手术（心脏并发症在1%~5%以内），开胸、开腹手术，颈内动脉内膜剥离术、头颈部手术、骨科手术、前列腺手术；③低风险手术（心脏并发症在1%以内），内镜手术、体表手术、白内障手术、乳腺手术、门诊手术。

术前风险评价的流程：步骤1：咨询是否为非心脏急诊手术，紧急状态采取围术期管理同时手术，必要时术后进行风险评价。如非紧急性手术，进行步骤2：评价病人有无活动性心脏症状，如果有就参照ACC/AHA指南进行评价和治疗后判定是否手术。步骤3：评价手术是否符合低风险手术，没有活动性心脏症状时，手术治疗。中度以上时进入步骤4。步骤4：评价病人4 METs（运动强度）以上的活动是否可能。4 METs以上的活动强度能够耐受，进行手术。达不到时，进入步骤5。步骤5：评价病人临床风险因子数和手术风险。临床风险因子数为0时选择手术。风险因子1~2个，中风险手术、血管

手术时，或具有3个以上临床风险因子的中风险手术情况，非侵袭性检查，围术期处理后判定。

（二）肺功能风险评价的检查

1. 呼吸功能检查

呼吸系统主要功能是进行气体交换。需要呼吸系统健全的结构（胸廓、呼吸肌、气道、肺组织、循环系统、中枢神经系统）和协调的运作体系来实现。其状态直接影响术后病人的康复。术前呼吸功能的检查、评估和预康复训练，恢复和改善呼吸功能至关重要。

肺活量为深吸气末再呼气的最大呼气量，临床以实际测的值占预计值的百分数表示（%肺活量＝肺活量/预测肺活量×100），低于80%以下为异常。%肺活量80%以下为限制性障碍（肺纤维化、胸廓变形）。需要术前积极呼吸功能训练。

用力肺活量（forced vital capacity，FVC）是深吸气后，以最大力量所呼出的气量。在1s、2s、3s内所呼出的气量称之为1s、2s、3s用力呼气容积。临床上通常使用1s用力呼气容积与用力肺活量（FVC）比值1秒率（FEV1%），作为判定通气功能障碍的程度和鉴别阻塞性或限制性通气障碍。1秒率（FEV1%）参照值为80%。70%以下为阻塞性障碍。术后肺的并发症与1秒率（FEV1%）呈正相关关系。1秒率（FEV1%）50%以下发生概率显著升高。

肺活量在2000mL以下，用力肺活量（FVC）在80%以下，1秒率（FEV1%）70%以下者，应禁烟，强化术前呼吸功能训练。

2. 动脉血气分析

评价病人的换气状态、氧化能力、酸碱平衡、动脉血氧分压（PaO_2）、二氧化碳（$PaCO_2$）、氧饱和度（SaO_2）、pH、重碳酸离子（HCO_3^-）等（表7-1-2）。

术前具有导致术后肺部并发症的高危因素病

表7-1-2　动脉血气分析的正常值

pH	7.4 ± 0.05
PaO$_2$	80 ~ 100mmHg
PaCO$_2$	40 ± 5mmHg
BE	± 2mEq/L
HCO$_3^-$	24 ± 2mEq/L
SaO$_2$	95%以上
AaDO$_2$	10mmHg以上

人，要高度重视，详细问询病史，呼吸功能检查。术前危险因子有吸烟史，尤其是近期吸烟史（8周内），患有慢阻肺，高龄，肥胖（BMI 25%以上），1秒率（FEV1%）低于70%。术前应禁烟，净化气道，进行呼吸功能的训练。%VC 80%以上，FEV 1%为70%以上为基准，可选择手术。基准以下则需结合心脏功能、PS进行综合判断。

三、其他基础疾病评价及管理

（一）糖尿病的围术期管理

依据病史和检查发现，高度注意糖尿病引发的并发症。如有需要应详细进行心血管、眼底、肾功、神经系统的检查。

糖尿病的病人手术时，术前控制血糖有助于降低术后并发症。空腹血糖应在180mg以下或HbAlc<7%。

术后的血糖目标值在140 ~ 180mg/dL，动态检测血糖，参考3 ~ 4次/日测定的血糖值，注射胰岛素，控制血糖，也可使用胰岛素泵控制血糖。

（二）肝功能检查

询问病史了解既往肝病史（嗜酒、肝炎）。肝脏、胆道的酶系异常者，进行详尽的肝脏储备能力、ICG负荷试验（15分值）检查，评价

肝脏功能，评价标准通常用Child-Pugh score分级，A级（5 ~ 6分），B级（7 ~ 9分），C级（10 ~ 15分）。A级具有手术适应证；B级需要综合判定；C级不具有手术适应证。ICG负荷试验（15分值）的评价，20%未满，为适合手术，40%以上不具有手术耐受性。

AST、ALT 100u/L以下，稳定3周以上时可以考虑手术。PT<60%；血小板8/μmm以下应补充凝血因子和血小板。

（三）肾功能

常规检查血清肌酐、BUN等项目，评价肾功能。通常肾功能障碍并不作为手术禁忌。必要时需要术后人工透析。

（四）精神、神经系统

术后谵妄是由于手术侵袭造成的意识障碍，出现认知功能障碍和各种精神症状。术后谵妄的风险因素有脑梗、脑血管病史的既往史、高龄70岁以上、酗酒、活动能力低下、潜在认知症、手术侵袭、ASA score III、服用镇静药物等。上述情况术后会高频度出现谵妄状态，家属的沟通和护理非常需要。谵妄的诊断主要是应用美国精神医学会的DSM-5诊断标准[3]。术后谵妄增加手术后并发症和死亡率，需要特殊关注[4]。

四、营养状态的评价及管理

胃癌的病人因肿瘤出血和机械性狭窄所致术前营养方面的问题较为多见，而且病人的术前低营养是术后并发症和围术期死亡的危险因素[5]。营养状态直接影响手术的康复和预后，改善营养状态会降低手术风险。为了能够提供最佳的营养支持须精确评价病人的营养状态。常用的评价方式有小野寺的PNI（prognostic nutritional index，PNI），甲状腺素运载蛋白TTR（transthyretin，TTR）欧美及亚洲营养学会提倡的GLIM（global leadership initiative on malnutrition，GLIM）[6]。欧洲静脉营养学会2002年报告的NRS2002，以及6个月内无意识的体重减少10%～15%，BMI低值（BMI<15），肌肉量减少，摄食营养吸收下降，疾病炎症并存等定义营养不良，需要干预[7]。骨骼肌减少症与手术后并发症和预后相关，骨骼肌量的评价标准参照Hamaguchi[8]的标准。营养评分参照主观性综合营养评价法（subjective global assessment，SGA）[9]（表7-1-3）以及NRS2002（nutrition risk screening，NRS）（表7-1-4）。

高度营养障碍的定义是基于欧洲静脉营养学会（ESPEN）指南标准，6个月体重减少>10%以上、BMI<18.5%kg/m^2、SGA grade C、血清Alb<3.0g/dL[10]。

术前进行营养的临床意义，以全胃切除为研究对象的前瞻性比较性研究证实，术后并发症和体重减少相关，无营养障碍的病人，未证实术前营养的有效性[11]。营养状态作为胃切除术后并发症的危险因素应受到关注，并发症发生率在术前营养状态，中度以上为27%，低度为19.3%[12]。SSI的发生率，术前营养障碍者为35.5%，无营养障碍者为14%[13]。欧洲静脉营养学会（ESPEN）指南意见，对于NRS>5，术前应进行营养介入。

五、高龄者手术耐受力的评价

随着人口平均寿命延长，社会老年化，高龄者手术增加。高龄的界定标准各个国家并未统一，多数以65岁以上定义为高龄。高龄者与青少年手术的耐受力显然不同，具有特殊性。高龄者的特征是各脏器的储备能力低下，并存疾病多，症状不典型，维系生活能力低下，骨骼肌减少，脆弱性增加。术前评价的重点是基础疾病的状况，手术风险因子的综合把握。推荐使用美国外科学会（American College of Surgery，

表7-1-3 主观性综合营养评价法

①身高、体重、体重变化
②日常生活活动力（activeties of daily living，ADL）
③摄取食物的变化，有无吞咽困难
④消化系症状（恶心、呕吐、腹泻、食欲不振等持续，有无）
⑤身体所见（视诊、体检：消瘦、肥胖、浮肿、腹水、褥疮）
⑥基础病的有无

表7-1-4 NRS2002

初步筛查	最终筛查
①BMI <20.5	营养障碍筛查评分
②近3个月内体重减少	无：score 0
③近1周内饮食减少	轻度：score 1 体重减少>5%/3个月 饮食摄取50%～75%以下
④有重症	中度：score 2 体重减少<5%/2个月 BMI 18.5～20.5 饮食量25%～65%以下
上述中有一项时，向下个环节移动。	高度：score 3 体重减少>5%/1个月 BMI 18.5未满 饮食量0～25%以下

ACS）的手术质量改进计划程序、美国老年医学会（American Geriatrics Society，AGS）以高龄者外科手术术前功能评价为基础的风险评价系统[14]、美国麻醉学会（American Society of Anesthesiologists physical status，ASA-PS）的麻醉危险性评价法[15]，基于病人的年龄、生理机能、并存疾病等术前身体状态分类。

六、静脉血栓症的评价、预防和管理

静脉血栓症是手术后常见并发症之一，而且威胁生命的风险极高，其术后发生率为10%～40%。

评价的模式通常选用Caprini模型[16]，参照评分项目进行评分，由此确定风险等级。日本常用的评价分类如指标所示[17]：

（1）最高风险：既往有深静脉血栓症和肺静脉血栓症史。

（2）高风险：高度肥胖（BMI>28）；长期卧床（>4小时）；骨盆内手术；腹腔内巨大肿瘤；高龄妊娠剖宫产（40岁以上）；产褥热

子宫摘除；下肢麻痹，下肢石膏绷带固定；下肢人工关节；下肢和骨盆骨切除；股骨头骨折。另外，2小时以上的手术而且具有下述复数风险因子者，恶性肿瘤、高龄（60岁以上）、淤血性心脏功能不全、单侧麻痹、下肢静脉瘤、中心静脉导管、化疗、肥胖、妊娠、经口避孕、女性激素使用、重症感染。

（3）中度风险：恶性肿瘤、腹腔镜手术、剖宫产；另外，2小时以上的手术而且具有下述风险因子者，高龄（60岁以上）、淤血性心脏功能不全、单侧麻痹、下肢静脉瘤、中心静脉导管、化疗、肥胖、妊娠、经口避孕、女性激素使用、重症感染。

（4）低风险：2小时以上手术，但不具有上述风险因子。2小时以内手术具有上述的风险因子。

预防的手段主要有机械性和药物性措施。最高风险者可以术前使用下腔静脉滤器植入，作为胃手术期肺栓塞常规预防措施。一般病人术后采用弹力袜；间歇充气加压泵；普通肝素，低分子肝素。

第二节　肿瘤进展程度诊断和评价

胃癌肿瘤局部进展程度的诊断，通常采用影像学的方法，最为常用的有胃的X线检查、胃镜检查、超声胃镜检查、腹部CT、PET-CT、MRI等。确认癌的水平方向进展（胃壁内波及范围）、垂直方向（浸润深度和淋巴结转移）进展状况、确定癌的病期（TNM分类），决定治疗方针和判定预后。

一、腹部CT、MRI、GI的评估

（一）腹部CT的评估

PPG术前淋巴结转移的判定至关重要。除此之外，CT对腹腔内脏脂肪组织的含量判定，尤其是胰腺上缘的脂肪组织的确认，有助于了解手术的难度、血管解剖学变异，便于手术前做技术设计、手术预案。

1. 胃壁构造和周围淋巴结的位置

（1）胃壁浸润深度的判定

正常胃壁由5层结构组成，CT图像，在动脉期能够观察到3层结构，由内向外表现为高（黏膜、黏膜肌板）、低（黏膜下层）、高（固有肌层、浆膜）。胃癌的CT特征是胃壁的连续性中断，局部增厚，或伴有溃疡表现。浸润深度T1：黏膜层局部增厚；T2：局部增厚累及固有肌层；T3：呈现浆膜下层被波及；T4：表现为浆膜外层模糊不清，结节状变化，或直接浸润周围脏器（图7-2-1）。

MDCT高度解析影像能力，横断面、冠状面、矢状面解析影像以及多层面重建（MPR）影像、最大密度投影（MIP）、容积再现技术（VRT），能够把握全身转移情况、肿瘤病灶占据位置，分布、范围，判定病期。

MDCT胃癌浸润深度的正确诊断率为85%~95.5%[18]，Kwee[19]报道敏感度为62.5%~91.9%，特异性为50%~87.9%。松木[20]报道CT gastrography的深度诊断率，早期胃癌为92%，进展期胃癌为83%，正确诊断率为88%。

（2）各部位的淋巴结位置

对于胃周围淋巴结，CT能够完成胃的区域淋巴结分布解析。有助于判定病灶部位、淋巴结转移及位置。淋巴结的位置主要通过血管的位置确认，可以利用轴位、冠状位和矢状位综合判定。图7-2-2为冠状位显示淋巴结的位置。

2. 转移淋巴结的判定

转移淋巴结的判定标准，淋巴结大小超过短径8mm，长径10mm以上，类圆形，浓染，坏死的淋巴结时，诊断为转移[21]（图7-2-3）。

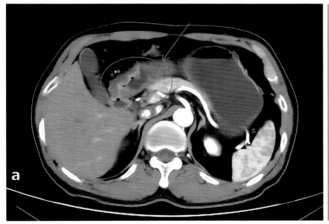
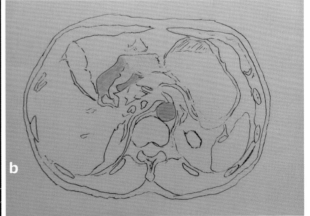
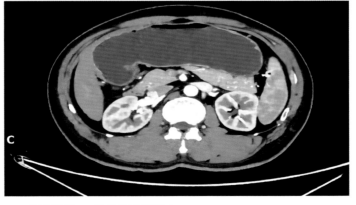

图7-2-1　CT胃癌影像（a、b为进展期；c为早期癌所见）

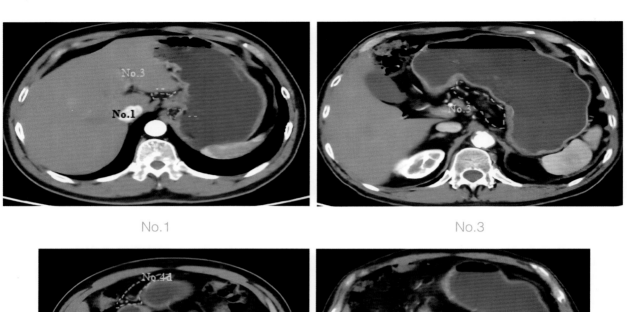

No.1　　　　　　　　　　　　　　　　No.3

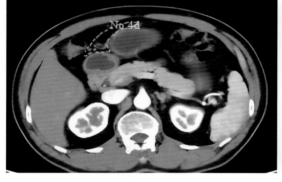

No.4d

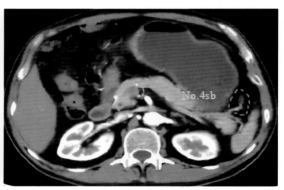

No.4sb

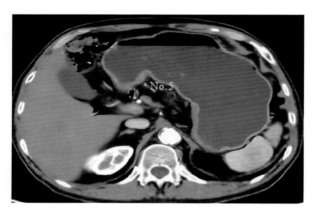

No.5

图7-2-2　胃周围淋巴结的位置

　　但是，10mm以上也有7%～10%阴性状态。在此以下时，局部淋巴结转移也会存在。仅依据大小评价有无转移尚存在一定难度。造影CT的增强效果，可以帮助观察判定淋巴结转移。正常淋巴结内部构造均一，转移淋巴结多呈现淋巴结的边缘造影效果增强，内部不均一，动态（dynamic CT）早期浓染[22]。腹部MD CT的正确诊断率为83%～89%[18,23]。

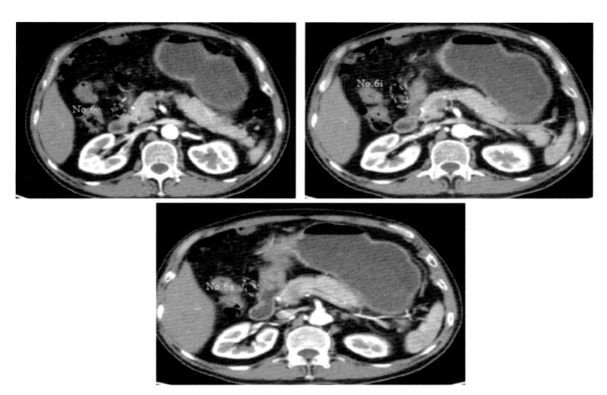

No.6i、6v、6a

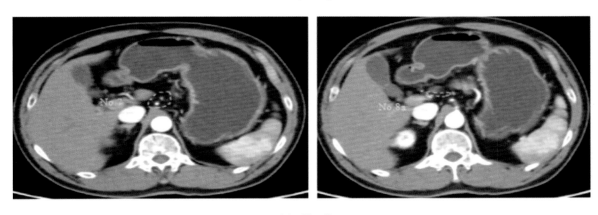

No.7、8

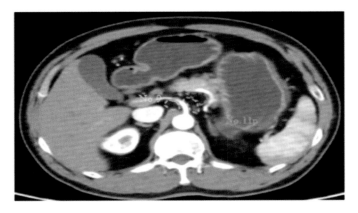

No.9、11p

图7-2-2（续）

3. 3D-CTA血管重建影像

3D-CTA腹腔动脉的血管影像如图7-2-4所示。

腹腔动脉在第12胸椎下缘高度，胰腺的上方由腹主动脉发出。向前走行后向上发出胃左动脉在胃胰韧带内走行。腹腔动脉继续前行向右分出肝总动脉，在门脉的前方继续分出肝固有动脉和胃十二指肠动脉。腹腔动脉向左分出脾动脉，在胰腺体尾的上缘走行进入脾脏，但腹腔动脉存在各种变异，详见解剖学部分。

（二）FDG-PET评估

FDG-PET成像是以18F标记的脱氧葡萄糖（18F-FDG）为示踪剂的正电子发射断层扫描（PET），检测糖代谢异常的恶性肿瘤。FDG-PET图像与CT图像的融合是诊断恶性肿瘤有效方法（图7-2-5）。

FDG-PET对于转移病灶具有特异性，淋巴结转移的诊断率较高，优于CT的诊断能力（图7-2-6）。胃癌的FDG-PET的敏感度为60%～94%，对于早期胃癌原发灶为25.9%～58%[24-26]，进展期胃癌为83%[24]。FDG-PET按照Lauren组织学分类分别是肠型为83%，弥漫型为41%[27]。FDG-PET对于早期胃癌和未分化型癌敏感度低。淋巴结转移与CT比较，特异度高，有助于病期诊断[28]。对于N2、N3特异度高，尤其是转移的检出具有优势，但小于5mm非充实性转移淋巴结检出困难。通常不用于胃癌的胃壁浸润深度的判定[29]。

（三）MRI检查

MRI检查，脂肪的高信号中，低信号的T1增强影像具有意义。但T1、T2增强影像在正常淋巴结与转移淋巴结之间，信号强度没有统计学意义。DWIBS（diffuseion-weighted whole-body imaging with background body signal suppression，DWIBS）对于转移淋巴结检出能力与CT相同。

MRI对肝脏转移的诊断具有优势，非造影MRI转移性肝癌通常T1增强像呈低信号，T2增强像呈中度高信号（图7-2-7）。

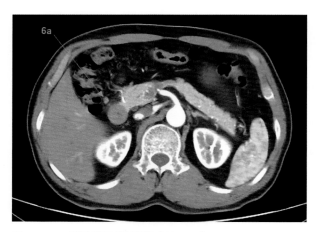

图7-2-3　胃癌淋巴结转移（No.6a）

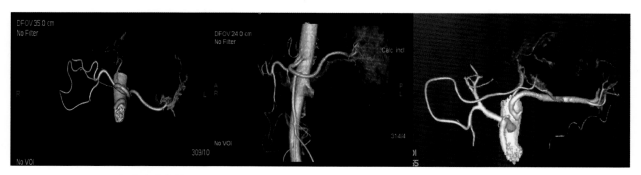

图7-2-4　3D-CTA腹腔动脉血管影像

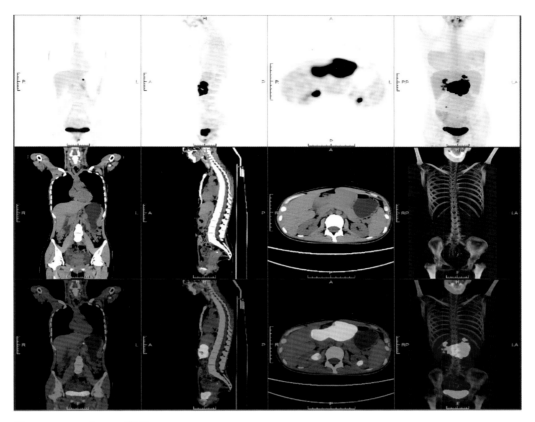

图7-2-5 FDG-PET评估

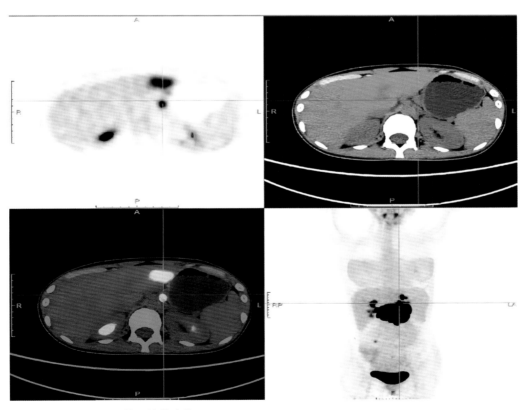

图7-2-6 FDG-PET淋巴结转移像

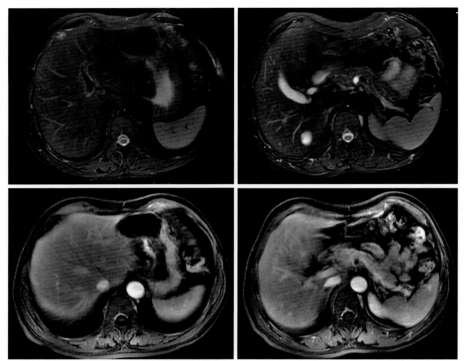

图7-2-7　MRI扫描检查

（四）上消化道造影（GI）评估

上消化道造影检查常用的方法，充盈法能够展示胃形态全貌、蠕动力等；加压法是在胃半充盈状态下，局部加压推开造影剂观察病变的形态改变及胃壁的弹性；气钡双重造影能够清晰显示出胃黏膜的变化、病变的腺口形态特征。上消化道造影是诊断胃癌非常重要的手段，同时判定癌的占据部位，大小，大体类型，浸润深度，判定胃的形态，胃的动力、排空状况的信息，有助于指导外科手术。

胃的常规检查法的摄像程序[30]：食管摄影：①立位第1斜位；②立位第2斜位。胃摄影：①背卧位第1斜位；②背卧正面位；③腹卧位第2斜位（头低位）；④腹卧正面位（头低位）；⑤背卧位第2斜位（头低位）；⑥背卧位第1斜位；⑦背卧位第2斜位（半卧位）；⑧腹卧位第1斜位（上部）；⑨右侧卧位（上部、下部时腹卧位上部前壁摄像）；⑩立位第2斜位（上部）；⑪立位正面像；⑫立位压迫像。

早期胃癌的分型参照日本内镜学会分型：Ⅰ型（隆起型）、Ⅱ型（浅表型）、Ⅱa型（浅表隆起型）、Ⅱb型（浅表平坦型）、Ⅱc型（浅表凹陷型）、Ⅲ型（凹陷型）。

早期胃癌组织学类型的X线特征，未分化型：以Ⅱc型居多，黏膜面呈凹陷断崖状，境界清晰，黏膜皱襞向心性集中，在凹陷边缘部急剧变细或中断。凹陷面呈大小不一的颗粒状阴影，凸凹不平。分化型：凹陷面缺少凹凸不平表现，颗粒状阴影存在多类似周边胃小凹大小，也存在少许粗大的类圆形，边缘类圆形或纺锤状透亮影像。凹陷的境界呈微细不整，黏膜集中，柔和变细，不规则（图7-2-8、图7-2-9）。

进展期胃癌的分型参照Borrmann分型，分为Borrmann Ⅰ型（隆起型）、Borrmann Ⅱ型（溃疡型）、Borrmann Ⅲ型（浸润溃疡型）、Borrmann Ⅳ型（弥漫浸润型）。进展期癌的X线特征是充盈缺损、胃壁僵硬、病变处蠕动消失、胃腔狭窄、胃壁龛影、皱襞中断、消失、粗大、紊乱（图7-2-10）。

PPG术后随访，采用术前与术后消化道造影

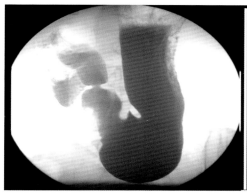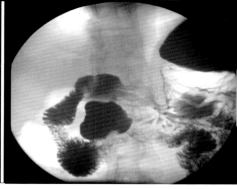

图7-2-8　早期胃癌黏膜病变X线所见

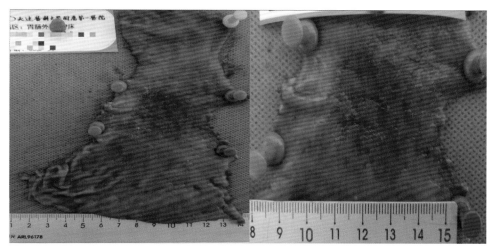

图7-2-9　手术后切除标本所见

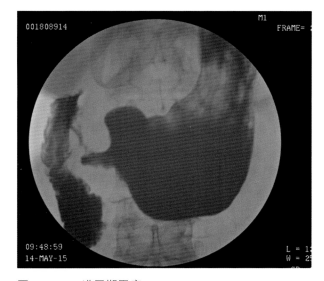

图7-2-10　进展期胃癌

胃排空的比较检查，有助于判定术后排空状态（图7-2-11、图7-2-12）。

二、胃镜和超声胃镜影像学的评估

（一）内镜的评估

胃镜检查的主要内容，癌灶占据的部位、浸润深度、浸润范围；病灶的活检，组织学诊断；标识病灶的部位和范围以及明确病灶距离幽门、贲门的距离。

内镜检查时癌灶大体类型采用日本胃癌处理规约胃癌大体分型标准。早期胃癌为0型，进展期胃癌为1～5型（图7-2-13）。早期胃癌（0型）的分类，Ⅰ型（隆起型）；Ⅱa（表面隆起型）；Ⅱb（表面平坦型）；Ⅱc（表面凹陷型）；Ⅲ型（凹陷型）。进展期胃癌，1型为隆起型；2型为溃疡限局型；3型为溃疡浸润型；4型为弥漫浸润型；5型为不能分类型。

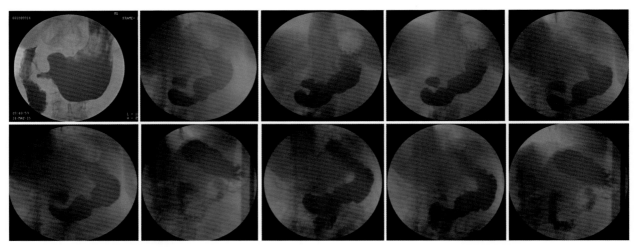

图7-2-11 PPG术前消化道造影

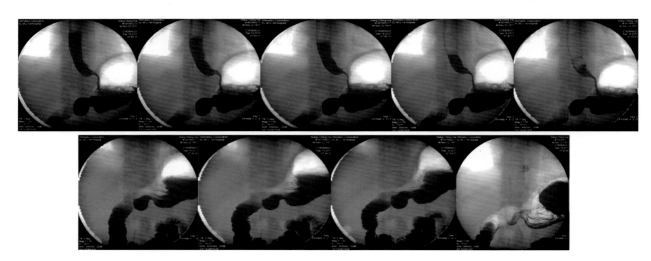

图7-2-12 PPG术后1年上消化道造影

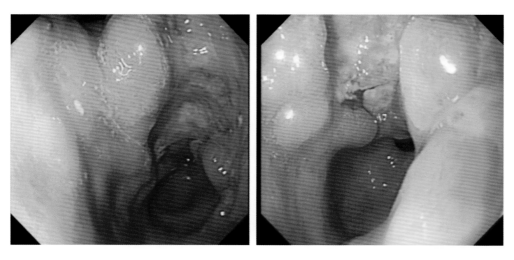

图7-2-13 进展期胃癌（3型溃疡浸润型）

胃镜检查方法有普通胃镜、色素胃镜、扩大NBI胃镜和超声胃镜，进行定性和定量诊断。

定性诊断依据胃黏膜的色泽变化、自然出血、黏膜皱襞集中等确定病变的存在诊断，其后进行病变性质的定性诊断。隆起性病变色泽、凹陷、表面颗粒构造对于判定良恶性极其重要，隆起型癌主要由高分化型癌构成，表面发红，凹凸不平，表面颗粒大小不均或有结节状构造。中分化型癌表面发红及表面不规整为特点，乳头状癌以发红的结节状隆起常见。凹陷型癌多呈现凹陷不规则，黏膜皱襞集中，凹陷的边缘不整，皱襞的尖端变细、段差、中断，境界明了、边缘不整，凹陷面粗糙，断崖状，多见于低分化型胃癌。平坦型主要表现为局域性色泽的变化，发红或褪色。

定量诊断：①浸润深度的判定表面凹陷和凹陷不整、溃疡，隆起的边缘的非癌的黏膜部分出现黏膜下肿瘤状隆起时多为黏膜下癌。Ⅰ型（隆起型）小于20mm时黏膜内癌概率高，大于40mm时多为黏膜下癌。Ⅱa（表面隆起型）多为黏膜内癌，但有粗大的结节、黏膜下肿瘤状基部隆起、凹陷和表面发红，多为黏膜下癌。凹陷型癌多具有深的凹陷、凹陷内隆起，表面不整、边缘隆起，土台状，发红，皱襞粗大。早期胃癌的浸润深度判定至关重要，淋巴结转移的最重要的相关因素是浸润深度，也是确定治疗方针的依据。②范围诊断，色素或NBI扩大胃镜具有价值。NBI（narrow band imaging，NBI）窄波图像系统是用波长415nm和540nm光谱组织照明，光的深度限定于表层，能详细观察黏膜表层的上皮结构和血管构造，并用扩大内镜观察能够提高病变的确认能力，基于精确黏膜表面微细构造、微小血管特征确定胃癌和范围[31-32]（图7-2-14）。

手术安全切缘的位置判定可以通过内镜检查，需要明确胃癌的部位距离贲门、幽门的距离，大体所见的安全切缘位置，必要时予以血管夹标记（图7-2-15、图7-2-16）。

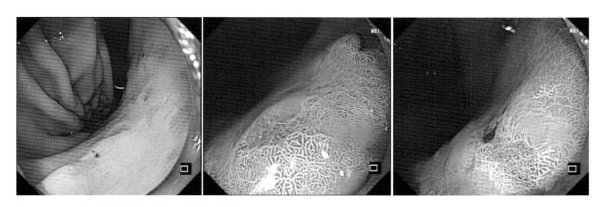

图7-2-14 早期胃癌腺口形态的特征（胃镜、NBI）

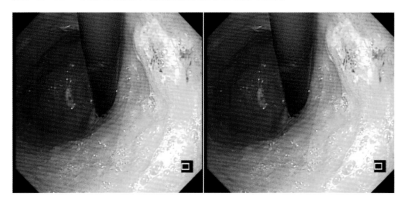

图7-2-15 病变与贲门的距离（判定安全切缘）

（二）超声波胃镜检查

超声内镜检查（EUS），是将内镜与高频超声结合，有环阵扫描和线阵扫描两种。超声内镜能够观察胃壁的精细结构，判定癌病灶的浸润深度。正常胃壁是5层构造，内腔向外呈现第1层：高回声信号（黏膜层）；第2层：低回声信号（黏膜层＋黏膜肌板）；第3层：高回声信号（黏膜下层）；第4层：低回声信号（固有肌层）；第5层：高回声信号（浆膜下＋浆膜）（图7-2-17）。胃癌为均一低回声信号，浸润深度的判定，正确诊断率，黏膜内癌（m）为70%，黏膜下癌（sm）为80%，而X线m为80%，sm为70%；内镜m为85%，sm为60%。早期胃癌伴有消化性溃疡或溃疡瘢痕时，浸润深度诊断是困难的[33-34]。胃周围淋巴结能清晰显示、转移淋巴结诊断的敏感性和特异性高。正确诊断率为60%～80%[35-36]。诊断标准和CT同样，淋巴结大小，内部均一性，淋巴结形态综合判定。

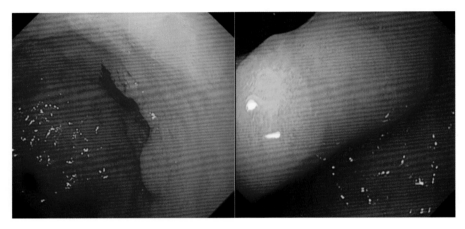

图7-2-16　确定病变与幽门之间距离（判定安全切缘）

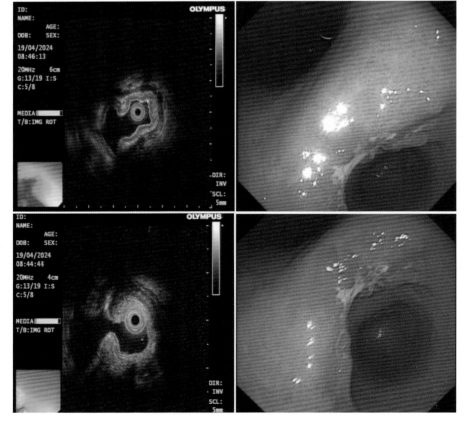

图7-2-17　超声内镜所见

第三节 术式的选择和手术难度评价

一、肿瘤特征与术式的选择

肿瘤占据部位是术式选择的主要界定标准，PPG手术与SG都是保留幽门的胃部分切除手术，其区别主要是是否保留胃网膜右动静脉，不保留属于PPG，保留则为SG。其决定指标以肿瘤的占据部位决定。现行的日本胃癌治疗指南确定的PPG适应证为cT1N0，限局性病灶距幽门为4cm以上的胃的中下部早期胃癌。SG的手术指证与PPG相同，在此肿瘤学的条件下，如

果肿瘤占据部位位于中上段胃时，远端能够保留更多残胃时选择SG。腹腔镜手术与开腹手术的比较，创伤小，术后并发症低，是首选的手术方法[37]。

术前肿瘤部位的确定决定术式。术前肿瘤部位标识有助于手术切除范围的判定（图7-3-1、图7-3-2）。

手术适应证排出标准，尽管是中部胃的病灶，要次全胃切除者，因为残胃过小，储存功能不佳，术后上腹饱胀感等不良症状影响生活质

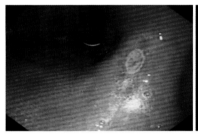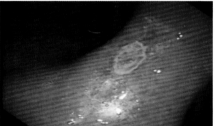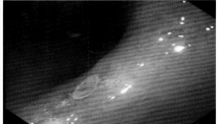

图7-3-1 胃镜cT1、浅表凹陷型

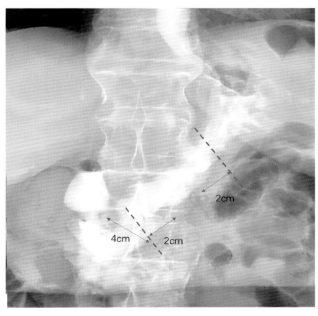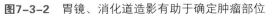

图7-3-2 胃镜、消化道造影有助于确定肿瘤部位

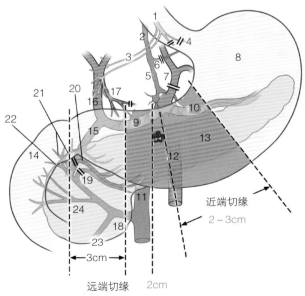

量。另外，残留幽门前庭区过小缺乏蠕动功能，而且容积太小，长时间后，残胃内食物残渣潴留，出现强力的反流，原则上应予以远端胃切除。食管裂孔疝者因反流性食管炎的缘故不作为手术适应证，帕金森氏综合征者、抑郁症者，抗精神病服用药物中，不宜选择。下部胃的病灶，距幽门过近者；No.5淋巴结存在转移。

二、手术难度评估

（一）血管变异的判定

3D-CTA血管的重建，有助于理解血管的解剖及变异，详见解剖章节。血管的变异是术中损伤出血的主要因素，术前充分了解每个个体的血管实际存在状态，能有效降低手术风险。机器人da vinciXi具有画中画功能，术中应用能够降低手术风险。

（二）内脏脂肪评估

病人的体型、肥胖状态直接影响手术的难易程度，术前的评估具有意义。通常肥胖程度评价使用BMI，$25\sim30kg/m^2$内为1度；$30\sim35kg/m^2$内为2度；$35\sim40kg/m^2$内为3度；$40kg/m^2$以上为4度。肥胖作为手术风险因子，无论开腹手术还是腹腔镜手术，都增加手术出血量和手术时间[38-39]。但BMI受年龄、性别等因素影响，将内脏脂肪面积VFA（visceral fat area，VFA）

作为评价指标将更为精确。内脏脂肪的测定能够把握腹腔内脂肪量，预测手术的难度，尤其是腹腔下手术。

内脏脂肪测量方法有多种，身体测量、腹部超声波法、腹部CT法、腹部MRI法。内脏脂肪的概念是CT扫描观察创建的概念，CT法是作为金标准应用于临床的。腹部CT测量以脐水平CT断面的内脏脂肪面积（visceral fat area，VFA）为指标，精度高，肥胖的诊断VFA值大于$100cm^2$。肥胖者手术时腹腔内，尤其是腹膜后间隙大量脂肪堆积，血管的走行，胰腺的周界辨认困难，增加胰腺为中心的淋巴结廓清难度和时间。术前除了VFA的量的评价，内脏脂肪的分布、与手术部位解剖结构的关系的了解有助于手术的实际处理安全化。

（三）吻合缝合法选择

PPG重建时主要选择辅助切口，手工缝合的胃胃吻合重建，能够良好地保持胃的正常形态，吻合口大小和位置，而充分发挥其生理功能，降低手术后的并发症和生活质量。因为远端残胃过小，而且是幽门管部位，利用直线切割闭合器吻合，会使其成为储袋，且直接在幽门括约肌前切割缝合，影响胃应具有的运动和排空功能。SG时全腔镜直线切割闭合器的吻合方式是良好适应证。

第四节 术前准备基本事项

一、术前常规准备

（一）医患术前交流沟通

手术前充分做好与病人及其家属的交流、沟通，就疾病及预后的评估、手术治疗方案、并发

症、术后生活质量、医疗费用等进行详尽交流。履行手术承诺书签字程序。

病人手术前心理状态的把握，通过交流、针对性的疏导，消除对于手术的不安和恐惧感。为建立治疗的信心提供有指导意义的治疗信息。依

据手术方式，预测术后功能状态的变化和对于生活的影响，有的放矢地引导、指导，建立适合术后生活的模式信心和基本训练。说明术后的摄食及营养、定期复诊的必要性及管理方法。

（二）改善全身状态预防并发症

患有癌症病人的特点，多数伴有营养障碍、消化道出血、贫血、低蛋白、代谢障碍、慢性炎症。术前维持血红蛋白10g/L以上，白蛋白3.5g/L以上。经肠道补充营养，适度补液，维持营养状态，必要时术前给予静脉高营养。术前30天禁烟，以降低术后咳痰量及肺部并发症。术前2周禁酒，以降低术后谵妄的风险。

（三）老年患者特殊准备事项

高龄手术者的特点，随着年龄的增加储备能力和脏器功能下降，合并基础疾病多且呈复数，服用药物种类和剂量增加，谵妄，跌倒概率上升。高龄者尤以合并糖尿病、心脏疾病、呼吸系统疾病居多，明显增加手术的风险，而且与青年人比较，术后恢复慢，康复达到术前的状态差，手术前应充分评估，有效控制基础疾病，同时，应充分预测并发症的风险和功能障碍的风险，采取有效预防措施。

（四）术前化放疗者管理

应了解化放疗的方法、剂量，以及药物的副作用，采取相应的措施，有助于术后降低并发症。术前化放疗后应合理选择手术时机。因为，手术时机直接影响化放疗的肿瘤学效果、手术难度和术后并发症。给予高蛋白、高热量饮食，术前1天进流质饮食，术前12小时禁食、禁水。为提高患者对手术的耐受力，术前应纠正贫血或低蛋白血症，静脉营养支持。术前化放疗者应注意手术心脏功能变化、化疗后心脏的迟发型并发症。

（五）手术前身体准备

1. 肠道准备

根据病人的具体情况选择。评估术前肠道排泄通畅情况，慢性便秘者，应进行清洁灌肠。

2. 饮食、饮水的限制

为了防止麻醉诱导，术中的胃内容物的反流、呕吐、误吸，术前24小时始禁食。为了防止脱水发生，ERAS的建议允许经口进食水，至术前2小时。

3. 身体的清洁

术前清洁手术部位，脐部去垢。手术部位周围除毛。保持口腔清洁，义齿管理，防止误吸、误咽。

4. 服用药物的管理

抗凝药物，降糖药物，降压药物，抗心律失常药物，抗抑郁症药物以及特殊疾病的用药，将按照专科意见停或用。

二、手术术式的相关准备

（一）术前戳卡位置设计

依据病人的身高、体型、BMI值，事先设计戳卡的合理位置，尤其是机器人辅助手术，应该术前选择、标示体表戳卡位置，预测机械臂的体外干预，尤其是瘦弱、细长体型，骨盆的髂骨翼的影响。

（二）术前肿瘤位置的标记

手术前日做胃镜检查，明确肿瘤的大小、位置、安全切缘位置。胃镜下钉夹标记肿瘤的安全切缘所在部位。标记之后，拍摄立位腹部平片和口服低浓度碘剂造影，显示胃的整体形态以及钉夹位置，确定胃切除的位置、术式及重建的方法。

如图7-4-1所示，标记的胃镜和腹部X线图片。或者采取墨汁法、ICG荧光法标识[40]。

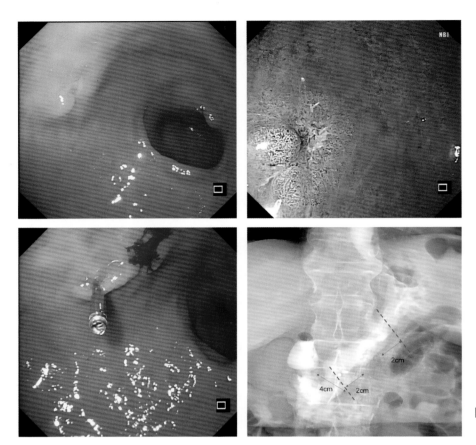

图7-4-1　术前金属夹标记
（胃镜、腹部X线）

第五节　术中管理基本事项

一、手术术前管理基本事项

（一）手术术前安全管理事项

手术室内病人全程管理是非常重要的医疗环节，各个环节含手术护理应予以高度重视。

安置于手术台，采取平卧体位；全身麻醉时注意开放胃管，防止面罩给氧，气体进入胃肠道内，影响手术操作。全麻生效后，调整手术体位并予以固定，防止滚落、滑脱，以及压创、神经损伤。

预防性抗生素在手术开始前1小时内静脉投入，手术结束时再追加1次给药。手术中深部静脉血栓的预防非常重要，尤其是高风险病人，推荐术中下肢间歇性空气压迫法或者弹力袜的使用。手术中保持病人的体温和室温对于防止低体温致心脏以外和SSI具有意义。

坚持WHO手术安全检查要求标准，麻醉开始前，应确认病人的ID、手术部位、手术名称、手术同意书；标示手术部位；确认检查麻醉剂和麻药；心脏起搏器正常；有无过敏症；保障呼吸道畅通及无误吸风险；有无出血500mL以上（小儿7mL/kg）风险。皮肤切开前：自我介绍各自名字和任务；确认病人名字、手术方法、皮切部位；60min内抗生素使用与否；手术要点；重要和特殊的手术程序、手术时间、出血量预测；病人特殊问题；必要的影像资料；手术结束、退室前，手术名称；器械、纱布、针清点；手术标本名字的标示；有无器材问题；确认病人管理涉猎重要问题。

WHO的10项安全手术要求：①手术部位正确；②合理应用麻醉药物；③有效保证呼吸道的畅通；④大出血的有效应对；⑤避免诱发过敏性休克等药物性损害；⑥降低手术部位感染风险；⑦防止伤口内异物残留；⑧手术标本的处理；⑨有效的信息交流与沟通；⑩医院应确立手术容许实施数。

另外，术中常见全身偶发症有心、脑、肺突发意外（如心率失常、心梗；脑梗、脑出血；肺栓塞；过敏性休克）；手术室麻醉、护理应有预案，应对各类意外的发生。

（二）戳卡位置及偶发症管理

1. 腹腔镜戳卡的管理

（1）腹腔镜PPG戳卡位置的设计原则：戳卡是腹腔镜手术用钳子等器械的支撑点，具有杠杆支点的作用，放置位置是否合理合适直接关系手术的难易程度，是手术难易的重要因子。位置选择的基本原则是根据手术术式、淋巴结廓清范围及术者的操作位置（左侧或右侧站位）总体安排和合理的设计。各个孔位置、孔距，除此之外需考虑病人体型（肥胖、肋弓、脐），靶器官，病灶位置（胃的上部、中部、下部），手术范围（胃切除范围，远端、近端、全胃和淋巴结廓清范围，胰腺上下缘、纵隔、脾门）来决定。手术戳卡位置置入钳子或其他器械应能够覆盖腹腔内所有手术范围。戳卡位置的选择基本原则为三角形构形。操作部位和左右操作用戳卡的点构成2个等边三角形。腹腔镜应该与靶器官在同一直线，即视觉轴上。助手的工作主要是辅助术者操作和保障手术空间，展开术野，作为辅助性操作戳卡，其位置既不能与术者的钳子相互干涉（两者之间角度小于30°），也不能距离视轴90°以上，画面成为镜像，无法工作。腹腔镜用镜孔和操作孔的位置之间用co-axial setup法（腹腔镜夹在两个操作孔中间）和sectoring setup法（2个操作孔在单侧）。戳卡至靶器官距离为15～20cm，戳卡孔之间距离为6～8cm，两手间角度60°～120°设定，避开相互干涉。腹腔镜手术与开腹手术同样的基本原则，充分的手术野展开，反向器官牵拉显露法非常重要，是获得良好腹腔镜下手术视野的基本技术，例如：①把持手术野近旁的脏器组织，将其与视觉轴成直角牵引；②反向器官牵拉显露法可以借助重力原理；③类似开腹手术，钳子在显露部位的两侧牵引。牵引时应该注意合理选择钳子，使用专用器械。钳夹组织、夹的面积、握持的力度、牵引的力度，都需要用心考量，感受。

（2）腹腔镜PPG的戳卡位置：脐孔下镜孔；左侧腋前线肋缘下；脐水平旁开锁骨中线；右侧腋前线肋缘下；右锁骨中线脐水平上5cm与脐右侧旁开8cm交点。如腹腔镜章节图示（腹腔镜腹部戳卡位置）。

PPG手术术者站位在右侧居多，手术是以胰腺头部和胰腺上缘为重点展开，因此右侧的戳卡位置较左侧高。另外，戳卡的规格右下和左下为12mm戳卡，其他为5mm戳卡。

（3）腹腔镜戳卡置入方法和注意事项：戳卡的种类，腹腔镜用戳卡，操作用戳卡；5mm戳卡和12mm戳卡。Hasson法置入脐孔戳卡，即镜孔。Hasson法是在脐上或脐下逐层切开腹壁各层，直视下置入12mm戳卡。建立气腹，调整手术床位置头侧高15°，置入腹腔镜，探查腹腔，确定其他各孔的位置，直视下置入。各孔间距为8cm。再度腹腔镜检查各个穿刺孔有无出血，确认有无戳卡置入时内脏、肠管的损伤，防止遗漏穿刺引起的并发症。

气腹针的方法插入时腹腔内非直视，容易发生盲区内脏器损伤，引发并发症，故使用概率较低。

2. 腹腔镜戳卡位置与手术难度

腹腔镜和机器人手术合理选择戳卡的位置至关重要，直接影响手术的难度。现今，临床上手术戳卡位置基本常规是以脐为镜孔的5孔法。实践中发现戳卡的位置是否合适直接影响手术操作，仅仅由体表能够确认的剑突和脐的位置推论胃及周围血管的位置是困难的，位置不合适时手术是困难的，特别是肥胖病人，选好戳卡位置至关重要。为此，手术时脐部置入镜子，选择戳卡部位不能教条地机械地采用通常的方法，依据肥胖、体型参照镜视下胰腺走行的位置，确认廓清胰腺上缘、幽门下、脾门淋巴结和对应的血管处理和腔内吻合，能安全、顺畅地进行戳卡位置，避开机器人手术时，机械臂在腔内外的相互干涉等因素设置。

3. 机器人手术戳卡管理

机器人手术戳卡置入方式原则与腹腔镜手术相同，具体见机器人手术章节。

二、术中偶发症管理

（一）肥胖、内脏脂肪堆积的影响

肥胖的皮下脂肪、内脏脂肪堆积对于外科手术具有很大的影响，增加手术难度和术后的并发症，是术后并发症的重要预测因子，也是术后并发症和腹腔镜手术中转移行开腹的独立预测因子。BMI/VFA与术中出血量具有正相关关系。

2型糖尿病多数呈内脏脂肪和异位脂肪（脏器蓄积的脂肪）增多型肥胖，尽管BMI相同，但以内脏脂肪、异位脂肪量多为特征。男女之间脂肪分布也不相同，女性皮下脂肪蓄积型肥胖多见，男性内脏脂肪蓄积型肥胖为主。高龄者由于骨骼肌量减少，骨骼肌减少症的存在，主要为骨骼肌减少型肥胖。

皮下脂肪的蓄积增厚，在开腹手术增加手术时间，切口过小难以满足手术需要，扩大切口将会招致术后切口关联并发症（切口感染、切口裂开及切口疝）。腹腔镜下手术，切口关联并发症虽然会少于开腹手术，但肥厚的皮下脂肪层会使戳卡的置入困难。尤其第一戳卡置入，有时需要小的切口后置入。

无论开腹手术或腹腔镜手术，内脏脂肪的量及脂肪组织的厚度都会影响术中正确判定各类解剖学结构的关系，增厚的脂肪组织会使系膜肥厚，血管、神经、淋巴结位置发生改变、深在、解剖学界标消失。另外，2型糖尿病时过多脂肪组织脆性增加，尤其在存在脂肪组织炎时层次解剖结构消失，与血管、神经粘连在一起，钳夹、剥离操作时极易出血，污染术野。同时内脏脂肪增多导致手术的空间狭小化，持续长时间改善空间的升高负压，将会影响肾脏的血流和肝脏等脏器灌流，引起脏器功能障碍以及下肢静脉环流缓慢，静脉血栓形成。肺活量减少，预备呼气量低下，增加肺不张、低氧血症、高二氧化碳血症的发生。

除此之外，手术中要精细确切的操作。牵引时，钳夹组织的部位、力度，电能量外科设备器械剥离的巧用、细心、精心操作，在层次间剥离，凝固切割相互交替前行。避免焦躁、盲目，组织内的剥离和操作。解剖性手术，按照人体的膜性结构，手术解剖的界标、程序，切入点、切除线的标准化解剖，会降低脂肪组织过厚带来的困难。降低手术操作带来的手术后各种并发症。

（二）预防神经损伤的要点

保留迷走神经手术技术的基本原则不仅要精确地保留神经的正常解剖结构，同时完好地保存本身拥有神经的功能是技术的目的。所以，手术要精准解剖，不为误伤、电损伤影响功能为基本原则。为此，神经的解剖应以锐性解剖为主，回避电与热的损伤。不同部位神经存在方式各异，因此，解剖技术各异。

1. 迷走神经术中损伤

（1）迷走神经肝支的保护：迷走神经的前干在食管下段近贲门部分出肝支和胃支，肝支由2~3条神经纤维行走在小网膜近肝脏的附着部位，到肝十二指肠韧带。保留肝支手术时，应确认其走行之后，在其下方将网膜切开至贲门的右侧方，如无必须清除No.1组淋巴结时，不要显露迷走神经前干的腹部食管段，以免损伤神经。

（2）肝神经丛周围廓清与损伤：肝脏神经丛与肝支共同协同作用，保持肝、胆、胰、十二指肠的协调性，尤其在预防术后胆石形成具有重要的作用。手术是沿着肝十二指肠韧带的右侧缘，紧贴肝固有动脉，在淋巴结与动脉周围的神经纤维的膜外的浅面的间隙切入，逐渐向肝总动脉方向移行扩展。No.8组淋巴结与胰腺之间有数条引流及滋养小血管，需仔细凝切。循此路径向左廓清至腹腔动脉根部，在肝总动脉、脾动脉的汇合部、腹腔动脉根部的神经丛前清除No.9组淋巴结。关键点是选择好最佳层的入路点：①如沿胃右动脉或肝固有动脉入路，进而在肝丛表面向左侧移行的廓清路径法；②胰腺上缘的直接由No.8a组淋巴结深面的入路法；③由胃左动脉右侧入路法。

（3）预防腹腔支损伤：右侧膈肌角入路法，以右侧膈肌与胃胰韧带右侧腹膜的附着部为界标，打开此部，钝性或锐性剥离，进入食管裂孔的后方，将食管下段、贲门及胃上部由腹膜后腔游离向下达胃左动脉的根部。同时将其右侧的No.8a、9及胃左动脉及静脉右侧淋巴结及脂肪等一并清除，此间，迷走神经后干由贲门后方分出的腹腔支及其走行可见。按照三轮的分类主要有A型（右侧膈肌脚前面型）约占16%，B型（膈肌脚与胃左动脉之间型）约占47%，C型（沿胃左动脉的类型）约占37%。本中心的数据即将腹腔支走行依据胃左动脉和腹腔支的

紧密成度关系分为3型，独立型、伴行型、中间型。统计资料显示，独立型为5.3%，伴行型为26.3%，中间型为68.4%。这些类型的认识有助于保护神经免于误伤。将迷走神经后干分出的腹腔支游离开来，胃支离断，确认神经与胃左动脉的伴行关系，在不伤及腹腔支的部位，结扎、切断胃左动脉。

（4）腹腔神经丛的周围廓清与损伤：胃胰韧带牵起，在胃左动脉、静脉左侧拐角部位切入，在神经与淋巴结之间的界面游离至肝总、脾动脉的汇合部，并由此向左沿脾动脉清除No.11p淋巴结。开放左侧后腹膜腔，与右侧的游离间隙相通，此时，腹腔神经丛的浅面的No.9与No.16a2的淋巴路径的沟通可见，离断时有淋巴液流出，应仔细凝固或结扎，以防淋巴漏。No.11p的淋巴结在腹腔动脉与脾动脉转折部与No.16a2相连，此时游离易伤及深层的左侧肾上腺，应保证游离层的正确，至此，胃左动脉、静脉两侧均可见腹腔支。此操作也称为左侧后腹腔入路法。

2. 神经剥离层与胃胰系膜

迷走神经的后干及其腹腔支、胃支及其胃左动脉和分支、淋巴系统均在脂肪结缔组织充填的胃胰韧带内穿行，构成胃胰系膜。保留腹腔支同时不降低根治程度是手术的难点。腹腔支的解剖重点在于解剖层次的正确与否，在胃胰系膜游离后，沿着围绕胃左动脉神经的表面切入，沿此间隙右侧剥离先行，寻隙向头侧，从腹腔支的末梢侧游离，将这些结缔组织在淋巴层的内侧一并松解至后干，在右侧能够清晰见到腹腔支的走行，其后转向左侧剥离，仍然是由末梢游离，能够完整将腹腔支由胃胰系膜中解剖出来，同时，完成此部位的en bloc廓清，不会造成淋巴管的残留。腹腔支的保留不参与浆膜因子，无癌细胞的黏附，残存导致局部复发的忧虑。淋巴结廓清的基本原则是在神经的浅面进行廓清，神经与淋巴

结之间具有膜状结构形成的间隙，沿此间隙可以无血安全剥离。神经、血管周围均有脂肪性结缔组织包绕。淋巴结在以血管为中心，神经束的外侧，层状排列，淋巴结No.7、8、9的廓清，沿着此层面解剖，将第2群的淋巴结清除。

（三）出血的预防及要点

1. 术中出血的管理

外科追求无出血、清洁术野的手术，然而，宿主的体质、基础疾病、肿瘤的浸润及其术者的技能等，均会影响手术解剖效果，手术中出血是不可回避的现实问题，何以应对直接关系术后的康复。

微细血管的出血，如脂肪组织内出血，胰腺表面的出血，利用电能量设备，适宜的能量凝固止血，具有良好效果，既不能损伤周围组织，又能够保证清洁的术野，同时不积累微量出血放大侵袭效应。与微量出血不同的计量性出血不仅污染术野而且影响有效循环。需要手术者的技术能力、经验。

动脉和静脉出血的差异，动脉具有较厚的管壁，管壁外侧伴有神经及小血管，其损伤出血时，因动脉压力呈喷射状，单向出血。出血点易于发现。夹闭中枢侧即刻止血。静脉的解剖结构不同于动脉壁，菲薄、脆弱，周围缺少神经的包绕，与周围脂肪组织层、淋巴结存在间隙，易于剥离，但血管牵拉力量不均匀，极易撕裂出血。静脉出血以双向、涌出、污染术野、出血点模糊为特点。小的出血点，电能量外科器械能够止血，中等以上需要夹闭或者缝合止血。

常用的止血方法，有纱布压迫止血、双极电凝和电刀的凝固止血法、电能量外科器械的止血法、血管夹、镜下手工缝合止血法等。

对于突发全身重要脏器意外时，重要的是明确原因，抢救生命；术中出血时应立即有效控制出血，必要时及时中转开腹手术止血。术中意外

时应对策略最为重要的是防患于未然，机器人、腹腔镜下手术特别强调团队协调工作，助手在盲区内的操作常常是意外的隐患，应强化基础训练，提升安全意识和技术水准，术前充分讨论，研究手术方案及技术细节。

2. 常见出血部位

胃切除手术常见易损伤出血的部位有脾脏被膜的撕裂出血、胃网膜右静脉出血、胃左静脉出血、门静脉出血、淋巴结No.7、8、9廓清部位。

（1）动脉损伤：腹腔动脉的变异是胰腺上缘廓清的主要风险因素，高精度的胰腺上缘的廓清是以腹腔动脉（腹腔动脉和分支、包括胃左静脉、脾静脉的门静脉系统）为中心展开。腹腔动脉为中心的血管走行类型为55%，采用通常标准的手术技术即可完成，然而，存在变异的血管类型将直接影响手术的安全性和手术技术的重现性，也影响淋巴结廓清的效果（伴随动脉走行的淋巴引流途径的变更）。Adachi腹腔动脉分支模式中有6种类型28组，其中在胰腺上缘廓清时，容易导致重度副损伤的状况是肝总动脉的缺如或走行异常。肝总动脉是胰腺上缘右侧廓清的重要解剖标志，缺如或肝总动脉由肠系膜上动脉分支，走行在门脉的背侧，门脉位于腹侧。对于Adachi Ⅵ病例No.8a和No.8p的廓清极易将其损伤，导致大出血。肝动脉出血缝合止血是有效手段，肝动脉在门静脉供血得以保障时，即使结扎也不会导致肝坏死。必要时可以进行血管吻合[41]。

高难度脾动脉周围淋巴结廓清的陷阱是脾动脉走行、分支变异。术前对脾血管的血管影像学资料可提供血管解剖特征，是技术上安全，彻底廓清的保障。Skandalakis的分型中脾动脉在脾静脉前方腹侧为主，占54%，脾动脉与脾静脉走行中变为前后为44%，脾动脉在脾静脉后方为2%。No.11d廓清时常沿着脾动脉进行，途

中会突然冒出脾静脉，造成损伤。另外，脾动脉的分支有胃后动脉、胃网膜左动脉、胃短动脉，向胰腺发出的背侧胰腺动脉、胰大动脉、胰尾动脉和脾脏支。脾动脉的终末支在脾门前呈"T"形和"Y"形发出脾上支、脾下支，进而分出上极支、下极支。上极支与胃后动脉共干型占21.6%～62.3%，下极支发出胃网膜左动脉多见。如上所述，解剖结构繁杂，加之BMI高内脏脂肪增多病例，解剖学界标的辨认并非容易，以解剖学、形态学为基础的外科手术，重复性强的安全、顺畅的手术技术至关重要。

肝总动脉、脾动脉周围淋巴结廓清时，滋养淋巴结的小血管出血较为常见，由于使用电能量外科器械，能够充分地止血。胃后动脉的位置多不固定，意外损伤概率较高，血管夹的夹闭可以有效控制。

保存功能理念下的幽门下区域廓清，No.6分成No.6a、No.6v、No.6i三组淋巴结，此部位的廓清依据需要，以保存功能角度思考进行廓清，在防范廓清出血，胰腺和十二指肠肠壁损伤的同时，以胃系膜与结肠系膜之间的融合筋膜和胰腺为界标，辨识血管走行及分支。幽门下血管与胃网膜右血管第1支间的无血管区是保留幽门及幽门下血管行No.6组淋巴结清扫的理想切入空间。

PPG手术应特殊注意的动脉损伤部位是幽门下动脉，幽门下动脉发自胃十二指肠动脉，与胃网膜右动脉、前上胰动脉共干，位置、走行多有变异，淋巴结廓清时极易损伤，被迫放弃PPG手术。

除此之外，处理胃左动脉时损伤副肝动脉、贲门支、食管支，这些血管的损伤会程度不同地影响功能。

（2）静脉损伤：静脉损伤最多见于胃网膜右静脉[42]、胃左静脉[43]。静脉出血与动脉不同，呈双向出血，污染术野，盲目、慌乱的操作是危险的，压迫止血，其后整理术野，确认损伤部位有效止血。

门静脉损伤较为少见，常为误伤，但风险程度高。开放时术者左手经文氏孔压迫，缝合止血。腔镜下手术时利用器械夹持，缝合，可有效止血。

幽门下静脉的走行变异较常见，损伤多在淋巴结廓清中产生，PPG时会影响远端残胃的静脉环流，导致胃壁水肿。精细解剖至关重要。

胃网膜右静脉、胃结肠静脉干的损伤，开放手术或腔镜下手术都可看到。多在显露过程中过度牵拉，暴力性撕裂损伤出血。

3. 术中胰腺损伤及预防

胰漏与手术操作的粗暴、损伤相关，尤其肥胖者伴有胰腺组织的脂肪变性，脆弱的组织极易损伤导致术后胰腺漏。因此，手术结束应该毫不犹豫地放置引流。

（四）术中设备损伤偶发症

腹腔镜和机器人手术的术中偶发症，除了具有经典开放手术共性的问题，也存在微创设备和技术带来的新的问题，值得注意。

1. 镜视下误认、误伤

镜视下解剖学的误认导致的损伤，尤其是缺乏开放手术实践基础的术者。临床解剖学理解肤浅、视野的局限性、经验缺乏是主要因素。开放手术是在自然的立体3维状态进行，可以选择任意的视角观察和处理。腔镜下难以在全腹的整体水平观察，过于局部放大视野易于产生误认。

2. 盲区内损伤问题

手术器具如钳子、剪刀、电能量外科器械等，进出腹腔时，或未在视野内抓持，操作时导致的盲区内损伤如肠道、肝脏损伤，此种损伤易于漏诊，成为术后并发症的原因。科学规范的训练和良好的外科基本素养非常重要。

3. 器械使用不当损伤

操作时器械的损伤，各类器械的特性，使用规范的学习，理解，充分熟悉正确使用方法会降低此类问题的发生。例如，钳子的握持方法和力度对于不同组织有所不同，适度可以防止钳子对胃、肠壁的挤压伤。另外，牵引的抓持部位，张力不合适时，也会造成手术目标部位的撕裂损伤和出血。

4. 电能量器械的热损伤

腔镜外科手术主要依赖能量器械进行，开启通电模式的时机直接关系操作部位的损伤与否。另外，使用结束后余热的损伤将会成为术后并发症的潜在风险。处理神经时热损伤将会使其丧失功能。

5. 无菌、无瘤观念

坚持手术中操作的无菌技术，会降低手术部位感染（SSI）的发生率。同时，肿瘤的手术也要坚持无瘤技术，防止肿瘤的医源性播种。

（五）吻合技术的陷阱

胃癌外科手术后并发症与术中的处理有直接关系，尤其是吻合口漏、胰漏。作为高危因素有高龄、基础疾病、营养不良、肥胖，术前应将风险降至最低。吻合过程中局部的确切安全处理会降低吻合口并发症，吻合不确切或有疑虑时应补强缝合加固。

1. 手工缝合技术及陷阱

胃肠道吻合方法分类，端端吻合、侧侧吻合、端侧吻合；愈合方式分类为内翻、外翻吻合。缝合方法分类，单层、双层、结节或连续。手工吻合的对合方式，浆膜对合法（如Albert-Lembert法）、对端对合法（如Gambee法）等。浆膜对合、全层缝合具有止血佳、抗张力强、简便、安全，但内翻过多易致术后产生狭窄。对端对合吻合法是切缘断面的各层对合缝合法。因层层对合，黏膜下层对接，富含血管网络

的黏膜下层内能早期建立血液循环，血管愈合及组织修复愈合。层层对接吻合法，各层对接愈合，狭窄及漏的概率较低。层层对合的Gambee比Albert-Lembert吻合方法是更为理想的吻合方法。

2. 器械吻合技术及陷阱

器械吻合、环形吻合和线形吻合法。环形吻合器吻合是内翻吻合，与手工缝合吻合的Albert-Lembert法类似，愈合过程浆膜退缩以及金属钉孔破损浆膜的部位的血行再生重建后开始愈合过程。环形吻合时应避开水肿、炎症部位的吻合。自然状态的口径上进行吻合，以免肠管的裂伤出血、菲薄化。非自然状态、扭曲的吻合后会对肠道的功能产生影响。

线形吻合器吻合是外翻缝合愈合，吻合部位的黏膜脱落以后的愈合过程。外翻缝合中的浆膜层缝合有助于自然生理的愈合过程。术后吻合口漏（瘘）的原因与吻合口部位的血流障碍和吻合钉成形不良有关。血流障碍多系吻合口部位系膜处理不当、胃壁被过度压迫、浆肌层缝合过密、强行包埋等，吻合钉成形不良多由硬的构造物（金属钉、神经）等阻隔、闭合钉高度不佳所致。

器械吻合口漏发生率低于手工双层缝合。吻合口狭窄的发生率高于单层缝合。其狭窄与所选吻合器型号及瘢痕形成有关。

（六）手术团队协助的安全性

手术是一项医疗团队协调、共同进行和完成的工作，尤其是微创时代，手术医疗模式的改变，团队医疗成为主要的医疗模式。

麻醉团队对于手术的顺畅、安全至关重要。手术前麻醉团队的术前病人访视、与外科治疗团队的交流，就病人的全部资料及手术目的、方法、手术风险等问题共同研究，制定策略。

与护理团队共同执行全程医疗、护理健康管理计划和流程，全方位保证治疗的安全、快捷、

高效。

助手的团队精神、手术训练，配合、协调工作，形成一个完整的有机体。保持手术台上的良好手术氛围，相互尊重，协调工作的精神，有助于手术安全顺畅地进行。手术野的展开，开放手术和腹腔镜手术对助手的依赖性较强，利用膜的解剖特点，在助手的帮助下展开，操作便捷[44]，但机器人的手术，镜子不需要助手，其他的3个机械臂的合理使用，能够将术野展开，较比助手更为安定、稳妥，此时助手的任务将发生转换，

配合完成手术团队工作[45]。

（七）手术标本的处理

切除后标本参照日本胃癌处理规约第15版，专人负责进行整理。记载黏膜面和浆膜面所见，测量记录数据，摄像，切除标本福尔马林固定，廓清淋巴结检索和记录（图7-5-1）。早期胃癌需要进行半固定处理和摄像（图7-5-2）。

手术后标本的摄像，分别按照放大、中距离和远距离（全景）摄像。

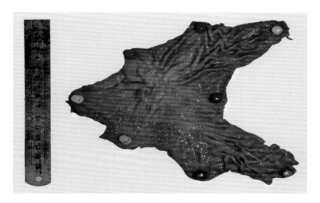

图7-5-1　切除标本的展开和固定

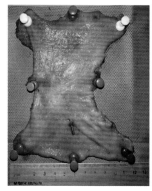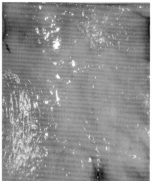

图7-5-2　切除标本远近距离，倍数拍照

第六节　术后常规管理

一、手术侵袭影响及对策

基于La-PPG或Robotic-PPG均系低侵袭，微创技术下的保存功能性手术。围术期管理基本举措的精髓，在于降低外科手术侵袭（术前预康复措施，术中解剖精细、精准、微创和感染对策），减少手术并发症的继发性损伤导致的打击和功能损害。术后应早期恢复离床、自主咳嗽等，康复理疗活动和早期保障营养供给，克服各种不安状态，建立强烈的快速恢复信心和信念。

手术侵袭的程度判定，对于术后康复及其管

理具有重要影响。为了充分把握手术的侵袭程度，应充分了解与手术相关的信息，例如，手术术式，淋巴结廓清范围，神经的切除，胃切除的范围，有无周围脏器的损伤及切除，重建方式，手术过程顺畅度，术后诊断。麻醉方式，麻醉药物及辅助用药。手术时间，麻醉时间，术中液体的出入量及成分，输液输血量，出血量，尿量，等等。预测手术后并发症的发生概率，及早预防和处理。

机体反应与恢复过程的判定，手术侵袭恢复过程的分期，分为1~4期，1期为术后2~5天，机体呈现神经内分泌反应亢进，高血糖，体温升

高，呼吸，循环，代谢状态不安定状态。肠道功能低下，肠蠕动消失。血管通透性亢进，循环血量减少，尿量减少，水肿。2期为术后3～7天，内分泌反应正常化，疼痛减轻，活动性恢复。肠蠕动恢复，排气。细胞外液向血管内移动，尿量增加。3期为术后2～5周，组织开始新生，蛋白合成、消化吸收功能正常。4期为术后5周以后，肌肉再生，脂肪组织修复，体重增加。术后管理将围绕着恢复过程，有的放矢地管理。

二、术后管理基本事项

（1）术后减压目的的持续鼻胃管置入没有实质性价值，增加呼吸道并发症，术后1日，清醒，具有吞咽能力，鼻胃管可以拔出。

（2）术后一两天早期进水，术后三四天进食。根据需要进行必要的营养支持和补液，通常不要高热卡输液，但术前存在营养障碍者可以应用，保持营养。术前纠正低蛋白血症是必要的。禁食预防吻合口漏没有证据。

（3）切口在24小时后进行换药处理，处理切口中积聚的渗出液将降低切口感染。

（4）术后早期离床活动，行走，促进呼吸运动和预防下肢的深部血栓。

（5）术后主要针对局部出血，吻合口漏、胰漏加强引流管的观察。观察引流液状况、颜色及量，测定胰淀粉酶。引流如无异常，3天松动引流管，少量、浆液性引流液且无混浊，胰淀粉酶正常，B超检查，腹腔无异常所见和液体潴留，可早期拔管。

（6）正常的输液量，术后心率频数，应警惕局部出血，吻合口漏、胰漏的发生，要逐一排查，严密检测。

（7）进食后要进行摄食管理和指导，营养目标的设定、执行计划的管理是需要的，术后排空延迟与摄食管理不当密切关联。

（8）抗生素的使用，在手术切开皮肤前和手术中给予，手术后不再追加。

三、疼痛的管理

手术后疼痛，是因为末梢的侵害感受器的刺激，通过脊髓后根神经的A纤维和C纤维，传入脊髓后角，产生的侵害性感受性疼痛。另外，手术部位产生的炎性物质致侵害感受器的阈值降低，参与炎症性疼痛。

手术后疼痛给机体带来系列性变化影响术后安全和康复。手术后疼痛会导致交感神经刺激，肾上腺儿茶酚胺分泌亢进，引起血压、心率增加，心脏后负荷，心肌氧耗增加，心肌缺血，心功能不全风险增加。术后疼痛会增加呼吸次数，减少换气量。这些系列的变化增加心脏的风险，肺部并发症的风险之外，疼痛引起交感神经兴奋，通过腹腔神经丛、肠系膜下神经丛，对于消化管的蠕动功能恢复产生影响，影响进食时间。

术后镇痛有助于早期进食和早期离床。镇痛的基本原则是使用局麻药的持续硬膜外镇痛和非激素类抗炎药（NSAIDs）。回避使用类罂粟碱药物。

四、防止感染

（一）血糖管理

围术期高血糖值增加手术后感染，特别是术后48小时内的血糖管理极为重要。另外，术前血糖控制良好者（空腹血糖140mg/dL以下，1日尿糖10g/d以下，尿酮体阴性，HbA1c7.0%以下），术后多数控制良好。术前尽可能降低HbA1c值。术中血糖控制应使用胰岛素，控制血糖在120mg/dL水平，术后血糖控制目标值为24小时在150mg/dL以下，必要时使用胰岛素泵维持血糖水平。术中至术后第1天的血糖状态与

SSI的发生密切相关。术中术后严格管理血糖，维持稳定的血糖值，对于防止SSI非常重要。

（二）引流的管理

术中留置引流管时，要测试是否通畅，安置位置得当。术后要保持引流管的通畅。创伤致全身炎症反应综合征（SIRS），术后3天相对稳定，如果仍然存在SIRS的临床表现，要高度注意引流不畅致腹腔液体潴留和胰漏，此时，腹部CT检查具有意义。

（三）远隔部位感染的预防

胃手术的感染有手术部位感染（surgical infection，SSI）和远隔部位感染（remote infection，RI）。远隔部位感染发生率高的主要为肺炎、肠炎以及IVH等导管性败血症。肺炎的原因主要是肺不张、痰排出障碍、吸入性肺炎所致。高龄、糖尿病病人术后易患。肠炎最常见于艰难梭状芽孢杆菌（clostridium difficile，CD）和甲基耐药金黄色葡萄球菌（MRSA）的感染。多数和抗生素使用不当及病人体质极度衰弱相关。表现为突然高热、腹泻。出现症状早期，经口给予Vancomycin有效。

五、营养管理

腹腔镜技术的发达、普及和ERAS的理念，改变了经典的观念即排气后饮水，流食，半流食的阶段性摄食的信条。推荐尽可能早期开始经肠道营养，经肠道营养有效降低感染性，非感染性并发症。Marik的荟萃分析，经肠道营养开始时间36小时以内优于36小时以后，感染的并发症发生率是19% vs 41%[46]。

幽门后喂养与胃肠道功能，手术后胃肠道麻痹的主体是胃和结肠，胃麻痹时间为1~3天，结肠为4天，但是，小肠4~5小时即可恢复。排气是恢复最迟的结肠麻痹改善的证据，也是所有肠麻痹恢复的指标。但并非是经肠道营养开始的指标。小肠是经肠道营养实施的基础。幽门的远侧端放置导管，经肠营养，可以避免胃麻痹期间，胃内营养物致腹胀、呕吐、反流和吸入性肺炎。

吻合口与经肠道营养的经典观点认为，创伤愈合的稳定时间大约需要一周，其后进行经肠道营养，防止吻合口漏的发生。Lewis[47]关于开腹手术后24小时内经肠道（经口）与经典的禁食组比较的RCT研究的荟萃分析，结果显示24小时内进食吻合口漏减少。其共选择7篇论文，5篇是在吻合口的上方给予营养，吻合口漏和住院天数，24小时内进食组降低吻合口漏的风险。吻合口的上游或下游给予经肠道营养，并不影响吻合口的愈合。尽管有吻合口的存在并不影响经肠道的营养。

开放手术，腹腔镜手术的RCT研究显示，经口、经肠道营养开始的时间没有显著性差异[48]。

胃切除后的早期经口营养与结肠术后早期进食营养有着明显的差别，是属于吻合口上下的营养给予，直接涉及吻合口的安全，一直以来处于慎重尝试阶段。Suehiro[49]的研究，术后48小时内进食与排便排气后进食的比较，在呕吐，吻合口漏，切口感染等的并发症上没有统计学的差异，术后禁食时间，2.1日 vs 5.9日，术后平均住院时间16.2日 vs 23.4日，早期进食组，显著性的短[50]。Hur[51]胃癌远端胃切除后，手术翌日进水，2日进流食与3日进水，4日进流食组比较术后并发症情况，两者无差别，住院日数，早期进食组短。这两个项目虽然不是RCT研究，作为为了RCT研究的Pilot study具有意义[49]。

Hur以及Mahmoodzadeh的RCT研究证实，胃为对象的早期经口营养与传统法相比，安全而且术后并发症明显减少[51-52]。

保存功能胃部分切除手术术后经口摄食量的

控制有助于减轻胃切除后的影响，防止PPG术后的胃潴留。

如上所述，外科手术后早期经口营养是安全且可行的营养途径。但在一些术前具有营养障碍者、吻合口漏、胰漏高风险存在时，实施经肠道营养较为妥当。而且，经肠道营养对于热卡的保障效果优于经口营养。

第七节　围术期路径化和ERAS管理

一、临床路径导入的背景和概况

临床路径作为实现医疗质量水平提高和效率化目的的重要举措，临床管理、医院经营方面展现其价值[53]。传统的围术期管理模式，多数是以学科的传统、习惯和个人经验管理，近年基于EBM医疗的围术期管理，是参照诊疗计划，路径化，快速康复（ERAS）理念，团队医疗模式融入围术期管理。信息工程学、信息通信技术的进步电子医疗管理，电子临床路径被广泛应用于临床，强化了围术期的管理，尤其利用AI的路径化的开发，将进一步推进电子医疗管理[54-55]。

临床路径化管理是20世纪80年代美国（1983）为解决、抑制住院费用而引入医疗界的[53]。20世纪90年代日本对其进行以病人为中心的医疗变革，以提高医疗质量，保障医疗安全，在临床中应用和普及。临床路径化管理的模式引入临床，而且在欧美、日本等国家的实践，提高了医疗质量，降低了医疗费用，为外科手术安全提供了有力的保障措施。一项关于临床路径在住院时间、住院花费、病人预后方面的系统回顾与Meta分析[56]，17项试验（n=4070）结果显示，关于住院时间，16份报告中，12份有显著减少；6项关于费用的研究中，4项显示费用减少，总体而言，重要的经济资料数据（住院时间、住院费用）显示积极效应。与此同时，在胃癌外科领域也获得了广泛的应用。根据日本2005年的全国1686家院所胃癌外科领域应用情况的调查[57]，临床路径化管理在远端胃切除为98%，全胃切除为60%，近端胃切除为31%，腹腔镜下胃切除为20%，分段切除为23%，其他为5%。胃癌外科领域的广泛应用与胃癌治疗的规范化，手术标准化的实现有密切关系。临床路径化管理纳入胃癌的围术期管理，并且在临床实践中展示出优越性。根据一份日本胃癌远端胃切除（120例）临床路径化管理前后变化的报告，性别、年龄、术后并发症发生率差异无统计学意义，住院天数由26天降至16天，术后住院天数由14天降为10天，医疗保险费用的计费点数（1天）术后由先前144.337～4858降至125.566～4960[58]。同期欧美等诸多的同类研究与临床实践均证实了上述结果的可信性，显示出临床路径化围术期管理有益于胃癌术后病人的早期康复和改善医疗效率。临床路径围术期管理的应用适用率可达90.5%，完成率可高达84.2%。根据日本神奈川癌中心的统计调查资料[59]，业务效率提高93.0%，安全性提高74.4%，改善医疗质量97.7%。

二、围术期临床路径管理的特征

临床路径的内容和形式

临床路径是针对特定的病人，按时间轴进行诊疗、护理、检查的医疗行为的整合，治疗目标明确的基础上的标准化医疗管理手段，是基于EBM的标准化医疗，是解决"质与效率"的矛盾的方法论。临床路径内容的确立、制定，要以集中医师、护师、营养师、药剂师等各职种、各专业人员的知识、经验，形成共识为基础和前提。围术期的管理包括术前、术中、术后管理，其内容不仅限于胃癌及胃癌手术本身的评价、评估及管理，也包含其合并全身性的疾病的围术期的管理。尽管每个个体存在差异，围术期管理的基本部分可以标准化，涵盖检查、治疗、处置、点滴、给药、呼吸、循环、体温、活动、营养、饮食、排泄、清洁、说明、指导、文件等，总体上是治疗方法的记录，数据资料搜集，根据时间点观察、处置等的讨论、设定具体而且现实的完成目标。术前管理、术前检查、术前处置、术中管理、麻醉护理、术后管理、输液、检验、用药、导管、护理等均已引入路径化的标准化管理。胃癌手术的临床路径应在充分理解手术及侵袭的前提下根据手术类型制定，池井等根据胃癌的手术种类、远端胃切除（开腹）、近端胃切除（开腹）、全胃切除（开腹）、腹腔镜下远端胃切除、腹腔镜下近端胃切除、腹腔镜下胃部分切除等6种情况制定出相应的路径。但也有人从临床路径的目的是标准化、简易化的角度，不论胃切除或全胃切除、开腹手术还是腹腔镜下手术，开胸还是合并切除，胃癌全例使用统一格式的临床路径[60]。野家[57]等认为，行远端胃切除时只要无吻合口漏发生，不同淋巴结清扫程度的术后经过没有差异。缩小手术、标准手术、扩大手术无必要分开使用，保留幽门胃切除（pyloras preserving gastrectomy，PPG）、腹腔镜下远端胃切除（laparoscopy-assisted distal gastrectomy，La-DG）适用远端胃切除的路径管理；全胃切除时保留脾和脾切除者（保留胰尾）无差异，可共享受全胃切除的路径化管理模式。临床实践中，多数是将远端胃切除与全胃切除（食管、近端胃切除）分开制定临床路径

及应用。

胃癌围术期采用的临床路径形式有3种方式，即纵观式（over view）路径、日历式路径、整合式（all in one）路径。纵观式路径是贯穿住院期间全过程的治疗，护理总览图，每日医嘱、检查、处置非常清晰的工作简图。业务标准化，整体把握全面，但细微的观察、记录、点滴等不标准化的部分仍存在。日历式路径是将纵观式路径作为记录用纸方式使用，观察详细，记录详尽，有益于护理业务，安全性高。整合式路径是将医嘱、治疗、护理融于一体，有利于多职种人员共用，内容详尽，易于把握病人的状况，整合式路径形式更多为胃癌外科领域采用。临床路径还分为"医用"和"病人用"部分，"病人用"的目的是让病人对自己的诊疗过程有整体认识，有助于对医疗的理解、沟通和减少临床路径差异的发生。近年，临床路径的效果最大化的目的，基于结果的管理BOM（Basic Outcome Master，BOM）受到关注，将结果和观察处理的项目组合，标准化，会极大地提升诊疗的质量。

三、临床路径的变异及其应对

临床路径变异是指临床路径确定的计划内容，实际上推移、未实现，也称之为变动、逸脱。外科手术的临床路径的实施中常常会遭遇各种原因干预、影响而受阻，产生逸脱，导致临床路径的变动，逸脱主要有医院管理体制如检查设备、人员数量、水平不足等；医务人员的责任心、技能、协调能力、团队精神；病人出现并发症，医患交流沟通障碍，以及社区医疗等因素制约、影响。胃癌手术后的临床路径变异发生率为28%～35%，诸多的原因中手术后并发症占主要原因。据日本癌研会病院的资料，153例全胃切除的临床路径变异发生率为20.3%（31例），其

原因与切口感染、漏、狭窄、腹腔感染等并发症的发生相关[60]。腹腔镜下胃手术后临床路径变异的发生与开腹手术相同，术后并发症是主要原因，吻合口梗阻为38.3%，漏为18.8%，手术部位感染（SSI）为15.4%[61]，ESD术后的路径变异产生原因主要是胃穿孔和出血所致。医务人员的职业素质、水平、经验和医务人员的医疗行为也会导致临床路径变异的形成，例如医嘱下达、执行不准确、延误，设备不足、故障等。关戸[62]等报告的关于主治医师毕业年限与临床路径变异发生频度的相关性分析指出，毕业后7～9年的医师发生概率高，不足6年和10年以上的医师极少发生，其原因为这个阶段的医生无视路径，按自身的意志安排医嘱所致。临床路径变异发生时间最多见于手术后临床路径的实施过程中，与临床信息的量呈比例产生。关于处理方式，依其程度采取不同的措施，无关乎整体经过的事件，对症处理，如系适应证、重大并发症致住院日数长期化，临床路径变异产生高者应更新修订临床路径的适应证。野家[63]等报告胃癌的临床路径适应证外情况统计数据显示，重症基础病者52%，合并行其他手术26%，术后入ICU 15%，年龄因素15%，术前IVH者9%，清扫范围9%。重症情况非临床路径管理的适应证。也有相反意见认为临床路径采用不应受基础病、合并脏器切除、淋巴结清扫的限制。针对胃癌临床路径化管理中的临床路径变异的问题，池井[64]利用RCT研究开发的E-PASS评价体系，是评价胃切除病例的生理功能、手术侵袭，并将其量化，确定风险指数与术后并发症发生率、死亡率相关性评价体系，帮助确定临床路径应用的适应证。根据E-PASS解析：①CRS<0.5的病例比CRS≥0.5者术后并发症发生率、死亡率低；②手术根治度A、B之间无差异；③根治度A或B，SSS<0.25比SSS≥0.25术后存活率高。CRS<0.5比CRS≥0.5者术后存活率高，基于此

基准的临床路径化管理的远端胃切除病例的临床路径变异发生率为5.7%，非使用例发生率为30%。因此，指出CRS<0.5病例是临床路径化管理的适应证，可获得最低的临床路径变异。

四、合并基础疾病的临床路径化管理

胃癌病人常合并糖尿病、高血压、心肺疾病，此时的临床路径能否应用主要取决于完成目标是否清楚，明确者通常使用路径化管理，如完成目标不明确者不宜应用。糖尿病因胰岛素的绝对、相对不足，糖、脂类、蛋白代谢异常、白细胞功能异常，常合并缺血性心脏病，脑血管功能障碍、肾病、视网膜病变，尤其在高龄胃癌者中多见。外科手术后会使糖异生增加、加速蛋白崩解，将原有疾患加重和发生感染性病变（切口愈合延迟、吻合口漏），因此，术前应做好糖尿病的诊断、评价，利用临床路径化管理完成围术期的糖尿病管理。血糖控制良好者，行临床路径化管理，控制不佳者可使用内分泌专用路径管理。2009年以大洋洲为中心的ICU（6104例）的前瞻性的随机、双盲、对照研究结果[65]，Intensive insulin therapy（血糖控制在4.44～6.10mmol/L）法具有较传统法（9.99～12.21mmol/L）高的死亡率，胰岛素致低血糖应高度重视。因此，临床路径化血糖的严格管理是必要的。

胃癌合并高血压者，有必要确认血压以外的风险因素（如高血压性脏器损害、心血管病）的状况，择期手术血压控制在140/90mmHg（1mmHg=0.133kPa）以下水平，围术期血压过低，易产生缺血性的并发症，文献[66]报道，胃癌合并高血压并未增加临床路径差异，但高血压并存心脑疾患对临床路径管理的使用有影响。

外科营养临床路径化管理的首要任务是术前营养状态的评价，含主观的营养评价（subjective global assessment，SGA）或客

观数据营养评价（objective data assessment, ODA）法，对于决定临床路径化管理有意义。营养主要方法有全胃肠外营养（TPN）和肠内营养（EN）。TPN主要用于术前有营养障碍或术中操作有问题以及术前有梗阻者。EN则适用所有病例，远端胃切除术后开始进食水时间多在3～4天，流食在4～5天，故无须TPN，全胃切除术后TPN使用率较高。

临床路径在风险管理上有助于降低围术期的风险。从风险管理角度路径变异的讨论将增加对治疗经过中的问题点、风险点的认知，同时病人及家属也会督促其改善，临床路径的风险管理的应用，有助于降低风险。消化外科手术的临床路径包括特殊的介入手段提高术后预期值，绝大多数干预措施与"术后加强恢复规约"一致。

五、PPG围术期的ERAS管理

手术后快速康复的概念ERAS（enhanced recovery after surgery, ERAS），最初是北欧提出[67]。ERAS是秉持基于证据的围术期综合性管理理念，促进病人术后康复，减少并发症，缩短住院日。ERAS的基本要素是通过术前、术中、术后具有循证医学证据的介入方法构成，以外科医生为主体，由外科医师、麻醉医师、手术室成员、病房护士、理疗师、营养师等多职种的团队协作完成。ERAS研究组推荐Consensus Guideline[68]的要点为：①术前说明；②废止术前肠管处置的原则，低位手术考虑前处置；③术前水分和碳水化合物负荷；④废止premedication的原则，硬膜外麻醉可选择短期麻醉药；⑤预防肺血栓栓塞；⑥预防性抗生素；⑦麻醉方法；⑧抑制术后呕吐；⑨腹腔镜下手术；⑩尽量缩小切口；⑪原则不插鼻胃管；⑫术中保温；⑬控制过量的输液和钠负荷；⑭引流；⑮尿管；⑯预防术后肠麻痹；⑰围术期镇痛；⑱围术期经口营养；⑲早期离床；⑳遵医嘱情况，评价结果。

目前各个医院在广泛推进ERAS的实施。2003年Zhuang[69]的一项关于ERAS的荟萃分析报告显示，结直肠手术采用7个以上项目ERAS组13个RCT研究，共计1910例，ERAS组953例，传统组957例，其结果显示ERAS组并发症发生率、住院日数明显减少。ERAS方案是团队医疗，以多职种、复数科室合作作为基础。ERAS最初是为结直肠癌开发的，近年在胃肠、肝胆胰手术中都有应用。胃外科ERAS融入路径化管理，极大地改变了经典的管理模式，尤其是以改善病人状态的结果和医疗安全角度发挥重要作用，借此，发挥减轻机体的侵袭，促使自主、早期的身体活动性，早期自主摄取营养，减轻围术期的不安和激励康复的欲望[70-71]。ERAS和临床路径的普及术后早期经口营养摄取常规实施，术后第一周的营养摄取的目标值设定在25～30kcal/kg，蛋白质1.5g/kg。经口营养有利于维系肠道的物理、免疫学的屏障，呼吸道黏膜免疫学屏障。维系肝脏单核细胞功能，腹腔内感染预防作用以及抑制血管内皮细胞的异常活性化，抑制重症感染和全身炎性反应[72]。

ERAS项目有利于病人康复，强化了医院的团队合作的协调性，发挥医院的团队医疗作用，同时也有效地降低医疗费用。

保留幽门胃切除手术与其他胃手术同样汲取ERAS的理念，进行围术期的管理，推进快速康复。PPG的术前管理主要是集中在疾病的诊断如上消化道造影和胃镜检查，判定病变位置、大小、浸润深度、病理组织活检。手术适应证的确认和术式的选择如确定并标识病灶的远近端安全切缘位置，CT确认原发灶的浸润深度，淋巴结转移，远处转移，作为PPG的手术适应证是cT1N0M0，病灶远端边缘距离幽门4cm以上。同时CT进行手术难度的评价，内脏脂肪多，胰腺边缘凹凸不整，脂肪组织与胰腺境界不清，注意术后胰漏的发生。全身耐受术手术的评价和 SSI 的预防，预康复处理作为常规进行。术中管理首先手术前使用抗生素和术中使用，术后不再给予。术中保温，防止低体温以及防止静脉血栓。术中探查，明确诊断和治疗方针，安全切缘的判定须进行术中冰冻病理学检查。胃肠减压管作为检测胃出血目的留置到次日拔掉，肥胖病人或胰漏高风险时置入腹腔引流。手术后的处理，尽早拔出胃管，择期手术术后停用抗生素，早期经肠道营养，限制进食预防吻合口漏缺乏证据。术后常规注意胃手术常见并发症如出血、吻合口漏、胰漏，及时发现和处理。PPG 术后存在一定频度的排空延迟，手术后限制经口摄食的量，少食多餐，避免摄入过量引发胃扩张。

参考文献

[1] Goldman, L, et al. N. Enbl[J]. J. Med, 1977, 297:845.

[2] 外须美夫, 山浦 健, 神田橋忠. ACC/AHA非心脏手术のための周術期心血管と管理ガイドライン-2007年更新解说1[J]. 循環制御, 2008, 29:248-253.

[3] 高橋三郎, 大野裕, 染矢俊幸（譯）. DSM-IV-TR精神疾患の诊断·统计マニュアル, American Psychiatric Association[M]. 東京:医学書院, 2014.

[4] Ansaloni L, Catena F, Chattat R et al. Risk factors and incidence of postoperative delirium in elderly patients after elective and emergency surgery[J]. Br J Surg, 2010, 97: 273-280.

[5] Tokunaga M, et al. Poor survival rate in patients with postoperative intra-abdominal infectious complications following curative gastrectomy for gastric cancer[J]. Ann Surg Oncol, 2013, 20:1573-83.

[6] Jensen GL, Charlene C, Cederholm T et al. GLIM criteria for the diagnosis of malnutrition; a consensus report from the Global Clinical Nutrition Community[J]. Clin Nutr, 2019, 38 : 1-9.

[7] Weimann A, Braga M, Carli F et al. ESPEN guideline; clinical nutrition in surgery.[J]. Clin Nutr, 2017, 36: 623-650.

[8] Hamaguchi Y, et al. Impact of skeletal muscle mass index intramuscular adipose tissue content , and visceral to subcutaneous adipose tissue area ratio on early mortality of living donor liver transplantation[J]. Transplantation, 2017, 101: 565-574.

[9] Baker JP, Detsky AS, Wesson De et al. Nutritional assessment; a comparison of clinical judgement and objective measurement[J]. N Engl J Med , 1982, 306: 969-972.

[10] Fujitani K, et al. Prospective randomized trial of preoperative enteral immunonutrition followed by elective total gastrectomy for gastric cancer[J]. Br J Surg, 2012, 99 : 621-629.

[11] Ida S, et al. Randomized clinical trial comparing standard diet with perioperative oral immunonutrition in total gastrectomy for gastric cancer[J]. Br J Surg, 2017, 104:377-383.

[12] Lee KG, et al. Risk factors associated with complication following gastrectomy for gastric cancer :retrospective analysis of prospectively collected data based on the Clavien-Dindo system[J]. J Gastrointest Surg, 2014, 18:1269-277.

[13] Fukuda Y, et al. Prevalence of malnutrition among gastric cancer patients undergoing gastrectomy and optimal preoperative nutritional support for bpreventing surgical site infections[J]. Ann Surg Oncol, 2015, 22s:778-785.

[14] Chow WB, Rosenthal RA, Merkow RP, et al. Optimal preoperative assessment of the geriatric surgical patient : A best practices guideline from the American College of Surgens National Surgical Quality Improvement Program and the American Geriatrics Society[J]. J Am Coll Surg, 2012, 215: 453-466.

[15] Doyle DJ, Goyal A, Garmon EH. American Society of Anesthesiologists Classification. StatPearls (Internet), 2022.

[16] Caprini JA. Risk assessment as a guide for the prevention of the many faces of venous thrombolism[J]. Am J Surg, 2010, 199(I SuppI): 3-10.

[17] 国崎主税, 他. 周術期静脈血栓对策[J]. 臨外, 2014,

69（11）:228-232.

[18] Shinohara T, et al. Clinical value of multidetectot row compured tomography in detecting lymph node metastasis of early gastric cancer[J]. Eur J surg oncol, 2005, 31(7):743-748.

[19] Kwee RM, Kwee TC. Imaging in assessing lymph node status in gastric cancer[J]. Gastric Cancer, 2009, 12: 6-22.

[20] 松本 充, 増田清博, 可児弘行, 他. 胃癌に對するマルチスライスCTの臨床活用[J]. Medical映像情報, 2002, 35（7）:140-148.

[21] Ba-Ssalamah A, et al. Dedicated multidetector CT of the stomach: spectrum of diseases[J]. Radiographics, 2003, 23:625-644.

[22] Chen Y, Hsu JS, Wu DC, et al. Gastric cancer :preoperative local staging with 3D multidetector row CT-crrelation with surgical and histopathologic results[J]. Radiology, 2007, 242(2):472-482.

[23] Yan C, et al:. Value of multidetector-row computed tomography in preoperative T and N staging of gastric carcinoma: a large-scalr Chinese study[J]. J Surg Oncol, 2009, 100(3): 205-214.

[24] Stahl A, Ott K, Weber WA, et al. FDG PET imaging of locally advanced gasytic carcinomas: correlation with endoscolic and histopathological findings[J]. Eur J Nucl Med, 2003, 30:288-295.

[25] Mochiki E, Kuwano H, Katoh H, et al. Evaluation of 18F-2-deoxy-2fluoro-D-glucose emission tomography for gastric cancer[J]. World J Surg, 2004, 28:247-253.

[26] Chen J, Cheong JH, Yun MJ, et al. Improvement in preoperative staging of gastric adeno- carcinoma with position emission tomography[J]. Cancer, 2005, 103:2383-2390.

[27] Mukai KT, Ishida YH, Okajima K, et al. Usefuiness of preoperative FDG-PET fou detection of gastric cancer[J]. Gastric Cancer, 2006, 9:192-196.

[28] Podoloff DA, Ball DW, Wong RJ, et al. NccN tast force : clinical utility of PET in a variety of tumor types[J]. J Nalt Compr Canc Netw, 2009, 7:1-26.

[29] Shimada H, Okazumi S, Murakami K, et al. Japannese Gastric Cancer Association Task Force for Research Promotion: clinical utility of 18 F-fluoro-2-deoxyglucose position emission tomography in gastric cancer. A systematic review of the literature[J]. Gastric Cancer, 2011, 14:13-21.

[30] 日本消化器集団检诊学会编. 新・胃X線撮影法（間接・直接）ガイドライン[M]. 東京:メデイカルレビュー社, 2005.

[31] Kato M, et al. Magnifying endoscopy with narrow-band imaging achieves superior accuracy in the differential diagnosis of superficial gastric lesions identified with white-light endoscopy:a prospective study[J]. Gastrointerest Endosc, 2010, 72: 523-529.

[32] Yao K, et al. Magnifying endoscopy for diagnosing and delineating early gastric cancer[J]. Endoscopy, 2009, 41:462-467.

[33] 木田光宏, 他. 潰瘍の有无から見た早期胃癌のEUS診断[J]. 胃と腸, 1999, 34: 1095-1103.

[34] 三宅直人, 他. 早期胃癌のEUS深達度診断. 胃と腸, 2012, 47:482-489.

[35] Hwang SW, et al. Preoperative staging of gastric cancer by endoscopic ultrasonography and multidetector -row computed tomography[J]. J Gastroenterol Hepatol, 2010, 25(3): 512-518.

[36] Mocellin S, et al. Lymphoscintigraphy in detection of the regional lymph node involvement in gastric cancer[J]. Ann R Coll Surg Engl, 88:632-638.

[37] Hiki N, Shimizu N, Yamaguchi H, et al. Manipulation of the small intestine as a cause of the increased inflammatory response after open compared with laparoscopic surgery[J]. Br J Surg 2006, 93:195-204.

[38] Barry J, Blackshaw GR, Edwards P, et al. Western body mass indices need not compromise outcomes after modofied D2 gastrectomy for carcinoma[J]. Gastric Cancer, 2003, 6: 80-85.

[39] Noshiro H, Shimizu S, Nagai E, et al. Laparoscopy-assisted distal gastrectomy for early gastric cancer : Is beneficial for patients of heavier weight[J]?Ann Surg, 2003, 238:680-685.

[40] Ushimaru Y, Omori T, Fujiwara Y, et al. The feasibility and safety of preoperative fluorescence marking with indocyanine green(ICG) in laparoscopic gastrectomy for gastric cancer[J]. J gastrointest Surg, 2019, 23:468-476.

[41] Satoh H, Morisaki T, Kishikawa H. A case of a postoperative aneurysm of common hepatic artery wuptured into remnant stomach after aradical gastrectomy[J]. Jpn J Surg, 1989,

19:241-251.

[42] 爱甲 孝, 帆北 修一, 西满 正, 他. 胃全摘術[J]. 消外, 1997, 20:895-915.

[43] 佐野 武. 膵上縁郭清における剥離操作[J]. 手術, 55: 339-343.

[44] 福永哲, 比企直樹, 細井則人, ほか. 胃癌に対する腹腔鏡辅助下リンパ節廓清における視野展開のコツ―like a Matador-[J]. 手術, 2006, 60:1315-1321.

[45] Uyama I, Kanaya S, Ishida Y, et al. Novel integrated robotic approach for treating gastric cancer; technique and initial experience[J]. World J Surg, 2012, 36:331-337.

[46] Marik P. E Zaloga, G. P. Early enteral nutrition in acutely ill patients :A systematic review[J]. Crit. Care Med. , 2001, 29:2264-2270.

[47] Lewis SJ, Egger M Sylvester PA, et al. Early enteral feeding versus "nil by mouth" after gastrointestinal surgery:systematic reviw and meta-analysis of controlled trials[J]. Bmj, 2001, 323 (7316):773-776.

[48] Binderow SR, Cohen SM, Wexner SD, et al. Must early postoperative oral intake be limited to laparoscopy[J]? Dis Colon Rectum, 1994, 37(6):584-589.

[49] Suehiro T, Matsumata T, Shikada Y, et al. Accelerated rehabilitation with early postoperative oral feeding following gastrctomy[J]. Hepatogastroenterology, 2004, 51(60): 1852-1855.

[50] Hur H, Si Y, Kang WK, et al. Effects of early oral feeding on surgical outcomes and recovery after curative surgery for gastric cancer : pilot study results[J]. World J Surg, 2009, 33(7): 1454- 1458.

[51] Hur H, Kim SG. Shim JH, et al. Effect of early oral feeding after gastric cancer surgery; a result randomized clinical trial[J]. Surgery, 2001, 149:561-568.

[52] Mahmoodzadeh H, Shoar S, Sirati F, et al. early initiation of oral feeding following upper gastrointestinal tumor surgery; a randomized controlled trial[J]. Surg Today, 2015, 45:203-208.

[53] Zander K, et al. Nursing case management: blueprints for transformation[M]. Boston:New England Medical Center Hospitals, 1985.

[54] Hooda S, et al. Transitioning clinical practice guidelines into the electronic health record through clinical pathways[J]. Methods Mol Biol, 2021, 2194:45-59.

[55] Neame MT, et al. A systematic review of the effects of implementing clinical pathways supported by health information technologies[J]. J Am Med Inform Assoc, 2019, 26: 356-363.

[56] Thomas R, Joachim K, Rainer K, et al. A systematic review and meta analysis of the effects of clinical pathways on length of stay, hospital costs and patient outcomes[J]. BMC Health Services Research, 2008, 8:265.

[57] 野家環, 小西敏郎, 米村豊, ほか. わが国における胃癌手術のクリニカルバスの現況[J]. 日本臨床外科學會雑誌, 2005, 66 (10):2360-2366.

[58] 多幾山渉. 一般総合病院におけるクリニカルバス[J]. 外科治療, 2005, 92(増刊):445-450.

[59] 長谷川慎一. High-VolumeCenterとCommunityHospitalの病人背景の相違を考慮したユニットバスの作成と運用―がん診療の均てん化を目指して―[J]. 日本クリニカルバス學會誌, 2009, 11(2):145-151.

[60] 瀬戸泰之, 山口俊晴, 大山繁和, ほか. 胃全摘術[J]. 消化器外科, 2006, 29(11):619-632.

[61] 安田一弘, 衛藤剛, 猪股雅史, ほか. 腹腔鏡下胃切除術[J]. 消化器外科, 2006, 29(11):633-642.

[62] 関戸仁, 上田倫夫, 嶋田紘. 大學病院におけるクリニカルバス[J]. 外科治療, 2005, 92(増刊):440-444.

[63] 野家環, 小西敏郎. 胃癌治療とクリニカルバス[J]. 外科治療, 2005, 93(5):540-546.

[64] 池井聰. 幽門側胃切除術のクリニカルバス[J]. 外科治療, 2005, 92(増刊):92-101.

[65] The NICE-SUGAR Study investigators. Intensive versus conventional glucose control in critically ill patients[J]. N Eng l J Med, 2009, 360(26): 1283-1297.

[66] 保田尚邦, 大中徹, 中島修, ほか. 高血圧病人の手術とクリニカルバス[J]. 外科治療, 2005, 92(増刊):317-320.

[67] Fearon KC, Ljungqvist O, Von Meyenfeldt M, et al. Enhanced recovery after surgery:a consensus review of clinical care for patients undergoing colonic resection[J]. Clin Nutr, 2005, 24:466-477.

[68] Lassen K, Soop M, Nygren J, et al. Consensus review of optimal perioperative care in colorectal surgery :Enhanced recovery after surgery (ERAS) Group recomenddations[J]. Arch Surg, 2009, 144:961-969.

[69] Zhuang CL, Ye XZ, Zhang XD, et al. Enhanced recovery after surgery programs versus traditional care for colorectal surgery :a meta-analysis of randomized controlled trials[J]. Dis Colon Rectum, 2013, 56:667-678.

[70] Kaibori M, et al. Perioperative management

for gastrointestinal surgery after instituting interventions initiated by the Japanese Society of Surgical Metabolism and Nutrition[J]. Asian J Surg, 2020, 43:124-129.

[71] Nabeya Y, et al. Peroperative management for early recovery after esophageal cancer surgery. Enhanced Recovery after surgery[M]. ed by Fukushima R et al. Singapore:Springer Singapore, 2018, 73-91.

[72] Fukatsu K. Role of nutrition in gastroenterological surgery.[J]. Ann Gastroenterol Surg, 2019, 3:160-168.

第八章　开腹保存幽门、迷走神经胃切除术

Open pylorus and vagus nerve-preserving gastrectomy

第一节　概论

　　胃癌开腹保留幽门、迷走神经胃切除术（pylorus-preserving gastrectomy，PPG）是在Maki原创手术基础上发展起来的手术，早期胃癌为主要对象，手术的基本要求、手术模式都与之当初相差甚远。治疗早期胃癌的开腹保留幽门、迷走神经胃切除术是20世纪80—90年代深刻研讨的手术，无论对手术适应证的研究，还是对手术技术都进行了讨论，同时确定了该手术的基本原则和模式[1-2]。手术的要点是胃切除胃的中段，保留胃上部1/3和幽门及胃窦部的一部分的胃切除手术。肿瘤安全切缘是2cm，胃近端切除线是Demel线附近，远端胃切除线是距幽门4cm处，保存幽门下动静脉和自主神经。淋巴结廓清范围为D1（No.1、3、4d、4sb、6、7），D1+（No.8a、9）[3]。手术的效果，长期生存率与远端胃切除，D2相同，手术能防止胃内容物坠落式的排空，有效地降低术后倾倒综合征，提升胃的储存食物和消化功能，抑制术后缺铁性贫血，抑制餐后高血糖减轻胰腺分泌功能的负担，防止十二指肠液的胃内反流，抑制残胃炎和残胃癌的发生。

第二节　开放手术常用器械

一、手术器械的种类

　　手术刀、剪刀类、镊子类、钳子、持针器、拉钩、悬吊组合拉钩、胃肠缝合器、自动缝合器。

二、缝合材料的种类

　　针，缝合线分为天然材料［丝线、肠线（由羊的胶原制成）］和人工合成材料。

三、胃部分切除术常用器械

　　物品包括电刀（中号）加长刀头、（长）加

长刀头、双极电凝、胃肠缝合器、长钉仓、引流管12mm。缝合材料包括2-0黑色丝线、3-0薇乔线（D-tach）、3-0薇乔线、长度×2 3-0聚丙烯线（D-tach）、3-0聚丙烯线、长度×1-1聚丙烯线、0聚丙烯线、各型号丝线（1-0、2-0、3-0，也要准备长线）。器械包括各型号镊子（有齿镊、无齿镊、Stille镊）、DE BAKEY型镊子、各种型号钳子、血管持针器、直角KELLY钳、各种型号剪刀、库克钳、断端钳子、李斯特钳。

第三节 手术操作技术规范

一、手术前准备

（一）手术适应证与禁忌证

适用于胃中下部的早期胃癌（CT1N0），且肿瘤距离幽门在5cm以上。但有食管裂孔疝，高龄以及精神病者，不适宜进行此手术。

（二）手术前准备

手术前通过胃镜标记病灶。

（三）麻醉与病人体位

麻醉：硬膜外阻滞麻醉复合全身麻醉。体位：取仰卧体位。

二、手术术式概要和流程

（一）手术术式概要

手术针对早期胃癌CT1N0病例，胃切除范围是保证安全切缘在2cm以上的中下部胃。远端残胃到幽门距离保留在3cm。保留大网膜。淋巴结廓清范围为No.3、4d、4sb、6，1、5不完全廓清，No.7、8a、9、11p根据肿瘤特征的需要增加廓清。保留迷走神经肝支、幽门支、腹腔支、肝总动脉周围神经丛、脾动脉周围神经丛。保留幽门下动静脉、胃左动脉的贲门支、食管支、胃右动脉。消化道重建采取胃胃吻合。术式概要如图8-3-1所示。

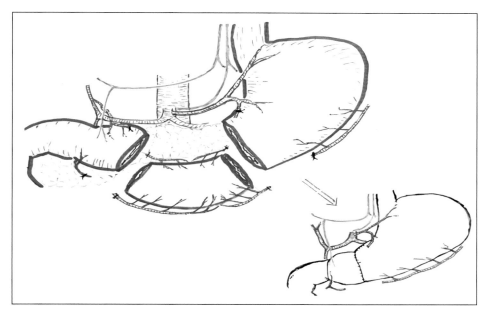

图8-3-1 手术术式概要示意图

（二）手术流程

　　a. 上腹正中切口，探查；

　　b. 胃小网膜处理，保留肝支；

　　c. 胰腺上缘淋巴结廓清；

　　d. 保留腹腔支、副肝动脉、贲门支、食管支的处理；

　　e. 胃大弯淋巴结、血管处理；

　　f. 胃小弯淋巴结、血管处理；

　　g. 胃切除和吻合；

　　h. 关腹。

三、手术技术操作步骤

（一）腹部切口，探查

1. 术者及其助手位置

　　如图8-3-2所示，术者位于病人右侧，对侧是1助和2助，术者的头侧为3助。术者使用的电能量外科器械为单极电刀、双极电凝器、超声刀。

2. 切口选择

　　选择上腹部正中剑突至脐的切口，切口可根据病人体型和手术野需要，缩小或延长至脐下。进入腹腔后，纱布垫保护切口，安置悬吊拉钩和开创器。

3. 腹腔探查

　　腹腔探查遵循无瘤操作技术原则，由远及近，非肿瘤区域，最后至病变部位。腹腔探查系术中最直接的诊断，需要判定有无腹膜转移、肝脏转移、腹膜后淋巴结转移等，以决定手术治疗方针。确定病变的部位和区域引流淋巴结有无转移，确认胃的病灶部位，予以标记。确认迷走神经的走行。决定胃切除线和淋巴结的廓清范围以及保留的神经，以及有无食管裂孔疝，十二指肠溃疡瘢痕致幽门狭窄等禁忌证。

（二）胃小网膜的处理，保留肝支神经

1. 手术术野区域的展开

　　用肝脏拉钩将肝脏左叶和方叶向头侧拉起，同时助手左手将胃向足侧牵引展平，呈现胃小网膜及膈肌、食管裂孔部位，使胃的贲门部位获得良好的手术视野。确认迷走神经的前干在食管、胃接合部分出胃支和肝支，分出的肝支呈束状沿着小网膜肝脏附着部走行。确认小网膜附着肝缘部迷走神经肝支的走行后，距离小网膜附着部2cm处，避开肝支的神经纤维束，离断小网膜，打开小网膜囊（图8-3-3）。

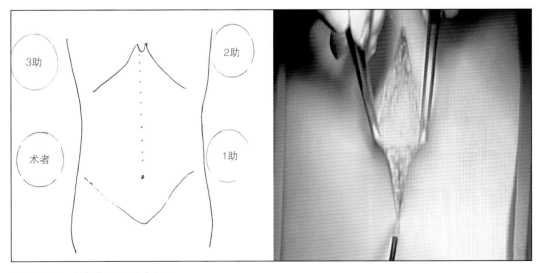

图8-3-2 术者位置和手术切口

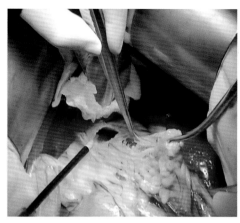
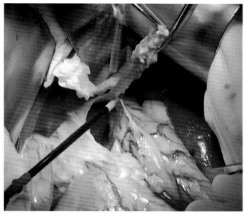

图8-3-3　距离小网膜附着肝缘2cm处离断小网膜

2. 胃右血管界标的入路

以胃右动脉为界标（图8-3-4），在其右侧缘入路，进行胰腺上缘淋巴结清除。此时注意避免伤及迷走神经的幽门支。

由于血管、淋巴管结构的连续性和此处系膜与肝十二指肠韧带、胰腺上缘覆盖着的系膜的连续，在胃右动脉根部左侧入路寻迹肝固有和肝总动脉，可以沿此间隙，向廓清No.8a扩展。移行为胰腺上缘的淋巴结廓清。

（三）胰腺上缘淋巴结廓清及腹腔支处理

1. 手术野展开

将胃拉起，助手左手将其与胰腺一并向足侧牵拉，使胰腺上缘及胃胰韧带展现在手术野。

胰腺上缘淋巴结廓清时，应保留的神经是迷走神经腹腔支、肝丛、胰丛神经及腹腔神经丛。廓清存在于胰腺上缘的No.8a、9、11p淋巴结。先将胰腺被膜在胰腺与No.8a、11p接壤部位切开，提起淋巴结，电刀或双极电凝将淋巴结与肝动脉或脾动脉根部的疏松结缔组织及与淋巴结交通的小血管凝固、离断，清除淋巴结，此时的处理要点，是要在肝丛、胰丛的浅面剥离，既可保留神经，又能保护不损伤血管（图8-3-5）。

2. 腹腔动脉周围淋巴结的清除

腹腔动脉周围淋巴结的清除是手术的难点部位，此处的解剖结构复杂多变，应结合术前影像学提供的信息，精心精准解剖。解剖的方法归纳为两种，即右侧入路法和左侧入路法。

右侧入路法：由No.8a廓清始，右侧膈肌脚途径清除法。处理时注意事项是迷走神经腹腔支与腹腔神经节的交感神经纤维交织形成

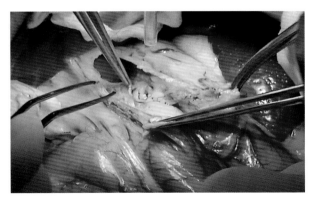

图8-3-4　胃右血管左侧部分清扫5组淋巴结

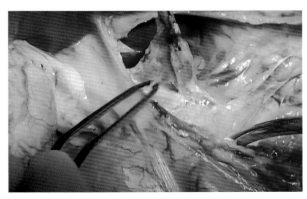

图8-3-5　胰腺上缘右侧淋巴结廓清

网状的神经丛，分布与肝总动脉、脾动脉周围，No.8a、9、11p廓清的剥离层是在血管周围的神经丛的表面层间进行廓清（图8-3-6）。No.8a近腹腔动脉根部、胃左动脉后方的No.9，脾动脉根部淋巴结清除时常有较粗大的淋巴管通向No.16淋巴结，要仔细凝固，防止淋巴漏。

No.8a淋巴结属于位于腹膜后的淋巴结，处理时最为重要的环节是手术野的展开。肝脏向头侧牵开，助手的左手将胃牵向足侧，右手将胰腺上缘和胃胰韧带牵向右侧，会使胰腺上缘的右侧充分地显露。术者的左手在肝总动脉的前方，夹持覆盖No.8a淋巴结的被膜，轻轻牵起，右手用双极电凝，在肝总动脉表面的肝丛浅层和淋巴结之间，凝切，清除No.8a淋巴结。有数支微小血管与淋巴结交通，易于出血污染术野，需要仔细

和耐心处理。

No.9淋巴结廓清和右侧膈肌脚开放，沿肝总动脉继续向腹腔动脉侧廓清，进而胃左动脉的右侧No.9淋巴结被由动脉的表面游离，继续沿此间隙向后向上游离，则将右侧膈肌脚显露出来（图8-3-7、图8-3-8）。

左侧入路法（图8-3-9）：左侧入路法的基本策略是以胃左静脉为界标，沿其左侧间隙剖开胃胰韧带，紧贴近血管凝切淋巴结与血管间的结缔组织，向后、向下、向左拓宽范围，向左将左侧脾动脉根部、脾动脉干的近侧部分显露，向后侧移行进入胃左动脉后方及根部，将此部分的脂肪组织和淋巴结从膈肌脚、左肾上腺的前方、胃后动脉右侧整块游离开来予以清除，其后再由胃左静脉右侧清除No.8a、9，显露出胃左动静脉及根部和肝总动脉。

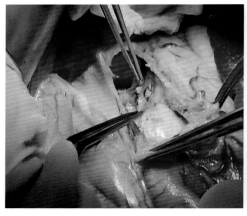
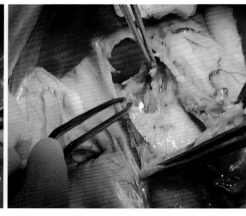

图8-3-6　延续至胰腺上缘清扫8a组淋巴结

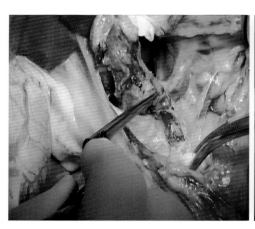
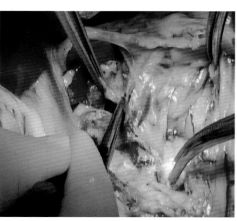

图8-3-7　显露胃胰韧带右侧

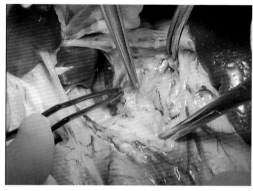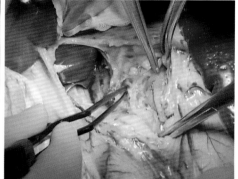

图8-3-8　清除胃胰韧带左侧No.9淋巴结

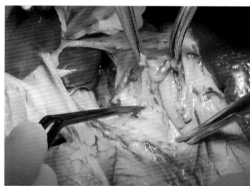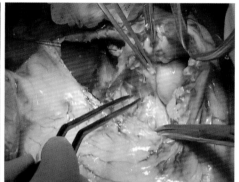

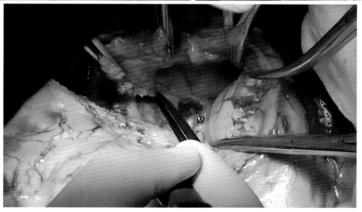

图8-3-9　沿胃后动脉内侧廓清及离断胃壁血管

No.9淋巴结廓清和左侧膈肌脚开放，技术操作要点，术野转向左侧，助手的左手将胰腺上缘推向右下方向，右手将胃上部牵向脾侧，使胃胰韧带的左侧和胰体部上缘显露。术者左手在胃左动静脉的左侧，钳夹其表面的系膜组织，右手器械在血管与系膜的间隙切入，凝切廓清淋巴结，此间有若干支微小血管借助系膜与胃壁附着血管交通，是手术剥离出血的原因。

清理No.9淋巴结时要仔细将其相连的淋巴管凝闭，这些淋巴结与后方的主动脉周围淋巴系统沟通，是术后淋巴漏的好发原因。

No.11p淋巴结廓清，继No.9由腹腔动脉周围的清除，沿着脾动脉廓清No.11p淋巴结，以同样的器械和方法廓清。廓清范围是到胃后动脉的内侧，将No.11p和覆盖的胃胰韧带左侧系膜一并游离至胃后壁。

3. 腹腔支的保存

腹腔动脉周围淋巴结廓清时无论左侧入路法或右侧入路法，最安全有效的显露方法是将胃左动脉根部至贲门部的食管裂孔膈肌脚部的后腹膜腔游离开来，沿着胃左动脉根部剥离可以发现部分与之并行的腹腔神经支，腹腔神经支与周围组织具有间隙，从此间隙谨慎用器械扩张、放大，在清除淋巴结及脂肪组织，循序渐进向头侧剥离后，可见迷走神经后干、腹腔支及胃支（图8-3-10）。腹腔支约有半数以上与胃左动脉根部有2~3cm的伴行。确认该部位腹腔支后，在非并行部的胃左动脉末梢部结扎、切断胃左动静脉。包绕肝总动脉、脾动脉、胃左动脉根部周围的腹腔神经丛、肝丛、胰丛具有调节肝、胆、胰、小肠的功能作用，应予以保留。

4. 贲门区域的处理

贲门部血管的处理主要目的是保留副肝动脉、贲门支、食管支，清除No.1淋巴结。对于维系贲门及其食管下段的功能，防止反流至关重要。

上述血管在远端胃切除术中，伴随胃左动脉的切断，予以离断，廓清，手术操作简易。但是，在具有缩小手术指征的条件下，保留之有益于术后的QOL。保留迷走神经腹腔支的同时可以保留胃左动脉分出的副肝动脉、贲门支、食管支（图8-3-11），胃左动脉的降支予以离断。贲门区域的手术要求精准、精细，因此费时、费事。贲门部位处理时的手术野的展开，将肝脏左叶拉向头侧，助手的左手将胃牵起，拉向患者的足侧和左侧腹，使食管裂孔到胰腺上缘全部位于手术视野的中心部位，便于随时手术需要的调整。手术既要清除胃胰韧带内的脂肪、结缔组织、淋巴结达到根治目的，与此同时，迷走神经后干、腹腔支、胃支以及贲门支和食管支血管，是具有影响功能的效应，予以保留是此手术的主要目的。肝总动脉、脾动脉、胃左动脉根部周围包绕的腹腔神经丛、肝丛、胰丛具有调节肝、胆、胰、小肠的功能，还有防止腹泻和倾倒综合征的作用，应予以保留。

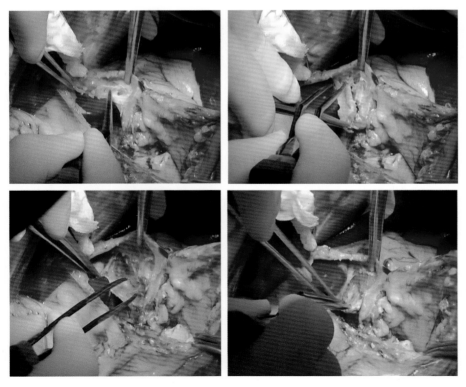

图8-3-10　离断前后干的胃支神经，保留贲门支

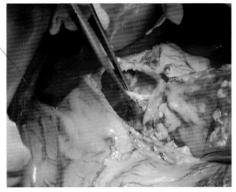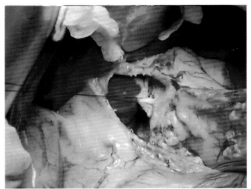

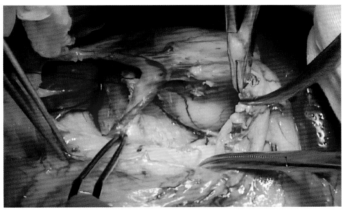

图8-3-11 腹腔动脉周围淋巴结廓清，保留腹腔支

（四）胃大弯淋巴结廓清

首先，将脾脏轻轻托起，后方置入生理盐水浸湿的小纱布垫，维系脾脏的位置（目的是防止手术牵拉撕裂脾脏被膜，导致出血），便于手术操作。

首先由右侧沿着十二指肠的降部，将胃结肠韧带此处附着点的系膜切开，将横结肠系膜前叶与胰头、十二指肠附着部松解开（图8-3-12）。由此入路，在胰头的融合筋膜的前方剥离，进入横结肠系膜的前后叶的组织间隙，继续向左剥离至胃网膜右动静脉进入门静脉的解剖界标处。

1. 胃大弯侧淋巴结廓清

（1）胃大网膜离断，胃大弯侧廓清距胃网膜动静脉3～4cm处，将胃结肠韧带用超声刀或结扎后离断，保留横结肠侧的大网膜（图8-3-13）。

（2）胃网膜右静脉处理，No.6v、6i、6a廓

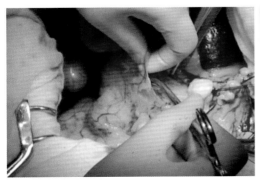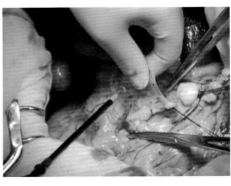

图8-3-12 沿十二指肠降部、横结肠剥离横结肠系膜前叶

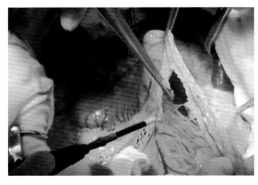
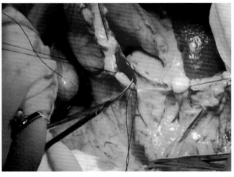

图8-3-13　胃大弯血管弓外3cm离断网膜支血管

清，幽门下淋巴结廓清手术的要点是幽门下区域的倒"V"形术野展开，"V"形整块廓清，保留幽门下动静脉。

术野展开方法是将胃向头侧牵起，助手左手将横结肠系膜轻轻拉向足侧，"V"形的术野得以展示，幽门下区域的整个系膜完全处于手术视野中。

"V"形廓清模式，手术由横结肠系膜前、后叶之间疏软结缔组织间隙入路，将横结肠系膜前叶由胰头前面、十二指肠外侧缘处游离开。以副右结肠静脉作为界标导引，以胃网膜右静脉根部为目标剥离。

沿十二指肠第一段下方、胰腺前方游离，确认胃十二指肠动脉。幽门下动静脉及胃网膜右动静脉走行。

沿十二指肠球降部内侧附着缘，在胰腺头部的融合筋膜前方游离，至胃网膜血管的右侧，此三部曲将幽门下区域原来的自然存在状态下的

"V"形结构的基盘（附着部），彻底松解开。

至此将胃网膜右动静脉及周围的脂肪组织、淋巴结组织从十二指肠外侧、胰头前面、胰颈的周围脏器表面整块游离，形成倒置椎体状，在立体解剖结构充分明了后，分别整块清除No.6的各组淋巴结（图8-3-14）。

（3）结扎胃网膜右动静脉，保留幽门下静脉动脉。清除No.6v、6i、6a后，展现出胃网膜右静脉、胰十二指肠上前静脉、Henle干。此时确认幽门下静脉，不能损伤，在保留此静脉后，结扎、切断胃网膜右静脉。保留幽门部的静脉对于维系幽门的功能至关重要。再度确认胰腺与十二指肠第一段背侧走行的胰十二指肠前上动脉，不要解剖胃十二指肠动脉周围的膜状结构以免伤及支配十二指肠后面的十二指肠动静脉和神经。

同样确认胃网膜右动脉和幽门下动脉分支状况，保留幽门下动脉，结扎胃网膜右动脉（图8-3-15）。保存幽门下动脉可保证幽门、幽门

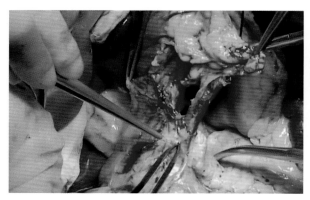

图8-3-14　清除No.6v、6i、6a各组淋巴结

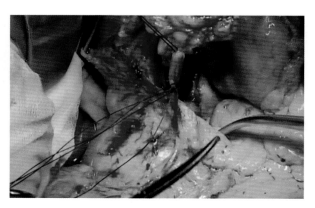

图8-3-15　保留幽门下动静脉，离断胃网膜右动静脉

管部的胃大弯侧血流供应。幽门下动脉多从胃网膜右动脉的胃十二指肠动脉分叉部发出，也有来自胃网膜右动脉、胰十二指肠后上动脉、胰十二指肠前上动脉，剥离时应予以注意。幽门下动脉跨越幽门的1~2支血管保留。

胃远端大弯游离出4~5cm。远端胃的大弯侧切割线，设定在4~5cm部位。

（4）胃网膜左动脉的处理与No.4sb廓清，将大网膜向左侧离断至脾下极部位，胃向头侧牵起，胰腺尾部及胃网膜左动静脉向胃的立体走行一目了然，沿着此血管清除周围的脂肪组织和No.4sb，在根部结扎、切断胃网膜左动静脉。有时可以在大网支分出的血管的末梢处结扎，保留其向大网膜供应的血流（图8-3-16）。

（五）胃小弯淋巴结廓清

1. 胃小弯部处理

胃小弯部的处理主要是胃右血管的处理，保留幽门支神经。幽门上淋巴结的清除，以胃右动静脉为界标，沿其外侧缘清除。胃右动静脉及伴行的迷走神经幽门支跨越幽门的1~2支保留，其余胃侧部分切断（图8-3-17）。幽门部胃小弯游离4~5cm。

No.5淋巴结仅做胃右动静脉的左内侧的清除，不做全部彻底的清除，或者不予处理。目的是保留迷走神经的幽门支和幽门管及吻合部位的血运。沿小弯向上清除No.3b淋巴结，显露胃小弯吻合部位。

2. 胃小弯上部处理

胃小弯上部处理主要是贲门淋巴结廓清和迷

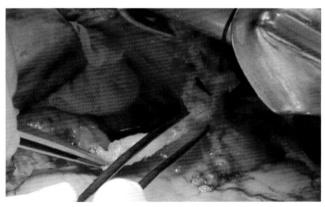

图8-3-16 胃网膜左动静脉处理和淋巴结廓清

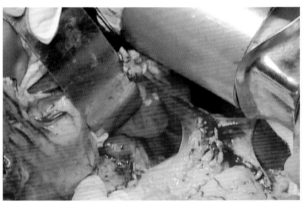

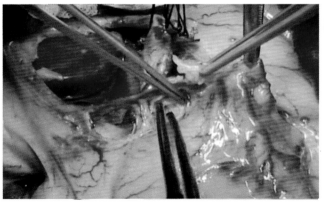

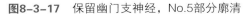

图8-3-17 保留幽门支神经，No.5部分廓清

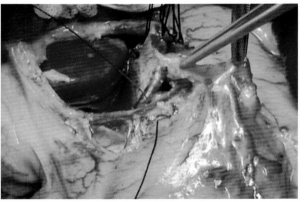

走神经的前后干以及肝支的保留，与此同时，以His角为界，保护好贲门和食管裂孔的解剖结构，对于防止反流性食管炎极为重要。此处不做下段食管的游离，维系食管下段的括约肌的功能。胃上部的淋巴结廓清，将胃翻转至正常位置，将左肝拉向头侧，确认食管附近迷走神经前干后将向胃的前干的胃支切断、清除No.1淋巴结和向下方No.3a淋巴结及胃小弯的脂肪组织（图8-3-18），留出吻合口部位。保留胃左动脉发出的贲门支和食管支，在胃左动脉的降支予以离断。

（六）胃切除和胃胃吻合

1. 修整大小弯，备胃胃吻合

确定胃的切除线，以肿瘤为中心，安全切缘为2cm。胃的远端切除线是以幽门括约肌的十二指肠侧为界至幽门侧4cm处为远端切除线；近端切除线通常是以胃网膜左动脉末端前支至大弯侧的直角切除线，使用100mm的直线切割闭合器切割（图8-3-19、图8-3-20）。

2. 胃胃吻合

胃与胃的吻合采用对端吻合，两断端大，小弯侧全层各缝一针3-0可吸收线固定，保持近远端胃的轴向一致。胃断端的后壁，用3-0可吸收线进行浆肌层、间断缝合，其后用3-0可吸收线，进行断端全层缝合。胃断端的前壁，用3-0可吸收线，进行黏膜、黏膜下层连续缝合，然后再用3-0可吸收线浆肌层间断缝合。胃吻合部位至幽门的距离为2.5~3cm（图8-3-21）。胃胃吻合要保持胃的轴线一致，不要扭曲吻合。近端吻合口大小以远端残胃的口径为依据确定，进行胃胃吻合。远端残胃黏膜不要过度牵拉，过多切除，以免过度牵扯的胃黏膜会使胃黏膜的舒张受到制约，影响排空。

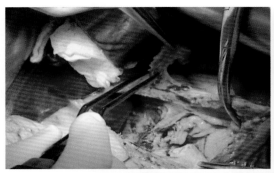
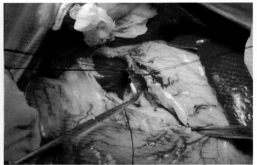
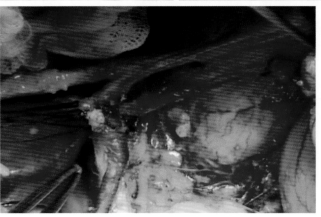

图8-3-18　胃上部小弯处理

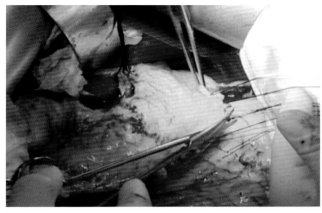
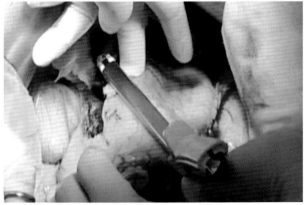

图8-3-19　修整胃大弯备吻合

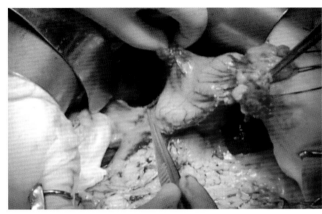
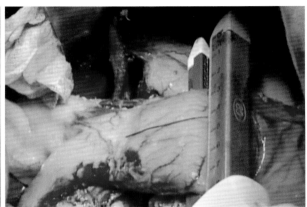

图8-3-20　距离幽门4cm离断远端胃

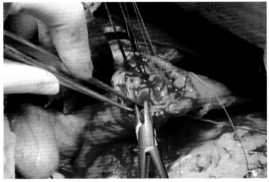
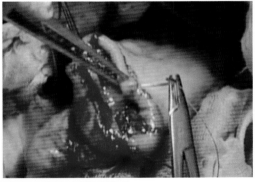

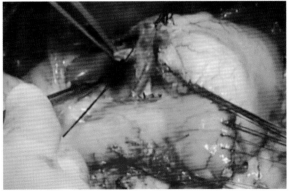

图8-3-21　胃胃吻合完成

（七）关腹

关闭腹腔时常规放置引流，腹腔温盐水冲洗，止血，左肝下方胃胃吻合部周围置硅胶管引流一枚。腹壁二层缝合、关腹。

第四节　手术技术要点和难点

（1）胃的远近端切除线应距离肿瘤边缘大于2cm，远端切除线以幽门括约肌远侧缘计算，应该4cm以上，胃切除后的胃胃吻合口线到幽门距离至少2.5～3cm。

（2）迷走神经的前干在贲门部分出肝支、胃支，肝支纤维束沿小网膜肝附着部位走行，清除No.1淋巴结时应确认肝支后进行。迷走神经的腹腔支在贲门的后方，由后干发出后在胃胰韧带内向胃左动脉根部方向走行，并有一段并行，清除No.7、8a、9淋巴结时应将腹腔支游离出来，胃左动脉在其末梢侧，非并行部切断。肝、脾动脉周围神经丛的保护，关键在于淋巴结清除时找到其与神经丛之间的层次，紧贴淋巴结用双极电凝剥离、凝切，清除神经丛上方的和周围的淋巴结[4-5]。

（3）淋巴结廓清，No.5淋巴结清除应从胃右动静脉左侧进行，为了不损伤幽门支常采取不完全廓清或不廓清，No.8a、9淋巴结廓清时，以双极电凝从淋巴结与神经丛的界面处理，不易损伤神经。

（4）幽门功能维系的要点，吻合缝合不能接近幽门括约肌；维系幽门前庭的基本长度；保持幽门下动静脉的解剖结构的完整；幽门支神经的保护；维系黏膜的自然长度的保存。

（5）不做食管裂孔的游离，不清除下段食管的淋巴结，维系贲门和食管下段的结构完整，保留血管贲门支和食管支。

（6）最大限度地维护胃的容积和起搏点，避免小胃和近端胃的过度切除。保持重建后胃的基本正常解剖状态。

（7）胃切除时，幽门区域的胃壁在离断浆肌层时，不要过度牵拉黏膜和黏膜下层，避免过多切除，导致黏膜、黏膜下层的切除与浆肌层不是对等在一条线上离断，会造成黏膜、黏膜下层的短缺，影响胃的舒张，影响排空功能。

（8）胃胃吻合时要保持胃的轴向一致。

参考文献

[1] Kodama M,et al.Early postoperative evaluation of pylorus-preserving gastrectomy for gastric cancer[J]. World J Surg,1995, 19:456-460.

[2] 矶崎博司, 他. 胃幽门側早期胃癌の治療方針の選択-リンパ節転移状況から見た選択[J]. 消化器外科, 1995, 18:1513-1522.

[3] 二宮基樹, ほか. D2郭清を伴う自律神経温存幽門保存胃切除術[J]. 手術, 1996, 50:1149-1152.

[4] 三轮晃一, 他. 早期胃癌に対する迷走神経温存リンパ節廓清術[J]. 手術, 1997, 51:425-430.

[5] 三轮晃一, 他. 迷走神経肝支, 腹腔支の温存手術[J]. 臨床外科, 1996, 51:1249-1253.

第九章　腹腔镜手术基本技术和证据

Basic techniques and evidence of laparoscopic surgery

第一节　腹腔镜胃癌手术循证医学证据

腹腔镜下胃癌手术自Kitano报道以来，其手术是否与开腹手术具有同样水准的安全性，远期效果、QOL受到广泛的关注，近年展开的腹腔镜与开腹手术比较临床试验研究，获取了诸多成果，为安全有效的胃癌手术临床实践提供了高级别的循证医学证据和指导意见，并且推进了腹腔镜下胃癌手术的应用和普及。

一、治疗早期胃癌的证据

腹腔镜治疗早期胃癌的适应证，术前分期为Ⅰ期的中下部胃癌；Ⅰ期的中上部胃癌，推荐腹腔镜手术治疗。

上述意见主要源于近年针对cStageⅠ胃癌，腹腔镜下大规模前瞻性研究结果，远端胃切除（LDG）有JCOG0703[1]、JCOG0912[2]、KLASS-01[3]。全胃切除（LTG）有JCOG1401[4]、KLASS-03[5]、CLASS-02[6]。评价结果证实其安全性。另外，长期效果，包含生存率，QOL的日韩的大规模第3期试验（JCOG0912、KLASS-01）结果也证实腹腔镜手术的安全有效。高级别循证医学研究的证据为腹腔镜手术治疗早期胃癌奠定了基础。

（一）cStage Ⅰ 的LDG

JCOG0912试验是针对EMR以外，cStageⅠ期的T1N0，T1N1，T2（MP）N0（13版规约），腹腔镜远端胃切除手术与标准治疗的开放手术比较性研究，是检证无复发的非劣性3期临床研究。2010年3月—2013年10月，有33个单位参加，共计有921例病人。腹腔镜远端胃切除手术组，手术时间延长，AST/ALT上升，但出血量、术后肠道恢复、疼痛明显改善。手术并发症（CTCAE v4.0 Grade>3）两者（腹腔镜3.3% vs 开腹3.7%）无差异，无手术相关死亡。与开放手术，具有相同的生存效果。该项试验与开放手术进一步的分层比较分析，证实BMI25以下，腹腔镜远端胃切除手术具有生存优势；BMI25以上，N1状态时，开放手术具有生存优势。在与韩国KLASS-01试验研究（cT1N0M0、cT1N1M0、cT2N0M0期）的横向比较，KLASS-01试验五年生存率腹腔镜为94.2%，开放手术为93.3%。JCOG0912试验病人的依从性更佳，优于KLASS-01试验研究。结论：腹腔镜远端胃切除手术具有与标准治疗的开放手术等同的治疗效果，可用于早期胃癌治疗。

（二）cStageⅠ的LTG

JCOG1401试验是cStageⅠ期胃上部癌，腹腔镜全胃切除（LTG），近端胃切除（LPG）食管空肠吻合部手术手技安全性检证的非盲性临床研究。日本全国登记例数246例。该项研究的根治性是JCOG0912试验结果为基础的外插研究，以LTG（Roux-en-y重建）、LPG（double tract或间置空肠重建）的食管胃吻合部位吻合口漏，为研究评价的终点目标（primary endpoint）。结果：胰漏（4.6% vs 1.3%），吻合口漏（2.1% vs 1.9%），手术时间（316min vs 226.7min），出血量（40mL vs 135mL），证明了cStageⅠ期、LTG、LPG的安全性。韩国早期胃上部癌LTG安全性非盲性临床研究的KLASS-03试验（腹腔镜全胃切除术的单臂研究），术后并发症发生率和Ⅲ~Ⅳ级并发症发生率同样与同期开放手术数据差异无统计学意义[5]。两项研究提示LTG/LPG安全、可行。中国CLASS-02研究（Ⅰ期胃癌），腹腔镜全胃切除术与开放全胃切除术的临床疗效比较，腹腔镜组术中并发症发生率为2.9%，术后并发症发生率为18.1%，开放组术中并发症发生率为3.7%，术后并发症发生率为17.4%，两组总并发症发生率和病死率差异均无统计学意义[6]。这些研究证实早期胃癌腹腔镜全胃切除术的安全性，因此，日本胃癌治疗指南第6版将cStageⅠ期，LTG和LPG治疗，作为日常诊疗的选择项目。

（三）腹腔镜PPG的证据

早期胃癌的PPG适用于临床分期为cT1N0M0期的胃中段癌，Meta分析显示，PPG与远端胃切除术的长期生存无统计学差异[7]，韩国KLASS 04研究（腹腔镜PPG和腹腔镜远端胃切除术的比较），短期结果显示，二者术后并发症发生率无统计学差异[8]。

二、进展期胃癌的证据

腹腔镜治疗进展期胃癌的意见，术前分期为Ⅱ或Ⅲ期的中下部和中上部胃癌适于腹腔镜治疗。

主要证据来源于韩国KLASS 02研究（腹腔镜远端切除术与开放手术比较研究），结果显示，腹腔镜远端胃切除术组早期和晚期并发症的发生率均低于开放手术组，而且长期生存非劣于开放手术[9]。日本JLSSG0901研究也得出相同结论[10-11]。

中国CLASS 01研究（腹腔镜远端胃切除术与开放手术比较研究），腹腔镜手术在技术层面安全可行，术后恢复更快，术中出血量更少[12]。五年总生存率为72.6%，开放手术病人为76.3%，两组病人总生存率无统计学差异[13]。

第二节　腹腔镜手术基本原理和原则

一、腹腔镜手术基本原理

腹腔镜手术基本原理是利用腹腔镜监视屏幕下提供即时性影像，通过与体腔相通戳卡孔，使用手术器械完成器官、组织的切除重建手术。

腹腔镜手术同样遵循开放手术的基本原则。外科手术的基本构成是切除、重建。手术通常分成应予以保存的部分和应该摘除的部分，切除是将后者剔除，前者保存的过程，重建是切除后恢复消化道连续性的过程。癌根治手术，保存部分和切除部分泾渭分明，沿着合理而且严格规定的界限进行手术的剥离切除，淋巴结的廓清就是剥离切除的环节。循着组织器官发生学上筋膜的解剖层次，将生理性的筋膜粘连解除，最终完成消化道的切除，切除是更广泛范围的摘除操作。

腹腔镜手术技术源于开放手术，但又有别于开放手术，其技术特征是监视器下的操作，2维和3维视野，高清图像，放大视野，水平位置观察手术野。镜视下高倍放大，清晰显示解剖结构，手术界标，提升了手术的安全性。但视野具有局限性，手术受视野限制，手术器械的直线化，长柄无关节，一定程度地限制了手术的操作范围和能力。同时，使手术的操作模式相对固定，模版化。钳子缺乏触觉，钳子的方向性，自由度受制约。手术野的展开是靠术者钳子，扶镜手的镜子和助手钳子，共同展开和维系。手术剥离是通过电能量器械进行，剥离的部位选择，剥离的强度，钝锐性剥离的有机结合，切割使用的能量、速度、操作范围等直接影响手术的安全、质量和进程。手术操作的结扎可以使用血管夹完成，也可采取体内或体外手工结扎或缝合结扎。腹腔镜下的重建，吻合器吻合为主要模式，也使用手工缝合技术吻合。

腹腔镜手术在经历了一段并不为人们接受的历程后，形成了独有的腹腔镜标准手术技术如基本技术、代表性手术。腹腔镜手术与开腹手术同样具有手术的有用性。目前，腹腔镜下手术业已为循证医学的研究证实，是安全有效的技术，并已经广泛应用于临床实践。

二、腹腔镜手术基本技术

（一）气腹技术

腹腔镜手术第一要义是手术野的展开，首先是利用气腹法或悬吊法，将腹腔充分扩张，创造手术的工作环境。腹腔镜手术普及的早期气腹法多选用气腹针法，现在主要是开放手术切开法制作气腹。

气腹法与悬吊法比较，各有长短处。气腹法主要的并发症是气腹高压所致，高二氧化碳血症，肺不张，下肢血栓等，在悬吊法则不存在，但需要悬吊器械，占据腹腔外操作空间。

（二）术野展开的基本技术

镜视下手术的术野展开的基本要领是三点牵引展开，作业轴沿三角的合力方向切开。术者钳子，扶镜手的镜子和助手钳子，共同展开和维系。保护性胰腺利用法进行术野展开，胰腺上缘的淋巴结廓清，血管处理。手术中胰腺的压迫牵引是手术操作需要的方法，但术后胰漏与此种操作密切相关。所以，应尽可能不压迫胰腺，少压迫胰腺，或减轻对胰腺的压迫。

（三）剥离，切除技术

1. 能量工具的剥离技术

手术剥离是通过电能量器械进行的，但剥离的部位选择，剥离的强度，钝、锐性剥离的有机结合，切割能量、速度、范围等操作直接影响手术的安全、质量和进程。

能量剥离器械有单极电刀、双极电凝、超声刀。单极电刀的切开时使用刀尖端，在组织予以张力下尽量轻轻接触，进行切开。没有张力时组织无法切开，层间剥离直线化直至深部，难以维系生理解剖的正确剥离层，是导致出血的主要原因。双极电凝由于具有凝固和切割效应，是血管神经周围剥离的利器，淋巴结廓清的主要工具。使用时将要处理组织的张力，直接影响凝固，切割效应，高张力呈现切割，低张力呈现凝固效果。超声刀是腹腔镜手术最为常用的能量设备，血管周围的廓清，大网膜的离断，效果良好。

2. 筋膜间隙剥离层的特征

胃的主要生理性筋膜层有Treitz筋膜层，

Toldt筋膜层，胰腺头前融合筋膜。生理性筋膜层的剥离有钝性剥离和锐性剥离，腹腔镜下手术锐性剥离是常用方法，此层无血管，能够无血剥离，单极电刀具有优势。病理性粘连的剥离，既往手术病史者或炎症经过者，腹腔内存在粘连和纤维化愈合，系非正常生理性结构，影响正常生理性解剖层次的剥离。有时剥离困难，层次不清，易出血影响视野，损伤脏器。超声刀在处理此类粘连具有优势。

3. 血管周围的廓清技术

淋巴结位于血管外层的神经的浅层，预防性廓清是在此层，沿着血管的位置和走向，进行剥离。精细操作能够做到无出血廓清。超声刀、双极电凝具有优势。

（四）镜视下缝合吻合技术

腹腔镜下吻合器吻合为主要模式，也使用手工缝合技术吻合。腹腔镜下缝合技术与开腹手术，在缝合原理，原则上是相同的，但在技术上不同，有自己独特的技术体系支撑腹腔镜手术的顺畅。镜视下的缝合、结扎技术，是腹腔镜手术的基本技术。持针、进针的方式、组织对合的方法都是在镜下完成的。但在吻合器为主流时代，使用概率不高，然而在应对困难场合的缝合，是重要的不可或缺的技术。手术操作的结扎可以使用血管夹完成，也可采取体内或体外手工结扎或缝合结扎。器械吻合时直视下操作，避免盲区操作，防止肠管的穿通伤，同时也要注意夹杂肠壁的吻合。

（五）镜视下手术的制约因素

镜视下手术技术由于设备的制约，显现出特有的影响，如缺乏触觉、2维视野、扩大的狭窄视野、器械的自由度欠缺等问题，因此需要克服这些难点。

与开放手术不同，触觉缺乏是具有危险性的因素，器官的状态，质量不同，其触觉各异，触觉是感官判定器官状态的重要方法。缝合的方式方法，力度均有所差异。虽然腹腔镜手术得不到开放手术的直感效应，但钳子对于不同组织的硬度、抵抗感，会传导到术者的手中，修炼会强化此种直感。镜视下手术有别于开放手术，是不能看着手进行操作，而是看着监视屏幕进行操作，为分离状态。所以手、眼协调工作的适应性的训练，左右手的协调操作训练是必要的。

（六）术者与扶镜手的协作

术者与扶镜手应保持手术思维的一致性，具有共同的对手术的理解和对于手术流程的认识，保证手术的顺畅。腹腔镜使用的镜子是斜视镜和尖端方向能够调节的电子镜，比开腹手术有更多的多角度，狭小空间观察手术野的能力。放大视野使剥离切除操作技术更为精细，精准。

（七）腹腔镜手术的并发症

常见的并发症有气腹致并发症，气腹针和戳卡损伤，高二氧化碳血症，心律失常，肺不张，气体栓塞，系膜，纵隔，皮下气肿。

器械损伤并发症，钳子的穿刺伤如胃肠道穿通损伤，实质脏器刺伤出血，膈肌穿透伤，电刀损伤误伤，热传导伤。

手术特有损伤：出血、脏器损伤、吻合失误。

术后并发症：出血、胰腺漏、吻合口漏、吻合口狭窄等。

三、腹腔镜胃癌手术基本原则

（一）腹腔镜淋巴结清扫范围

腹腔镜胃癌D1淋巴结清扫：清扫胃周第1站淋巴结；腹腔镜胃癌D1+淋巴结清扫：清扫第1站及部分第2站淋巴结；腹腔镜胃癌D2淋巴结清

扫：清扫胃周第2站淋巴结。胃癌D2淋巴结清扫为标准术式。

参照日本"指南（第6版）"[14]，保留幽门的胃切除：D0，淋巴结清扫范围小于D1；D1：清扫No.1、3、4sb、4d、6、7淋巴结，即使No.6i不完全清扫仍视为D1；D1+是D1清扫+No.8a、9淋巴结。

（二）腹腔镜胃切除安全切缘范围

参照日本"指南（第6版）"，T1期肿瘤：应确保近端切缘距离≥2cm；T2期以上肿瘤：局限性肿瘤近端切缘距离≥3cm，浸润型肿瘤近端切缘距离≥5cm；侵犯食管的肿瘤须行术中冷冻切片组织病理学检查以确保切缘阴性[14]。

（三）腹腔镜重建基本模式

1. 消化道重建吻合缝合方式有器械吻合和手工吻合

器械吻合包括圆形吻合器（Circular stapler）吻合法和直线切割闭合器（Linear stapler）吻合法。环形吻合器吻合是内翻吻合，线形吻合器吻合是外翻缝合。

2. 腹腔镜重建及吻合缝合法

腹腔镜食管空肠吻合，圆形吻合器吻合通常采用反穿刺法和OrVil吻合法，直线切割闭合器吻合通常采用食管空肠功能性侧侧吻合法、食管空肠顺蠕动侧侧吻合（Overlap）法和π型吻合法。

腹腔镜食管残胃吻合和食管空肠吻合，食管胃吻合法有单纯食管残胃吻合、食管–管状胃吻合、食管残胃侧壁吻合（side overlap with fundoplication，SOFY）[15-16]、双肌瓣吻合（double flap technique，DFT）[17]方法以及空肠间置法和双通道吻合[18]。腹腔镜胃胃吻合有手工缝合吻合和直线切割闭合器的三角吻合。

腹腔镜胃切除后的重建，全腹腔镜和小切口辅助都是可选择的方式。保留幽门胃切除，胃分段切除手术主要选择胃胃对端吻合。间置空肠也是选项，很少应用。PPG多选用手工缝合吻合。

四、腹腔镜PPG手术适应证

腹腔镜手术适应证主要适于术前分期为Ⅰ期的中下部胃癌病；Ⅰ期的中上部胃癌。对于进展期胃癌的Ⅱ或Ⅲ期的中下部和中上部胃癌也同样适于腹腔镜治疗。日本胃癌指南（第6版），指出PPG的手术适于病灶位于胃中部1/3的早期胃癌（cT1N0M0期），且肿瘤远端距离幽门>4cm者，可考虑实施保留幽门的胃切除术（证据级别：2a，推荐强度：A）。

腹腔镜手术可以采用小切口辅助或全腔镜下手术模式，手术术式有腹腔镜远端胃切除术；腹腔镜全胃切除术；腹腔镜近端胃切除术；腹腔镜保留幽门胃切除术；腹腔镜胃分段切除术；腹腔镜胃局部切除术。腹腔镜技术适用于保留幽门胃切除术。

第三节　腹腔镜胃切除围术期管理

一、术前检查和处置

（一）术前胃癌评价

术前进行胃镜检查、上消化道造影、腹部CT、超声波检查等评价肿瘤的占据位置、大体类型，大小、浸润深度、距离幽门、贲门位置、多发病灶、淋巴结转移、远隔转移、腹膜转移等评价，把握肿瘤的进展程度。

（二）机体耐受手术能力评价

通过心电图，胸、腹部X线检查，心脏超声，呼吸功能检查，动脉血气分析，血液生化检查，凝血机制检查等以及了解既往病史，用药情况。术前禁烟，进行呼吸功能锻炼。

（三）术前病灶定位标识

术前胃镜下金属夹进行病灶的标识，或采用点墨法，ICG法标识，以资指导手术。

（四）手术当日处置

手术前夜禁食和清洁灌肠。术前防止血栓使用弹力袜。应用抗生素预防SSI。

二、术后管理

（一）术后出血

术后出血有胃吻合口出血和腹腔出血，多在术后早期48小时之内。胃管或腹腔引流管持续性引出血性液体，或者多次柏油便。积极胃镜检查或腹腔镜探查止血。

（二）肺部并发症

（1）防止肺部感染，术后早期离床活动，有助于排痰，保持呼吸功能正常。高龄者注意吞咽功能低下，防止误吸。吸烟和呼吸系统有疾病者应注意术后肺不张。胃管早期拔出。术后合理药物疼痛管理。注意肺部并发症导致循环状态欠佳，易诱发吻合口漏。

（2）肺栓塞的发生率约为1%，血氧饱和度的变化有助于早期发现。早期治疗预后良好。腹腔镜的气腹压力影响下肢静脉血液回流，下肢血流缓慢、淤滞，易于形成血栓，穿着弹力袜有预防作用。

（三）肠梗阻

早期出现肠管的麻痹，成为麻痹性肠梗阻的发生概率低，但高龄者离床晚，会导致迁延。机械性肠梗阻主要见于肠管戳卡孔的嵌顿以及内疝如Petersen，shernia。

（四）吻合口漏

术后4~6天始出现高热、腹痛、引流物浑浊且引流量增加，提示吻合口漏。消化道造影有助于确诊。处置应禁食，限局性腹膜炎时留置胃肠减压管，维系循环稳定，投入抗生素控制感染，全程保证营养，多数2~3周治愈。但是泛发性腹膜炎应紧急手术治疗。

（五）术后胰漏

胰腺周围的淋巴结廓清是其主要原因。胰酶活性化后对周围组织的消化，会产生继发性腹腔出血和吻合口漏。胰漏时应充分保证引流通畅，使用生长抑素。

（六）吻合口狭窄

早期多见于吻合口水肿，但吻合口漏后的器质性改变所致狭窄也较为多见，禁食、胃肠减压、留置胃管，同时保证营养，多数会改善。对于难治性吻合口狭窄可采用内镜下扩张。

第四节　腹腔镜常用设备及准备

一、自动气腹机

气腹机是腹腔镜下手术必备的设备，保障腹腔镜下手术充分的工作空间和手术视野。在良好的麻醉肌松状态下，腹腔内的气体能使腹壁上举，腹腔内脏向背侧挤压，形成良好的工作空间。使用气体为CO_2，非燃，腹膜刺激轻，向血液内移行能够被监测而且经济。目前临床常用的气腹机主要为具有排烟功能的自动高流量气腹机，流量为30~40L/min，使用气腹的气源为非助燃气体CO_2。自动气腹机在腹腔内注入气体同时可以即时性测定术中气腹压力的变动，保持腹腔内恒定气压。

二、光学成像系统

腹腔镜手术使用的光学成像系统，基本构成是光学系统和成像系统。基本原理是光源发出光束通过内镜照射靶器官，光学信号经过内镜摄像头在信号采集系统CCD（charge-coupled device）转换成电信号，经信号转换器转换成彩色视频信号，再输入监视器和录像机。

光学镜头有多种型号，常用的镜头为0°、30°角镜。光源为冷光源。目前临床常用的是2D腹腔镜为主，3D腹腔镜日趋增多。

三、各类常用钳子及使用法

腹腔镜手术能量器械有各类钳子、单极电剪刀、超声刀、双极电凝等，主要用于组织的把持、展开、剥离、切割、缝合等。各种规格、型号的器械根据需要选用。腹腔镜有别于开腹之

处，主要是缺少触觉，依赖二维、三维视觉实施手术。选择和使用器械时，要秉持爱护组织的基本理念，依据不同靶器官和组织，针对性合理选择。使用过程中要"稳、准、轻、快"，细心体会各类钳子握持、牵拉的力度，在微细的操作中体会、体验、感受和摸索出视触觉的统一，减少超越组织耐受程度的力量带来的副损伤。

具有剥离、把持、压迫、止血等多种用途的腹腔镜手术用钳子替代了传统开腹手术的镊子、钳子、拉钩的作用。各种规格、用途的钳子被用于手术。钳子的类型主要有剥离钳和把持钳、剪刀钳及其他用途钳子。

剥离钳子主要用于脉管的显露，脉管周围组织间隙的剥离。钳子的特征是尖端纤细易于刺入组织间，剥离，露出脉管，创建其他器械使用的空间。有直线型和弯曲型。剥离钳子5mm直径，Merryland型弯钳为主流。使用方法类似于开放手术的Kelly钳子。

把持钳子有单面开和两面开两种，单面开的钳子把持力、效果好。把持钳子具有不同的把持面的形状，根据用途分成波型、纵沟型、爱丽丝（Allis）钳、巴布考克（Babcock）钳等。

无损伤钳适于消化道、系膜、脉管、淋巴结的把持，减少组织损伤。把持钳子主要为术者左手，助手的双手使用的工具。用于把持组织，通过一定的张力下牵引组织，暴露、展开术野以及进行组织、层次间的剥离。有窗的把持钳子窗孔具有减压效应，而且，有良好夹持效果，适于纤细组织的把持用的工具（图9-4-1）。

其他常用器械有组织剪刀，主要用于组织和脉管剪断、切开以及缝合线切断，有时也用于组织的剥离。有钩型、直线型和弯曲型。剥离用剪

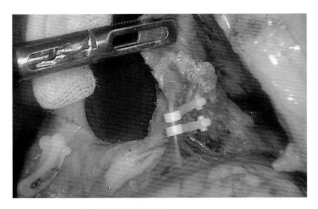

图9-4-1 无损伤钳的使用法

刀可以附加单极或双极能量设备使用。

持针器用于体内腹膜，胃、肠管缝合。有直线型和弯曲型。手柄具有锁扣，保证夹持固定稳固。由于手术是在狭小的空间进行，立体的把握全局较难，而且戳卡的自由度的制约，运针缝合与开腹手术有所不同。术者右手使用持针器，左手把持钳，将缝合对象置于视野的中央部位，由两侧方操作。持针器的使用基本方法是利用手腕的旋转，左手的辅助至关重要。

施夹钳（图9-4-2）、压迫钳、电凝吸引冲洗器、推结器是手术必要器械。

四、吻合器类型

器械吻合有直线切割闭合器（Linear stapler，LS）、环型吻合器（Circular stapler，CS）。器械吻合优点在于安全，确切吻合；减少手术及麻醉时间；吻合质量高，降低吻合口并发症。

线型吻合器主要用于胃肠的功能性端端吻合、三角吻合，PPG或SG的胃胃吻合。环型吻合器常用吻合法有Overlap吻合法、side-to-side吻合法，用于食管胃吻合，胃肠吻合和肠肠吻合（图9-4-3），但环型吻合器不适用PPG。

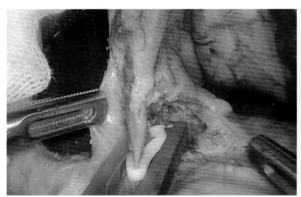
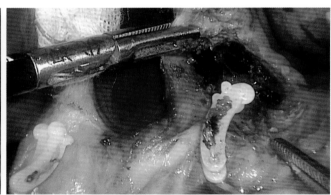

图9-4-2 血管夹夹闭血管

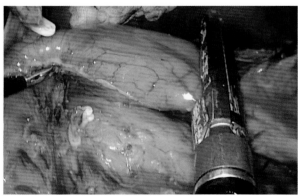
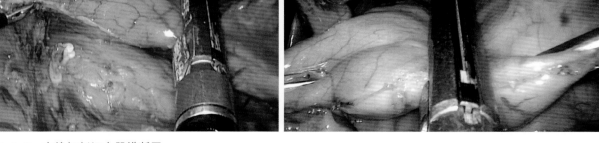

图9-4-3 直线切割闭合器横断胃

第五节　腹腔镜手术用电能量器械

常用的能量器械有单极或双极电能量器械、超声能量器械、集成能量器械等。

一、单极电能量器械

单极电能量器械的基本原理是高频电流经过组织，在电设备与组织接触处即电阻最大处产生较高热能和放电，进行组织切割、凝固，单极电能量器械可对直径<2mm的血管直接进行止血。腹腔镜下电刀的危险性主要是手术野外盲区损伤，热传导损伤和绝缘不良所致的损伤。

单极电能量器械的尖端形态有电剪刀（scissors electrode）和电铲型（spatula electrode）。主要是以电剪刀的形式，在临床使用（图9-5-1）。适用于筋膜、肠系膜等膜状结构的切开，生理性的融合，系膜间隙的剥离。输出模式较多选择DRY CUT模式。单极电能量器械优势在于锐性切割，生理性粘连的剥离效果最佳，特别是使用凝固切开模式维系清洁的术野、解剖层次线状切开。另外，不产生薄雾，对镜子近距离放大的操作影响小，能够精细精准操作。PPG手术的胰腺上缘淋巴结廓清，高电压的放电效应，胰腺和血管周围组织损伤较大，需要降低输出功率模式使用。

二、双极电能量器械

双极电能量器械的原理是仅在双极的电极间通过电流产生高热进行凝闭，组织损伤小。病人身体没有电流的通道，邻接组织热损伤概率低；电流的控制可调节局部凝固的程度，降低热损伤。不需要对极板，不会造成极板部位热损伤，但不具备单极的切割效能，切割时需要利用物理的力（适度牵引张力）进行（图9-5-2）。

血管周围精细操作（淋巴结廓清）的器械，止血精准、确切。双极电能量器械（如Ligasure）最高可实现对直径<7mm血管的凝固止血，故对肥胖、组织质地差、新辅助和转化治疗后病人具有优势[15,18]。PPG手术时幽门下、胰腺上缘淋巴结廓清，迷走神经周围淋巴结廓清，双极电凝器械显示良好的应用效果。

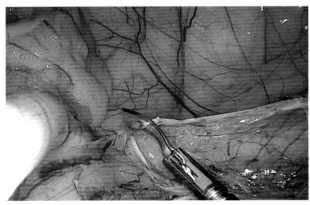
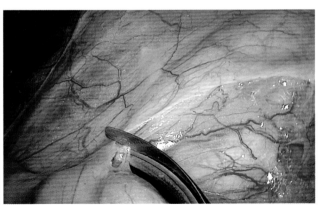

图9-5-1　电剪刀的使用

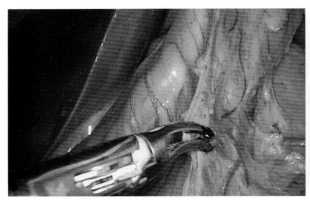
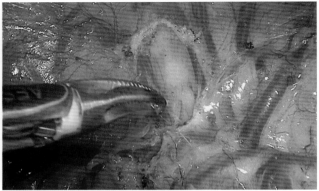

图9-5-2　双极电凝使用法

三、超声能量器械

超声能量器械（ultrasonically activatrd device，USAD）的工作原理是利用工作端（active blade）和组织端（tissue pad）夹持靶组织，在刀头工作面产生23.5~55.5kHz的高频振动，组织间摩擦热，将电能转化为机械能，进行凝固切割（图9-5-3）。使用原则是不要将工作端刀头面插入组织中使用，会在组织中损伤血管等重要器官；组织端面插入组织内使用时，背侧面对保存的组织、器官和被膜。少量、小口咬合组织进行切割；咬合的力度要充分，保证组织闭合确切，防止出血。超声能量器械可对直径≤5mm的血管进行有效凝固止血，同时可完成组织的切割、分离、抓持等操作。

超声能量器械比单极电能量器械温度上升少、组织损伤小、抑制碳化的效果。但长时间激发会导致刀头温度过高，冷却时间较长，可能增加热损伤的风险。使用时注意点：组织内的液体成分含量是导致薄雾形成的原因，保持干爽的术野，控制夹入组织量可以减少薄雾的发生。超声刀会使组织细胞内水分快速蒸发气化，组织膨胀，出现空洞化效应，其影响范围在刀头工作面周围0.3mm之内，0.3mm以外浆膜没有空洞化效应。

超声能量器械在神经周围的使用，具有独到之处，安全，神经的热损伤轻微，且止血效果良好。使用中注意刀的工作端避开接触周围的神经，防止热损伤和切割伤。切割的速度，凝血的效果与把持组织的牵拉力度、张力有关，应选择适度的张力。

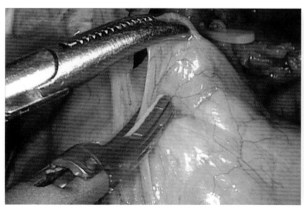
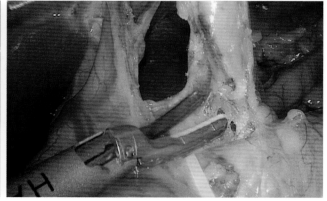

图9-5-3　超声能量器械的淋巴结廓清

四、集成能量器械

集成能量器械是集成了电能量和超声能量为一体化为特征。刀头输出超声能量，快速高效的切割；高频电能使超声刀头达到双极的凝闭效果与速度。具有解剖精细、术野干净、止血可靠、切割高效等优点。主要用于剥离、淋巴结廓清。

五、手术部位与器械的选择

腹腔镜下PPG手术，为了确保功能效果，血管、神经保护性，高选择性解剖技术和手术工具至关重要，依据解剖器官的目的选择适宜器具。

（1）神经周围能量器械选择，PPG手术时保留迷走神经的前干、肝支、幽门支和后干的腹腔支是手术的重要环节之一。尤其腹腔支的解剖，属于锐性解剖，对器械的选择较为严格。双极的电凝及剪刀，还有超声刀较为常用。但不能接触神经，避免器械热传导，震动波损伤。

（2）幽门下、胰腺上缘的解剖器械超声刀更为常用，利用刀头开合的工作端和非工作端，在幽门下、胰腺上缘不同的解剖部位，灵活使用，可以防止胰腺损伤，动静脉的损伤出血，干净术野下淋巴结廓清。

（3）胃大小弯、网膜、系膜的处理器械大小网膜的离断，超声刀具有特殊的优势，安全，凝血可靠，快捷。

（4）胃胰韧带的解剖器械，胃胰韧带内血管和神经的解剖，通常双极电凝剪刀，在血管神经周围，凝切附着的微小血管和结缔组织韧带，术野清晰，使解剖结构可视化。

参考文献

[1] Katai H, Sasako, M, Fukuda H, et al. Safety and feasibility of laparoscopy-assisted distal gastrectomy with suprapancreatic nodal dissection for cilinical stage 1 gastric cancer: a multicar phase 2 trail (JCOG 0703)[J]. Gastric Cancer, 2010, 13:238-244.

[2] Katai H, Mizusawa J, Katayama H, et al. Short-term surgical outcome from a phase 3 study of laparoscopy-assisted versus open distal gastrectomy with nodal dissection for cilinical stage 1A/1B gastric cancer :Japan Clinical Oncology Group Stuay JCOG0912[J].Gastric Cancer, 2017, 20 : 699-708.

[3] Kim HH, Han SU, Kim MC, et al. Effect of laparoscopic distal gastrectomy vs open distal gastrectomy on long term survival among patients with stage I gastric cancer: the KLASS 01 randomized clinical trial[J]. JAMA Oncol, 2019, 5(4):506 513.

[4] 片井 均.臨床試験紹介臨床病期I期胃癌に対する腹腔下胃全摘および腹腔下噴門側胃切除術の安全性に関する非ランダム化検証(JCOG1401)[J]. 胃癌, 2016, Perspective, 8.

[5] Hyung WJ, Yang HK, Han SU, et al. A feasibility study of laparoscopic total gastrectomy for clinical stage I gastric cancer: a prospective multicenter phase II clinical trial, KLASS 03[J]. Gastric Cancer, 2019, 22(1):214 222.

[6] Liu F, Huang C, Xu Z, et al. Morbidity and mortality of laparoscopic vs open total gastrectomy for clinical stage I gastric cancer: the CLASS02 multicenter randomized clinical trial[J]. JAMA Oncol, 2020, 6(10):1590 1597.

[7] Park DJ, Kim YW, Yang HK, et al. Short term outcomes of a multicentre randomized clinical trial comparing laparoscopic pylorus preserving gastrectomy with laparoscopic distal gastrectomy for gastric cancer (the KLASS 04 trial)[J]. Br J Surg, 2021, 108(9):1043 1049.

[8] Hou S, Liu F, Gao Z, et al. Pathological and oncological outcomes of pylorus preserving versus conventional distal gastrectomy in early gastric cancer: A systematic review and Meta analysis[J]. World J Surg Oncol, 2022, 20(1):308.

[9] Hyung WJ, Yang HK, Park YK, et al. Long term

outcomes of laparoscopic distal gastrectomy for locally advanced gastric cancer: the KLASS 02 RCT randomized clinical trial[J]. J Clin Oncol, 2020, 38(28):3304 3313.

[10] Inaki N, Etoh T, Ohyama T, et al. A multi institutional, prospective, phase II feasibility study of laparoscopy-assisted distal gastrectomy with D2 lymph node dissection for locally advanced gastric cancer (JLSSG0901)[J]. World J Surg, 2015, 39(11):2734 2741.

[11] 所为然. JLSSG0901研究结果简介[J]. 中国实用外科杂志, 2022, 42(8):885 886.

[12] Hu Y, Huang C, Sun Y, et al. Morbidity and mortality of lapa–roscopic versus open D2 distal gastrectomy for advanced gastric cancer: A randomized controlled trial[J]. J Clin Oncol, 2016, 34(12):1350 1357.

[13] Huang C, Liu H, Hu Y, et al. Laparoscopic vs open distal gastrectomy for locally advanced gastric cancer: five year outcomes from the CLASS 01 randomized clinical trial[J]. JAMA Surg, 2022, 157(1):9 17.

[14] 日本胃癌学会编.胃癌治療ガイドライン. 医師用2021・年7月改订(第6版)[M].東京：金原出版, 2021.

[15] Yamashita Y, Yamamoto A, Tamamori Y, et al.Side overlap esophagogastrostomy to prevent reflux after proximal gastrectomy[J]. Gastric Cancer, 2017, 20(4):728-735.

[16] Yamashita Y, Tatsubayashi T, Okumura K, et al.Modified side overlap esophagogastrostomy after laparoscopic proximal gastrectomy[J]..Ann Gastroenterol Surg, 2022, 6(4)：594-599.

[17] Kuroda S, Nishizaki M, Kikuchi S, et al.Double-flap technique as an antireflux procedure in esophagogastrostomy after proximal gastrectomy[J]. J Am Coll Surg, 2016, 223(2)：e7-e13.

[18] Park DJ, Han SU, Hyung WJ, et al.Effect of laparoscopic proximal gastrectomy with double-tract reconstruction vs total gastrectomy on hemoglobin level and vitamin B12 supplementation in upper-third early gastric cancer: A randomized clinical trial[J]. JAMA network open, 2023, 6(2)：e2256004.

第十章　腹腔镜保存幽门胃切除术

Laparoscopy assisted pylorus preserving gastrectomy，La-PPG

第一节　腹腔镜保留幽门胃切除术概况

腹腔镜PPG具有良好的近、远期效果，早期肠管功能恢复快，并发症少，术后生活质量佳，已作为早期胃癌治疗的常规性手段。日本胃癌指南（第6版）[1]，推荐La-PPG（laparoscopy assisted pylorus preserving gastrectomy，La-PPG）治疗病灶位于胃中部的早期胃癌（cT1N0M0期）。

腹腔镜下PPG是保存功能性手术，胃切除范围及淋巴结廓清均参照开放的标准，保留胃上部1/3和幽门及胃窦部的一部分的胃切除手术。胃的近端切除线是Demel线附近，远端胃切除线是距幽门3~4cm处，保存幽门下动静脉和胃的自主神经。淋巴结廓清范围有D1（No.1、3、4d、4sb、6、7），D1+（D1+No.8a、9）。细田[2]的腹腔镜下PPG短期效果，手术时间，出血量，廓清淋巴结数，No.6淋巴结个数平均住院日与腹腔镜下远端胃切除，B-1式手术无

统计学差异。腹腔镜PPG的治疗效果，三泽[3]报道181例PPG，无吻合口漏和吻合口狭窄，术后排空延迟6%，术后复发1例，系肿瘤浸润深度为SM2，淋巴结转移10个，手术5年后淋巴结复发。残胃癌的发生1例。腹腔镜PPG更加微创，拥有良好的近期效果，而且明显降低术后平均住院日[4-6]。腹腔镜PPG同样具有降低术后倾倒综合征，提升胃的储存食物和消化功能，减轻体重降低，抑制术后缺铁性贫血，抑制餐后高血糖减轻胰腺分泌功能的负担，防止十二指肠液的胃内反流的效果，PGSAS-45问卷调查，评价胃切除后QOL的PGSAS study，PPG对体重丢失影响更小[7-9]。

韩国KLASS 04研究系循证医学研究，是腹腔镜PPG和腹腔镜远端胃切除术临床效果比较性研究，其短期结果显示，二者术后并发症发生率无统计学差异[10]。长期生存结果尚在等待公布。

第二节　术前准备及手术流程

一、术前准备

（一）手术适应证、禁忌证

1. 手术适应证

适应证为cT1N0～1，限局性病灶距幽门为4cm以上的胃中下部早期胃癌。

2. 手术禁忌证

（1）中下部胃的病灶，要次全胃切除者。另外，食管裂孔疝者因反流性食管炎的缘故不作为手术适应证、帕金森氏综合征、抑郁症者、抗精神病服用药物中，不宜选择。

（2）下部胃的病灶，距幽门过近者。

（二）术前准备

（1）完全腔镜下重建时的须备物品，直线闭合切割器、无损伤缝合线和连续缝合倒刺线。

（2）术前胃镜下病灶的标记（金属夹、纳米碳、ICG荧光示踪剂）。

（三）麻醉与体位

全麻辅助硬膜外连续麻醉，手术体位为仰卧位。

二、手术术式概要和手术流程

（一）手术术式概要

手术是在腹腔镜下完成，采用5孔法。腹腔镜保留迷走神经，胃切除术主要针对位于胃中下部早期胃癌（CT1N0）的保存功能性手术。手术切除胃的远端切缘距离幽门4cm以上。胃切除范围是安全切缘以2cm为基准进行胃切除。淋巴结廓清范围No.3、7、8a、9、11p、4d、4sb，淋巴结No.1、5、6组不完全廓清。保留迷走神经前干肝支、幽门支、后干腹腔支、肝总动脉周围神经丛、脾动脉周围神经丛。保留幽门下动静脉，胃左动脉的贲门支、食管支。胃胃吻合，吻合口径以远端残胃断端为基准。如示意图（图10-2-1）所示。

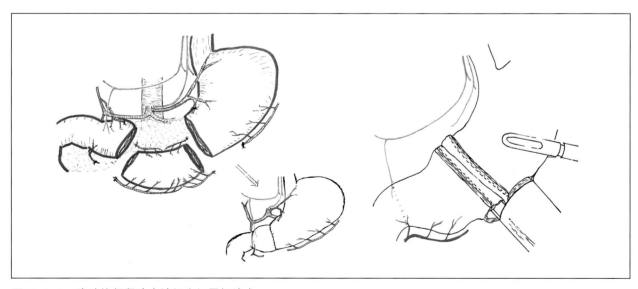

图10-2-1　腹腔镜保留迷走神经功能幽门胃切除术

（二）手术流程

①戳卡置入和手术探查。

②肝脏的悬吊，术野展开。

③幽门上淋巴结廓清，胃右动静脉处理。

④胰腺上缘淋巴结廓清及保存腹腔神经支。

⑤胃左动脉的处理。

⑥胃小弯No.3a淋巴结廓清。

⑦胃大弯侧的大网膜离断。

⑧胃网膜左动脉的处理与No.4sb廓清。

⑨幽门下区域廓清及胃网膜右动静脉处理。

⑩胃部分切除、胃胃吻合。

第三节 手术操作步骤

一、戳卡设置及探查

（一）戳卡设置

脐为镜孔，腹部设置4枚戳卡，左右各插入5mm、10mm戳卡，气腹压力为8~10cmH$_2$O。戳卡位置设置如图10-3-1所示，5孔法。

（二）腹腔探查

判定腹膜、肝脏、腹膜后淋巴结有无转移，病变的部位和胃周淋巴结有无转移，确认胃的病灶部位，予以标志。决定胃切除线和淋巴结的廓清范围。

二、小网膜处理和肝脏悬吊

肝脏悬吊，展开术野。首先助手的右手将肝脏向头侧拉起，观察迷走神经前干在食管、胃接合部分出的胃支和肝支，分出的肝支主要是沿着小网膜肝脏附着部走行。确认迷走神经肝支后，离断小网膜。胃小网膜离断，在近肝缘附着部注意避开迷走神经的肝支（图10-3-2）。

利用三点固定法将小网附着部、膈顶腹壁腹膜、肝脏镰状韧带用线和血管夹固定，把肝脏悬吊起来，展开手术野（图10-3-3）。

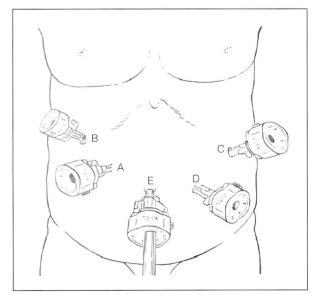

图10-3-1 戳卡的位置
A：术者右手；B：术者左手；C：助手右手；D：助手左手；E：窥镜戳卡

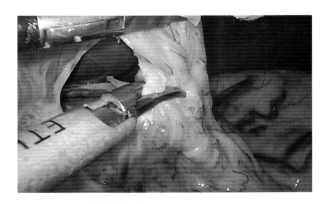

图10-3-2 小网膜处理

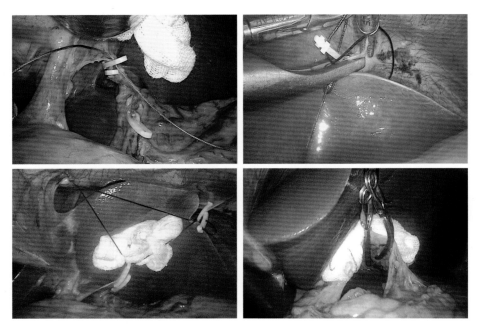

图10-3-3　肝脏悬吊

三、幽门上淋巴结廓清，胃右动静脉处理

胃右动脉处理：小弯侧处理从肝十二指肠韧带左侧开始，助手的钳子将幽门向足侧牵引，小弯侧胃右动脉发出的第1～2分支予以保留，其他分支予以切断。No.5淋巴结不予以清理或仅做左侧廓清。其后沿胃小弯侧超声刀切断胃右血管的末梢向胃壁的血管支和廓清No.3b，范围距幽门3～5cm距离的胃壁备吻合用（图10-3-4）。

四、胰腺上缘淋巴结廓清及保存腹腔神经支

（一）术野展开

将胃向头侧翻转、拉起，助手左手钳将胰腺向足侧牵拉，使胰腺上缘胃胰韧带展现在手术野。

胰腺上缘在No.8a、11p淋巴结表面覆盖着胰腺被膜，此部位的淋巴结清除时，首先是将胰腺被膜在胰腺与No.8a、No.11p接壤部位切开，在淋巴结与肝动脉或脾动脉根部的疏松结缔组织间将与淋巴结交通的小血管凝固、离断，清除淋巴结，此时的处理要在肝丛、胰丛的浅面，既可保留神经，又能保护血管（图10-3-5）。

（二）腹腔动脉周围淋巴结的清除

采取右侧入路廓清法是由No.5→No.8a→No.9→No.7膈肌脚途径清除法。迷走神经腹腔支与腹腔神经节的交感神经纤维交织形成网状的神经丛，分布与肝总动脉、脾动脉周围的No.8a、9、11p廓清的剥离层是在血管周围的神经丛的表面层间进行廓清（图10-3-6）。

（三）右侧膈肌脚及胃胰韧带处理

此处处理系右侧入路的一部分操作，目的是为了显露迷走神经的后干和腹腔支。打开部分右侧膈肌脚和同侧胃胰韧带，将腹腔支及部分后干显露出来（图10-3-7）。

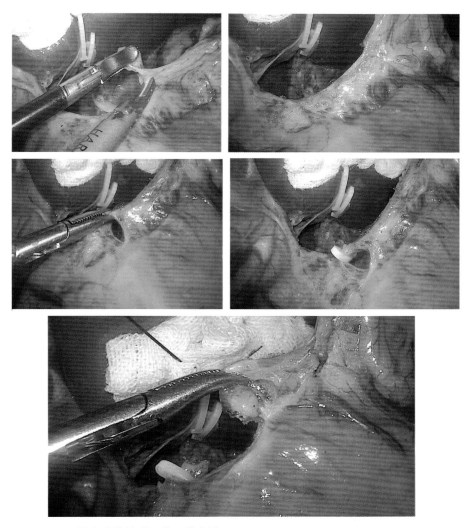

图10-3-4　胃右动脉处理及淋巴结廓清

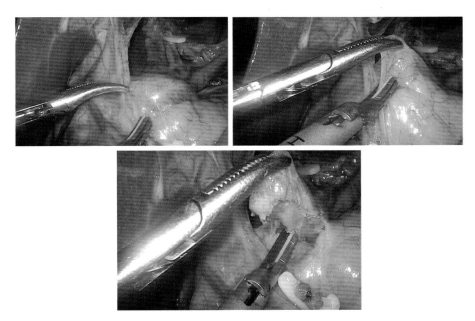

图10-3-5　胰腺上缘淋巴结廓清（No.8a）

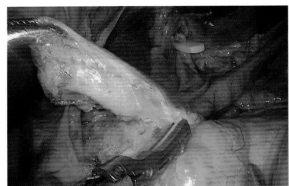
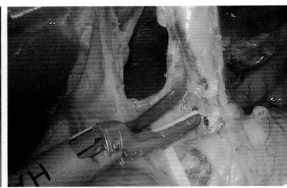
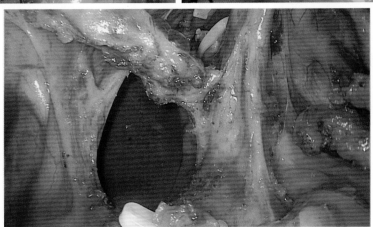

图10-3-6 腹腔动脉周围淋巴结廓清

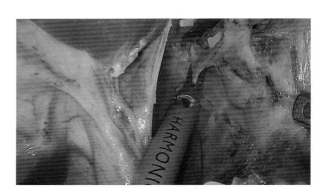

图10-3-7 显露右侧后干和腹腔支

（四）右侧入路展现腹腔支

腹腔支的保存：腹腔动脉周围淋巴结廓清时无论左侧入路法或右侧入路法，最终都要将胃胰韧带内的脂肪、结缔组织由食管裂孔、膈肌脚部的后腹膜腔游离开来，清除淋巴结及脂肪组织后可见迷走神经后干、腹腔支及胃支（图10-

3-8）。

（五）处理后干发出的胃支

在上述术野状态下，将由后干发出的胃支离断，保存腹腔支（图10-3-9）。

（六）左侧入路处理胰腺上缘

左侧入路是以胃左静脉为界标，在其左侧剖开胃胰韧带，紧贴近血管凝切淋巴结与血管间的结缔组织，向后、向下、向左拓宽范围，将左侧脾动脉根部、脾动脉干的近侧部分显露，向后侧移行进入胃左动脉后方及根部，将此部分的脂肪组织和淋巴结从膈肌脚、左肾上腺的前方、胃后动脉右侧整块游离并予以清除（图10-3-10）。其后再由胃左静脉右侧清除No.8a、9，显露出胃左动静脉及根部和肝总动脉。

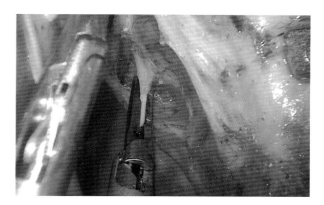

图10-3-8　右侧入路展现腹腔支

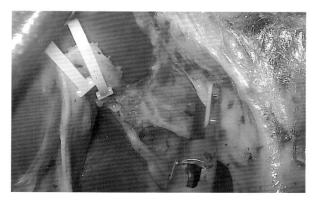

图10-3-9　处理后干发出的胃支

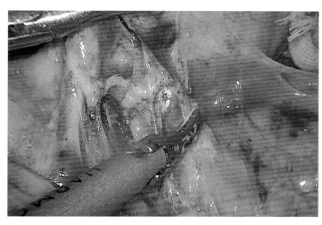

图10-3-10　左侧入路处理No.9、11p

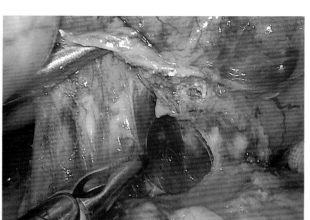

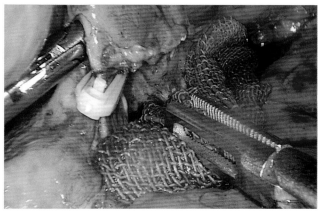

图10-3-11　离断胃左静脉

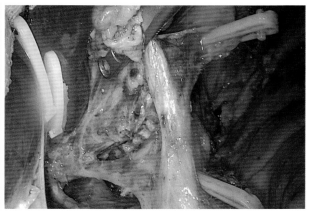

五、胃左动静脉的处理

（一）胃左动脉处理

胃左静脉与胃左动脉并行，可以在其胰腺的上缘离断。如果是保留胃左动脉发出的贲门支和食管支时，其离断部位选择在胃左动脉的降支处，以保障贲门部的静脉回流（图10-3-11）。

腹腔支在胃左动脉根部2～3cm处与之共干，确认该部位腹腔支后，在非并行部的胃左动脉末梢部结扎、切断胃左动静脉（图10-3-12）。肝总动脉、脾动脉、胃左动脉根部周围包绕的腹腔神经丛予以保留。如果是保留胃左动脉发出的贲门支和食管支时，其离断部位选择在胃左动脉的降支处。

（二）No.11p及胃后动脉周围淋巴结

如图10-3-13所示，沿着脾动脉干清除No.11p及胃后动脉周围淋巴结，注意保护胃后动脉，予以保留。

六、胃小弯处理

胃小弯部的淋巴结廓清，确认食管附近迷走神经前干后将向胃的前干的胃支切断、清除No.1淋巴结和向下方No.3a淋巴结及胃小弯的脂肪组织（图10-3-14）。

七、胃大弯侧处理

（一）离断大网膜

胃大弯侧淋巴结廓清：首先是胃大网膜离断，距胃网膜动静脉3~4cm处，将胃结肠韧带用超声刀或结扎后离断，保留横结肠侧的大网膜（图10-3-15）。

（二）胃网膜左动脉的处理与No.4sb廓清

将大网膜向左侧离断至脾下极部位，胃向头侧牵起，展现胰腺尾部及胃网膜左动静脉的立体走行，沿着此血管清除No.4sb，在根部结扎、切断胃网膜左动静脉。有时可以在大网支分出的血管的末梢处结扎，保留其向大网膜供应的血流（图10-3-15、图10-3-16）。

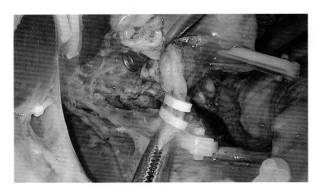

图10-3-12　处理胃左动脉

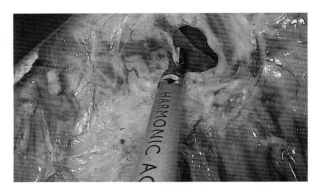

图10-3-14　胃小弯部的淋巴结廓清

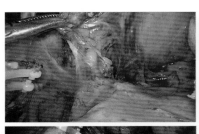
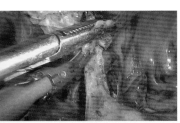
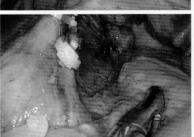
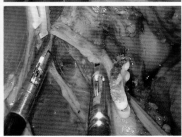

图10-3-13　胰腺上缘廓清完毕图

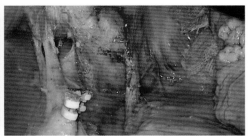

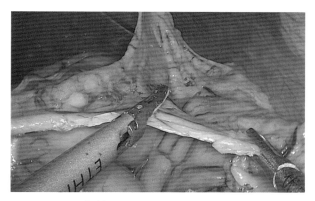

图10-3-15　离断大网膜

助手将胃向头侧牵起，术者在网膜的无血管区域向左、右方向用超声刀切开。助手右手钳提起胃大弯，左手钳下拉结肠脾曲，显露脾下极，术者超声刀清除No.4sb组淋巴结，同时于胃网膜左动静脉根部上血管夹，阻断，切开。胃短动静脉予以保留。

（三）处理胃大弯备吻合

如图10-3-17所示，修整近侧胃大弯。

八、幽门下区域廓清和胃网膜右动静脉处理

（一）右侧胃大网膜离断

距胃网膜动静脉3~4cm处，将胃结肠韧带用超声刀或结扎后离断，保留横结肠侧的大网膜。

（二）显露胃网膜右静脉及No.6廓清

在横结肠系膜前、后叶之间疏松结缔组织间隙，将横结肠系膜前叶由胰头前面、十二指肠外侧缘处游离开。沿十二指肠第一段下方、胰腺前方游离，确认胃十二指肠动脉及胃网膜右动

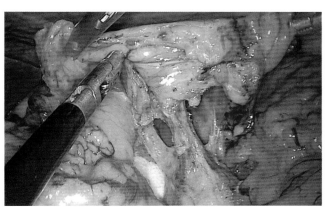

图10-3-16　处理胃网膜左动静脉

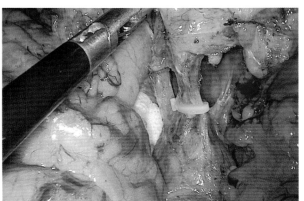

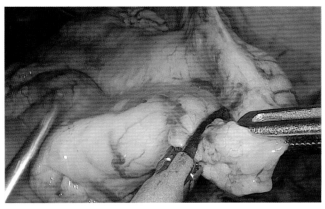

图10-3-17　处理胃大弯备吻合

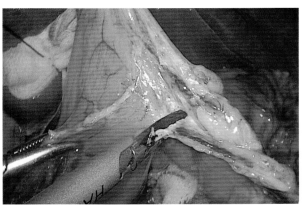

静脉走行。至此将胃网膜右动静脉及周围的脂肪组织、淋巴结组织从十二指肠外侧、胰头前面、胰颈的周围脏器表面整块游离，形成倒置椎体状，清除No.6淋巴结（图10-3-18、图10-3-19）。

淋巴结清除后展现出胃网膜右静脉、胰十二指肠上前静脉、Henle干。此时结扎、切断胃网膜右静脉。再度确认胰腺与十二指肠第一段背侧走行的胃十二指肠动脉，不要解剖胃十二指肠动脉周围的膜状结构，以免伤及支配十二指肠后面的十二指肠动静脉和神经。

（三）保留幽门下动静脉，结扎胃网膜右动脉

清除No.6a、No.6v、No.6i后，确认胃网膜右动脉和幽门下动脉分支状况，保留幽门下动脉，结扎胃网膜右动脉（图10-3-20、图10-3-21）。幽门下动脉多从胃网膜右动脉的胃十二指肠动脉分叉部发出，也有来自胃网膜右动脉、胰十二指肠后上动脉、胰十二指肠前上动脉，剥离时应予以注意。胃远端大弯游离出

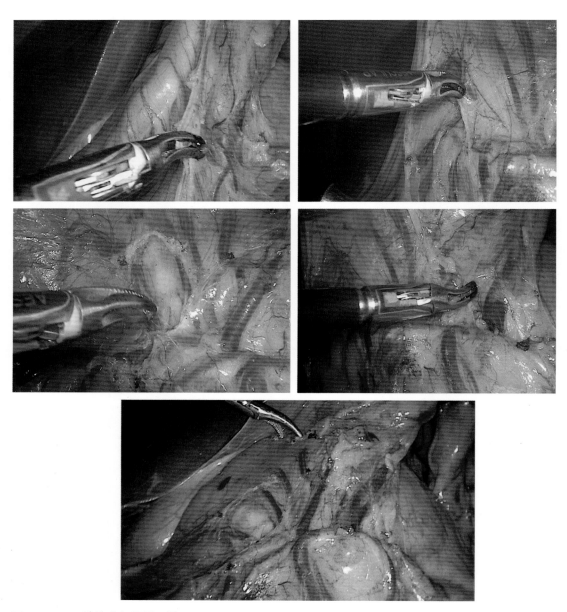

图10-3-18　清除幽门下淋巴结No.6v

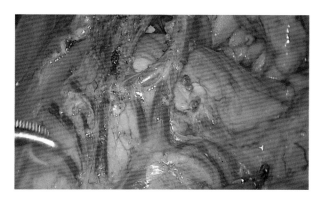

图10-3-19 廓清No.6i、6a

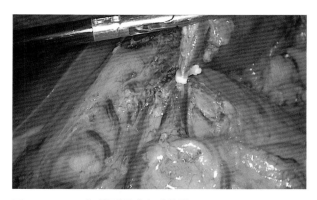

图10-3-20 离断胃网膜右动静脉

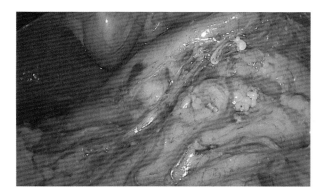

图10-3-21 保存的幽门下动静脉

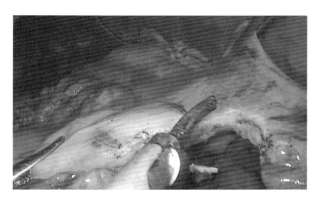

图10-3-22 游离右侧胃大弯

4~5cm，备吻合。

　　幽门下静脉有各种变异类型，结扎胃网膜右动静脉时，要充分确认幽门下静脉的安全后实施，以防止误伤。胃网膜右动静脉处理结束后，用超声刀游离右侧胃大弯，将附着的分支血管和大网膜离断（图10-3-22）。

九、胃切除和胃胃吻合

（一）胃切除

　　确定胃的切除线，胃的远端切除线是以幽门括约肌的十二指肠侧为界于幽门侧4cm处为远端切除线；近端切除线是以安全切缘2cm为界或以胃网膜左动脉末端前支至小弯侧的直角切除线，100mm的直线切割闭合器切胃（图10-3-23、图10-3-24）。

（二）胃胃吻合

　　胃胃吻合、胃切除在预设切离线时，用闭合切割器与大弯成直角切除预定部分的胃。切除标本放入回收袋。

　　胃胃吻合方式有两种，即小开腹残胃由上腹正中小切口吻合，手工缝合法（前壁多用Gambee缝合，后壁用Albert-Lembert缝合），或采用体腔内用闭合切割器三角吻合的胃胃吻合。

　　胃胃吻合，胃与胃的吻合采用对端吻合，吻合口两断端大小弯侧各一针3-0吸收线固定，胃后壁3-0吸收线浆肌层间断缝合，3-0吸收线全层缝合，胃前壁3-0吸收线黏膜、黏膜下层连续缝合，3-0吸收线浆肌层缝合。胃吻合部位至幽门的距离为2.5~3cm（图10-3-25、图10-3-26）。

（三）肝下放置引流，关闭切口

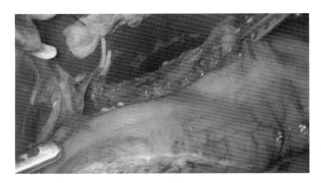

图10-3-23　确认胃切除范围

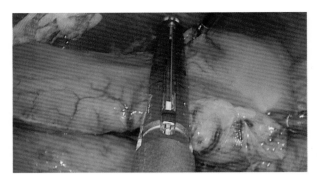

图10-3-24　直线切割器切除

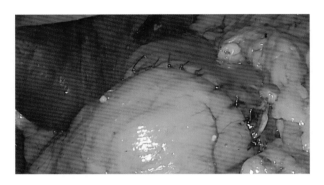

图10-3-25　胃胃吻合（手工缝合）

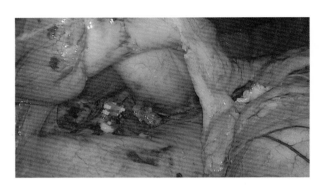

图10-3-26　吻合完成

第四节　腹腔镜PPG难点和要点

腹腔镜下保留幽门胃切除手术的基本技术与腹腔镜胃手术同源，但在血管和神经的技术处理方法有所不同，具有自己的手术体系。

（1）腹腔镜PPG操作要求麻醉充分肌松状态下，建立手术操作的有效气腹空间，保证手术有充分的安全实施。

（2）腹部戳卡，戳卡的基本位置是相对恒定的，但会因手术术式、病人体型、肥胖等因素变更。位置选择是否合适将直接影响手术操作的顺畅度。腹腔镜PPG选用标准的5孔法。

（3）手术野的展开，腹腔镜PPG不同于开放手术，由助手利用拉钩或手，挤压周围脏器来实现术野的展开的模式，而是通过助手的钳子，对微小的区域、组织的牵拉实现，通过改变原有组织的位置，并置于术者操作位置，完成术野展

开的模式。例如腹腔镜PPG的幽门下区域廓清，助手的左手前将胃网膜右动静脉附着在胃窦大弯部牵起，向头侧、腹壁侧方向牵起，把胃网膜右动静脉呈现在术者的视野，根据廓清位置需要，向左或向右，紧张度或紧或松，调节到术者操作顺畅程度。

（4）幽门部上下血管和迷走神经及分支的处理。用超声刀处理胃网膜右动静脉，可以从根部结扎处理，也可以将No.6淋巴结廓清后，在幽门下动静脉前处理。No.5淋巴结通常不廓清或不完全廓清以免损伤幽门支。迷走神经肝支在No.1淋巴结清除时易损伤，确认迷走神经前干及肝支并加以保护后清除No.1淋巴结。迷走神经的腹腔支保存时通常应从右膈肌脚入路，切开后腹膜保存迷走神经后干，沿着右膈肌脚将腹腔

支游离出来，在腹腔支与胃左动脉干合流部的末梢侧切断胃左动脉。

（5）胃左静脉的损伤，出血。胃左静脉的走行是在胃胰系膜内与同名动脉伴行，其后行走与肝总动脉的后方汇入门静脉或肠系膜上静脉与脾静脉的合流部位，也有汇入脾静脉。解剖胃胰系膜时极易损伤伴行段的静脉；在进行No.8a、No.8p淋巴结廓清时会损伤位于腹后壁内的部分。静脉损伤后的出血与动脉系统不同，呈双向性出血，且压力较高，出血量大，污染术野掩盖出血点，止血困难。

（6）保留足够的胃容积，胃的近端切除线以距离肿瘤边缘大于2cm，远端切除线以幽门括约肌远侧缘计算胃侧3~4cm，胃切除后的胃胃吻合到幽门距离以2.5~3cm为宜。尽量保留胃的1/2~2/3容积。

（7）腹腔镜下的操作是利用长长的钳子，电能量器械，经过戳卡的杠杆支点来完成手术的分离、止血、结扎、缝合。左右手的协调操作，完成手术基本操作。

（8）视觉为导向的腹腔镜下手术，手术缺乏触觉，视野狭窄，腹壁戳卡的杠杆效应制约操作的稳定性和精细操作的安全性，眼、手、脑协调一致，安全操作和刻意训练，提升手术技术至关重要。

（9）电能量器械的使用技术，注意神经血管热损伤需要认真对待克服。另外，器械在视野外存在的机会非常多，盲区操作损伤是要高度警惕。

（10）胃胃吻合，主要采取手工缝合，体腔内机械吻合，机械吻合通常为三角吻合，但改变了胃的形态，术后主诉较多，影响QOL。

第五节 手术注意事项

一、术后常规处理

（1）术后当日病人放在重症监护病室，加强对生命体征的监测。

（2）术后去枕平卧，头偏向一侧，以便口腔呕吐物或分泌物流出，必要时给予吸痰，保持呼吸道通畅。

（3）术后可给予肌肉注射止痛药物或止痛泵止痛，保证患者安静休息，一般术后48小时停用。

（4）预防肺部感染，鼓励患者深呼吸，有效咳嗽咳痰。

（5）禁食、胃肠减压可减轻胃肠道的张力，促进吻合口的愈合。患者消化道功能恢复后可拔除胃肠减压，调整饮食。

（6）静脉营养支持，维持水电解质、酸碱平衡，必要时可输入血浆，全血改善患者营养状况，有利于吻合口及切口愈合。

（7）术后鼓励患者早期离床，术后第1天起即可协助患者坐起，轻微活动，适量床边活动，也可酌情应用低分子肝素预防外科手术后血栓栓塞性疾病。

（8）切口及引流管的管理。

二、术后并发症及处理

（一）胃排空障碍

保留的幽门，手术后早期常因其收缩功能不良，扩张功能障碍以及协调运动障碍的原因，导致胃排空功能不良，其发生率为5%~10%，临床表现手术后早期进食后腹部饱胀感，胃镜检查见食物残渣贮留，绝大多数术后3~5周内改善，症状消失，偶有1年内恢复者，药物治疗具有良好改善症状的效果。

（二）残胃癌

保留幽门胃切除术后残胃癌的发生率为1.8%～2%，多发癌的微小癌灶（术前无法诊断的副病灶）及异时性多发癌是其主要原因，术后严密的、高质量的随诊，尤其是多发癌术后是残胃癌发生的高危人群，精细的胃镜检查十分重要。

参考文献

[1] 日本胃癌学会编. 胃癌治療ガイドライン. 医師用2021年7月改订(第6版)[M]. 東京: 金原出版, 2021.

[2] 细田 桂, 山下 继史, 西泽 伸恭, 他. 早期胃癌に対する腹腔鏡輔助下幽門保存胃切除[J]. 手術, 2017, 71(1): 79-85.

[3] 三泽 一成, 伊藤 诚二, 伊藤 友一, 他. 早期胃癌に対する機能温存手術-腹腔鏡下幽門保存胃切除. 体腔内胃胃端端吻合再建[J]. 临外, 2018, 73(4):437-442.

[4] Hiki N et al. Pylorus-preserving gastrectomy in gastric cancer surgery : open and laparoscopic approaches[J]. Langenbecks Arch Surg, 2005:"390:442-7

[5] 櫻本 信一, 江原 玄, 鸟海 哲郎, 他. 早期胃癌に対する幽門保存胃切除術- [J]. 外科, 2023, 85(1): 39-46.

[6] 张驰, 张健, 胡祥. 腹腔镜保留幽门及迷走神经胃切除术治疗早期胃癌[J]. 中华消化外科杂志, 2014, 13(5), 381-385, DOI:10. 3760/cma. j. issn. 1673-9752. 2014. 05. 012

[7] Nakada K, Ikeda M, Takahashi M, et al. Characteristics and clinical relevance of postgastrectomy syndrome assessment scale (PGSAS-45): newly developed integrated questionnaires for aseeessment of living status and quality of life in postgastrectomy patients[J]. Gastric Cancer, 2015, 18:147-158.

[8] Lee SW, Bouras G, Nomura E, et al. Intracorporeal stapled anastomosis following laparoscopic segmental gastrectomy for gastric cancer: technical report and surgical outcomes[J]. Surg Endosc, 2010, 24:1774-1780.

[9] Kumagai K, Hiki N, Nunobe S, et al: Totally laparoscopic pylorus-preserving gastrectomy for early gastric cancer in the middle stomach: technical report and surgical outcomes[J]. Gastri Cancer, 2015, 18:183–187.

[10] Park DJ, Kim YW, Yang HK, et al. Short term outcomes of a multicentre randomized clinical trial comparing laparoscopic pylorus preserving gastrectomy with laparoscopic distal gastrectomy for gastric cancer (the KLASS 04 trial)[J]. Br J Surg, 2021, 108(9):1043 1049.

第十一章 腹腔镜保留迷走神经胃分段切除术

Laparoscopic vagus preserving segmental gastrectomy，La-SG

第一节 概况

一、SG基本概念

胃的分段切除手术自Mikulicz（1897）报告以后[1]，Riedel[2]，Wangensteen也用此技术治疗消化性溃疡[3-4]。20世纪80年代西满正[5-6]（1985）将此术式用于治疗早期胃癌。胃分段切除术是保留胃网膜右动脉，贲门，幽门的胃全周性切除[7]。但此概念并未包括用于胃癌的淋巴结廓清内容，作为胃癌的治疗模式应该含有淋巴结廓清的内容。目前临床使用时仅套用PPG的淋巴结廓清的规定。因此，早期胃癌在使用此术式时，淋巴结的廓清范围需要做相应的调整，尤其是高位的胃分段切除，淋巴结廓清范围类似于近端胃切除的淋巴结廓清范围。

二、SG手术适应证和禁忌证

手术主要对象适合淋巴结转移的风险极低的病例（cT1N0），而且病灶位于胃的中上部，但上切缘距离贲门应大于2cm。胃中部癌的廓清范围为No.3、4d、4sb、6、7、9，小弯胃角部癌时No.8a，应廓清。胃中上部的早期癌是分段胃切除的适应证，淋巴结廓清追加No.11p。

禁忌证主要是肿瘤学条件不符合的病例；具有食管裂孔疝和精神症状者。

三、合理选择胃胃吻合方式

胃胃吻合的手工缝合模式是在腹部小切口下完成，能够良好保持胃的自然形态。SG是机械吻合的良好适应证，安全性良好，但全腔镜下三角吻合存在易致胃的形态变形，胃肠轴扭曲需要特殊关注。

四、腹腔镜手术的优势

近年，腹腔镜技术的进步，已有诸多临床研究，如日本JCOG0703、JCOG0912和韩国KLASS-01试验，证实适用于早期胃癌[8-10]。腹腔镜下胃分段切除手术治疗早期胃中上部癌，更具有低侵袭，手术的精度提升，术后QOL良好的特点，受到临床的推广普及[11]。

五、SG效果的评价

手术效果评价，此手术因胃切除范围小，胃

具有较大容积，储存排空功能良好。保留了幽门使倾倒综合征和十二指肠液反流得以预防，保留迷走神经后胆道和胰腺功能影响减轻，生活质量提高[12]。

SG与PPG术后效果的比较显示，餐后胃胀SG为4%，而PPG为20%。体重的恢复SG优于PPG。术后残胃炎及食物残渣均少于PPG[13]。

第二节　术前准备及手术流程

一、术前准备

（一）病人准备，手术适应证和禁忌证

病人术前各项准备和手术适应证、禁忌证，如第七章记载。

（二）麻醉

全麻辅助硬膜外连续麻醉。

（三）手术准备

（1）病人手术体位为仰卧位，床头稍高15°。

（2）术者站位，选择右侧站位，助手位于左侧，扶镜手位于两腿之间。

（3）手术用特殊器械，超声刀或超声双极能量器械，双极电凝器械，直线闭合切割器。

（4）3D腹腔镜系统启动，调试。

二、手术术式概要和流程

（一）手术术式概要

腹腔镜保留迷走神经，胃分段切除的适应证是胃中上部早期胃癌（CT1N0）。胃切除范围是以安全切缘2cm范围的胃分段性的环周切除，小弯与大弯比率为1∶2～1∶1.5。淋巴结廓清范围No.3、7、8a、9、11p、4d、4sb、1、5、6不完全廓清。保留迷走神经前干肝支、幽门支、后干腹腔支、肝总动脉周围神经丛，脾动脉周围神经丛，同时保留幽门下动静脉，胃网膜右动静脉，胃左动脉的贲门支、食管支，以及保留胃右动静脉。重建是胃胃吻合，可采用手工缝合吻合和全腔镜下机械吻合。如示意图11-2-1所示。

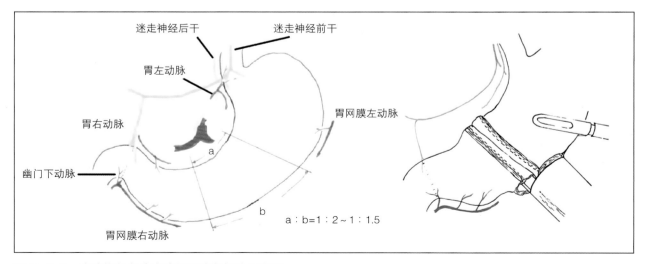

图11-2-1　腹腔镜保留迷走神经胃分段切除示意图

（二）手术流程

（1）戳卡置入和手术探查。

（2）肝脏的悬吊，术野展开。

（3）幽门下区域淋巴结廓清。

（4）胃网膜右动静脉的处理。

（5）胃网膜左动静脉的处理。

（6）胃后血管的显露与处理。

（7）胰腺上缘淋巴结的廓清。

（8）胃左动脉及分支的处理。

（9）胃小弯淋巴结廓清和胃右血管的处理。

（10）胃部分切除、胃胃吻合。

第三节　SG手术操作步骤

一、探查，确定手术方针

（一）操作孔设置

戳孔位置与腹腔镜保留幽门手术相同，5孔法。

术者站于病人的右侧，助手为左侧。

（二）探查，确定手术方针

探查确定肿瘤的位置，判定有无淋巴结转移、肝脏和腹膜的转移。必要的术中脱落细胞学和淋巴结术中冰冻病理组织学检查，确立手术方针和手术程序。

术中再度确认肿瘤位置以决定胃切除部位和范围。判定方法可术中胃镜定位，如图11-3-1所示。也可采取术前点墨或荧光ICG标记等，SG主要是针对胃中上段的早期胃癌。术中进行

淋巴引流区域的淋巴结活检，决定廓清范围。

二、手术操作步骤

（一）肝脏的悬吊

沿着胃小网膜肝脏附着部，观察迷走神经前干发出的肝支的走行，将肝脏拉向头侧，电刀远离肝脏附着部的迷走神经肝支走行部位，离断小网膜，利用肝侧小网膜切缘为支撑点，与肝镰状韧带用线连接，将肝左叶向头侧牵引。

（二）幽门下区域的淋巴结廓清

幽门下区域是胃大弯侧的主要淋巴引流区域，此区域的淋巴结廓清是手术的重点和技术难点之一，充分的系膜游离，血管的显露是安全廓清成功的关键。

助手右手钳子将胃窦部牵向头侧和左侧，左手将胃结肠韧带牵向足侧和左侧，使胰腺头部和十二指肠球部、降部得以充分的显露。

十二指肠前方覆盖的腹膜与侧方的后腹膜在解剖学上呈连续状态，沿十二指肠大弯侧降段内侧缘切开腹膜附着处，在胰腺前面融合筋膜浅面剥离，进而进入横结肠的前后叶间隙，沿着此间隙将横结肠系膜前后叶游离开，并离断。剥离层正确的话，术野无出血（图11-3-2）。此处，大网膜与横结肠系膜粘连状态，向内侧移行

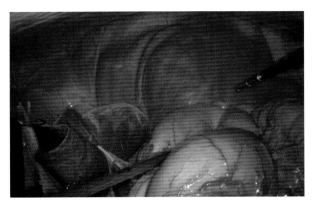

图11-3-1　术中探查、胃镜确定病变部位

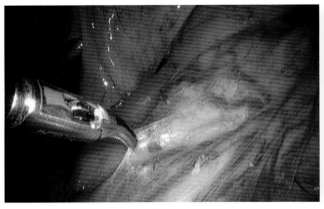
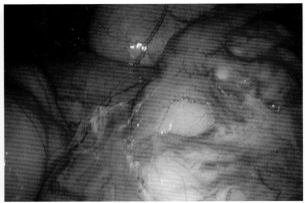

图11-3-2 沿十二指肠大弯侧离断覆盖的系膜

游离横结肠系膜，显示胃结肠静脉干（图11-3-3）。至此，以胃网膜右动静脉和幽门下动静脉为核心，胰腺头，颈部前面，横结肠系膜附着部全部剥离，呈游离状态。

幽门下区域予以全部展现出来后，清晰见到此区域的血管的分布及其所属的淋巴结范围。根据廓清淋巴结的需要，分别清除No.6a、6v、6i各组淋巴结。幽门下动静脉无须特殊处理。予以

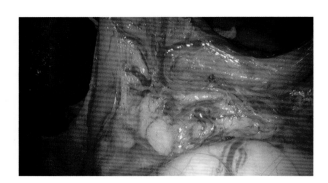

图11-3-3 胃结肠静脉干周围廓清

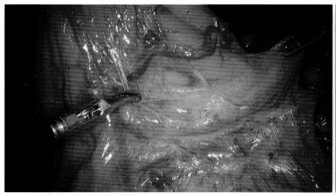

图11-3-4 清除No.6i淋巴结

完整保留。此处淋巴结廓清技术的要点，是以幽门下动静脉和胃网膜右动静脉为中心，由胃结肠静脉干始，在胰腺头部的前面，呈"V"形游离和清除（图11-3-3～图11-3-5）。

手术中注意胃网膜右动静脉向大网发出的分支，离断时要止血可靠有效。

（三）胃网膜右动静脉的处理

伴随着幽门下淋巴结的清除，幽门下动静脉和胃网膜右动静脉得以显露。其后将胃横结肠韧带提起，沿着胃网膜右动静脉走行，距胃网膜右动静脉3cm处，将胃结肠韧带离断，并左侧方向拓展。确定胃网膜右动静脉走行及向胃、网膜的分支。廓清No.4d的同时，确定离断胃网膜右动静脉位置，在预定胃切除安全切缘部位前方2cm处结扎、离断（图11-3-6）。

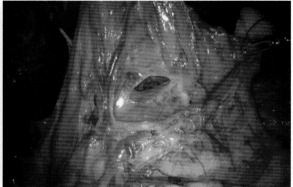

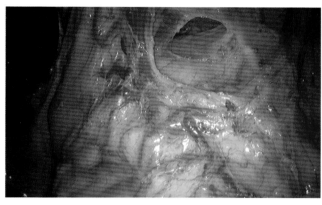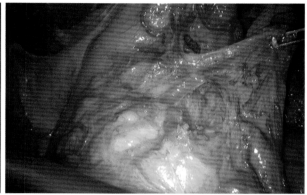

图11-3-5　清除幽门下区No.6组淋巴结

（四）胃网膜左血管的处理

延续上述操作，向左侧离断胃结肠韧带，至左侧大网膜血管第1支为界，保留这支血管（图11-3-7）。

脾下极的处理，术野显露如图11-3-8、图11-3-9所示，将胃脾韧带的内侧展开，助手右

手钳钳住胃网膜左动脉附着在胃大弯的第2支处，将胃牵向右侧腹壁侧和头侧，助手左手钳钳住结肠脾曲的大网膜附着处向足侧牵引，露出胰尾向胃大弯走行的胃网膜左动静脉，术者左右手协调清除其周围的淋巴结和脂肪组织，清除No.4sb组淋巴结，显露胃网膜左动静脉，结

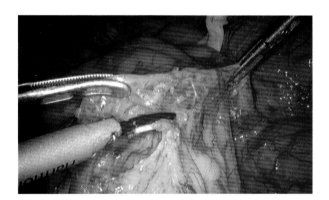

图11-3-6　胃网膜右动静脉的处理

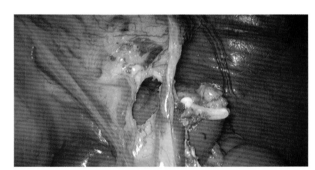

图11-3-8　清扫第4sb组淋巴结

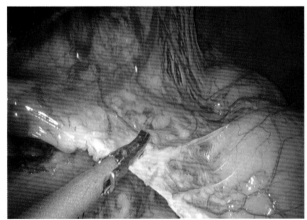

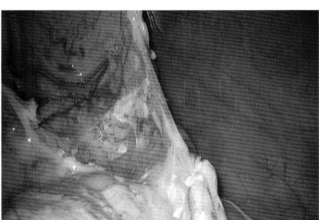

图11-3-7　离断大网膜，保留网膜左侧血管第1支

扎、切断胃网膜左动静脉（图11-3-8、图11-3-9）。同一术野离断网膜至胃网膜左动静脉与胃短动静脉交界的无血管区域。

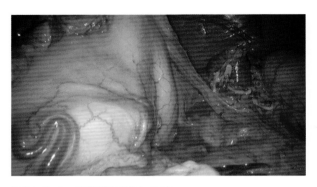

图11-3-9 离断胃网膜左血管

（五）胃后血管的显露与处理

接续上述手术野，将胃向腹侧头侧牵起，展现胃后壁及其胰腺体、尾段的脾血管，胃后动脉（图11-3-10）。

对于胃的中上部的肿瘤，因向脾动脉、脾门部淋巴结转移是其重要的途径，所以，No.11d应予以术中冰冻病理学检查，如果术中冰冻病理检查，No.11d组淋巴结转移时，将进行No.10的处理。同时改变手术术式方针。胃后血管在SG时应予以保留。其内侧的No.11p应予以廓清。廓清是在同一个视野下完成。更为多见的是在脾动脉廓清时，沿脾动脉廓清至胃后动脉，其内侧缘部分予以廓清（图11-3-11）。

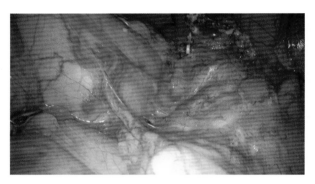

图11-3-10 显露胃后血管

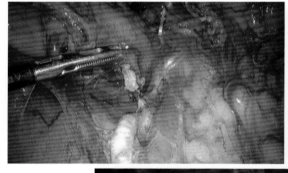

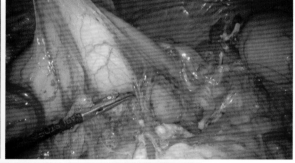

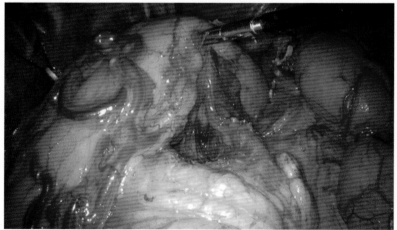

图11-3-11 胃后血管周围廓清

（六）胰腺上缘淋巴结的廓清

胰腺上缘淋巴结廓清的手术野展开方法，将胃翻转至头侧牵起，显露胃胰韧带，清晰可见胰腺上缘肝总前方、腹腔动脉周围淋巴结和脂肪组织，胃左动脉及脾动脉。廓清的方法，在脾动脉根部切入，沿着脾动脉向左侧游离移行，在同一个视野，沿胃左动脉的左侧清除腹腔动脉干根部的第9组淋巴结及其部分系膜组织（图11-3-12、图11-3-13）。

术野调换，移向右侧，显示出右侧膈肌脚和肝总动脉。沿着右侧膈肌脚打开胃胰韧带的附着部位，至贲门部位，不再向上游离腹段食管。在此术野，沿着肝总动脉前方，清除其周围的淋巴结及No.9、12a。廓清技术要点是将No.8a牵起，在其与胰腺上缘的交界处切入，在淋巴结与肝总动脉表面的神经丛的浅层之间剥离，其间有数支微小血管，易于出血。另外，有较为粗大的淋巴管与腹膜后淋巴结相沟通，应予以彻底凝固，防止术后的淋巴漏（图11-3-14、图11-3-15）。

此部分淋巴结廓清时，注意不要损伤血管和神经。仔细止血防止血液污染手术野，致后续廓清困难。

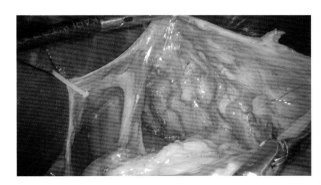

图11-3-12　显露胰腺上缘及胃胰韧带

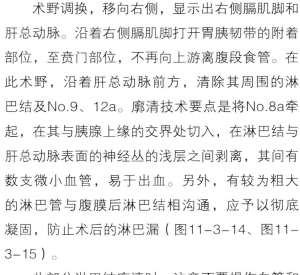

（七）保留迷走神经腹腔支

迷走神经后干发出腹腔支和胃支，腹腔支的

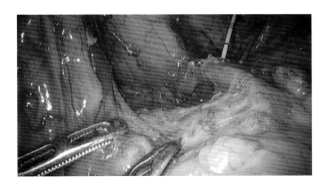

图11-3-13　延续清扫第9组淋巴结，显露胃左血管左侧

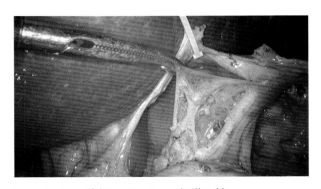

图11-3-14　清扫No.9、8a、7组淋巴结

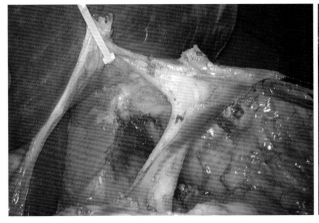

图11-3-15　胰腺上缘清扫完成图

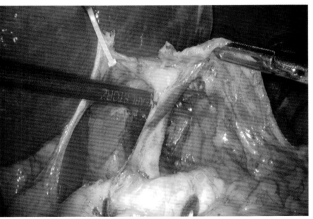

保留技术方法有右侧入路法和左侧入路法。入路法的选择依据病人的局部解剖学特征和使用的腹腔镜，机器人设备和术者左右侧站位相关。右侧入路时，将胃胰韧带向左侧斜形牵引，胃左动脉与脾动脉形成45°角，充分展示出右侧膈肌脚，从胃左动脉根部廓清No.7、9开始，显露腹腔支与胃左动脉的关系，展示腹腔支的全程。全程将胃食管系膜的腹腔段，由后腹壁游离开来，其间的迷走神经的腹腔支一并游离（图11-3-16）。

图11-3-17采取左侧入路的方法，术者站位于右侧时，宜将胃胰韧带牵起向右侧牵拉，胃左动脉与肝总动脉成45°角，使此部位胃左动脉、脾动脉、胃后动脉得以充分的展示，切入点是以胃左动脉根部为界标，沿着腹腔神经丛前面，追寻腹腔支的末梢侧，逆行向上剥离，这期间注意有多支由胃向胃左静脉的属支，容易出血污染术野。助手的右手牵引胃胰韧带，制作手术野，左手如图11-3-17所示，协助术者显露操作部位。

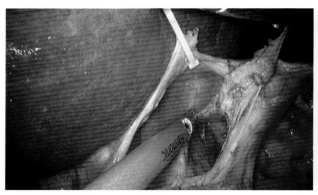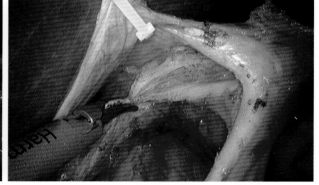

图11-3-16　右侧入路打开膈肌脚全程显露腹腔支

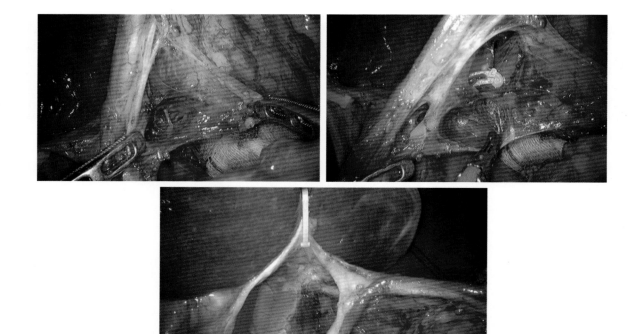

图11-3-17　左侧入路显露迷走神经腹腔支

（八）胃左动脉分支的处理

1. 保留肝支和胃左动脉食管贲门支

悬吊肝脏时，在离断近肝脏的小网，注意不要伤及迷走神经肝支，在处理贲门部时也是同样保护肝支和迷走神经的前干。

No.1淋巴结廓清是沿着胃左动脉及其分支进行淋巴结廓清，与此同时，贲门支和食管支即可显露出来。保留胃左动脉发出的食管支和贲门支，仅清理No.1淋巴结（图11-3-18、图11-3-19）。

2. 处理胃左动脉的降支

胃左动脉周围淋巴结廓清后，胃左动脉的降支呈现出来，在其根部予以结扎离断，如图11-3-20所示。

3. 廓清No.3淋巴结

离断胃左动静脉后，沿着胃小弯，超声刀清

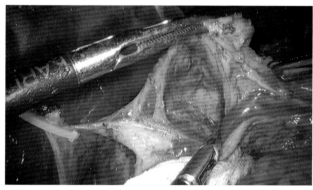
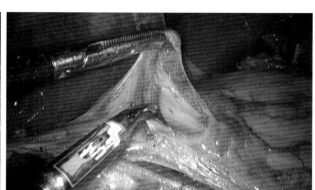

图11-3-18　显露胃左血管贲门支

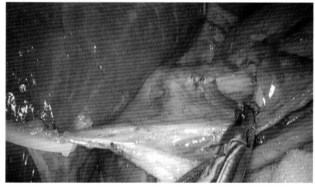
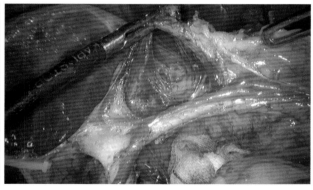

图11-3-19　保留胃左血管贲门支廓清No.1淋巴结

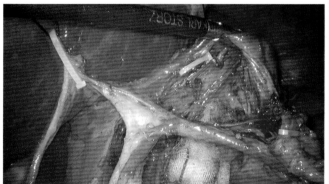
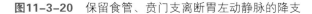
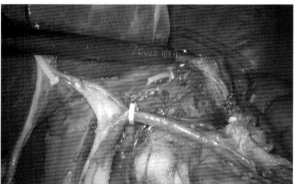

图11-3-20　保留食管、贲门支离断胃左动静脉的降支

除No.3淋巴结。可以由头侧向幽门侧廓清，也可以由幽门侧向贲门侧廓清（图11-3-21）。

（九）胃右血管的处理

胃右血管的处理无须在血管根部离断，No.5不做廓清。胃右血管的处理部位主要在小弯的下部，根据胃切除线决定游离其末梢血管部位。

（十）胃分段切除、胃胃吻合

1. 胃分段切除

胃的分段切除时，首先将大小弯附着的大小网膜离断，在标记好的肿瘤位置，确定胃部分切除的切割线。

SG胃切除的范围，按照肿瘤学的原则，安全切缘为2cm。小弯与大弯切除的比率是1∶2～1∶1.5。直线闭合切割器进行胃切除（图11-3-22～图11-3-24）。

2. 胃胃吻合

①胃分段切除：胃切除操作在腹腔镜下进行。在远、近端胃切除线上，即距离上下肿瘤边缘2cm处的安全切缘处，安置直线切割器，闭合切除胃。②手工缝合吻合：近端残胃的口径大于远端残胃的口径，大于部分可用直线切割器，将其小弯角的部分斜行切除1cm，使远近残胃的残端口径大小一致，近端残端小弯侧予以包埋残端，其后使残胃之间对端口径相适宜后，进行手工缝合、重建。两侧断端的大小弯浆肌层缝合牵引线，固定两侧残胃的位置。后壁采用浆肌层缝合后，改为全层单纯结节缝合（Albert-Lembert缝合），前壁采用Gambee法缝合。手工缝合能够保证胃胃吻合后处于胃原有的功能形态，有助于保持良好的胃的储存和排空功能。手工缝合操作如示意图11-3-25及图11-3-26所示，远端残胃全口缝合吻合，主要保证远端胃与近端胃的轴向一致，不扭曲。

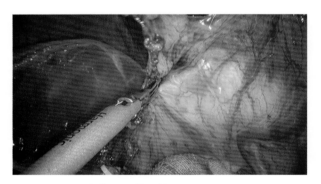

图11-3-21 清除No.3淋巴结

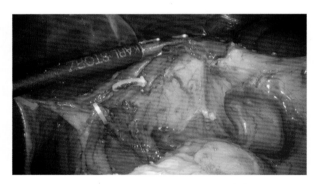

图11-3-22 胃的小弯切除位置的处理和确定切线

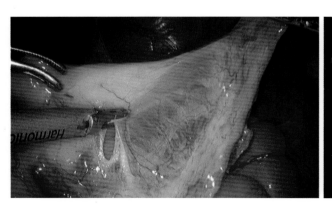

图11-3-23 处理胃大弯，按照预定切除线切除部分胃

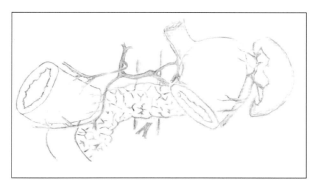

图11-3-24 胃切除后示意图

③全腔镜下机械吻合法（胃胃吻合）：全腔镜下机械吻合步骤如图11-3-27～图11-3-33所示。使用60mm的直线闭合切割器。

经两侧的开孔插入直线闭合切割器，将两侧胃展平，对好胃的轴向，防止胃轴扭曲，闭合切割器尽可能紧靠原来的残胃闭合线，将胃后壁侧侧吻合（内翻缝合吻合）。

在共同开口部位，沿原两侧的闭合线，紧靠原来的闭合钉处，切开胃前壁，检查后壁的吻合状态及有无出血。

检查胃腔的形态，以及尽可能切除原两侧的闭合线，此处是血运最薄弱的部分。

缝合支持线，提起将要关闭的胃前壁的共同开口，以备胃前壁的关闭。

安置直线切割器，关闭胃前壁，将原来的闭合钉部位全部切除。追加闭合，关闭胃前壁。

吻合完毕后，检查胃的前后壁吻合口。前壁浆肌层缝合，浆膜化处理。

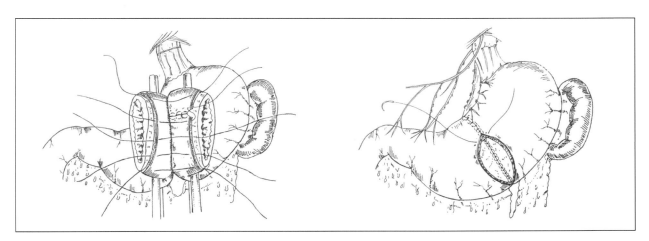

图11-3-25 手工缝合示意图

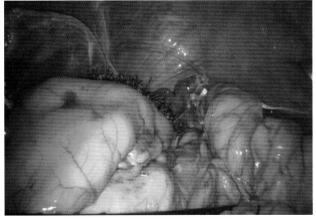
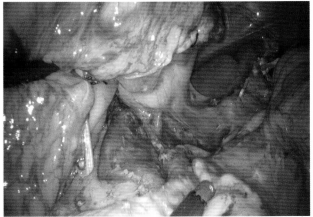

图11-3-26 手工缝合完成图

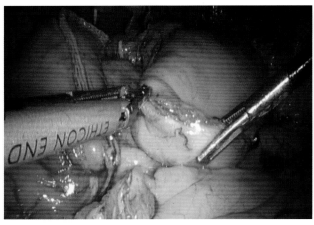

图11-3-27 远近胃的端端大弯侧制作吻合器用开口

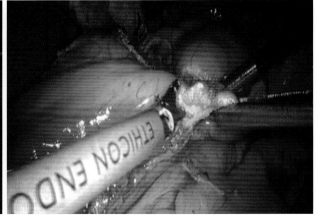

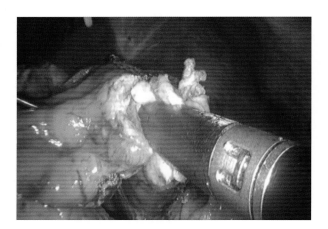

图11-3-28 置入直线切割器

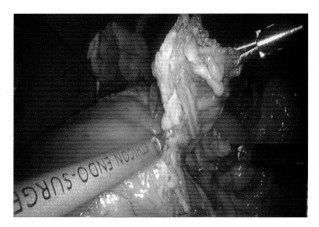

图11-3-29 处理胃前壁闭合部分

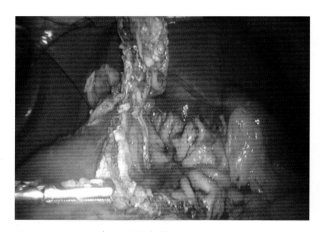

图11-3-30 观察后壁吻合线和胃腔

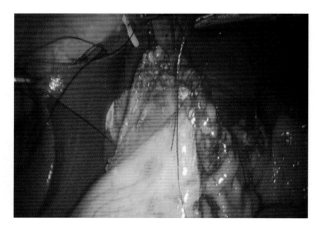

图11-3-31 缝合共同开口

（十一）手术结束后放置引流

手术后放置引流除了监测出血之外，更重要的是引流腹腔内手术部位的渗出液。引流放置的位置是胃后，胰腺上缘部位，覆盖胰腺上缘淋巴结廓清范围。目的是充分引流术后的渗出液和淋巴液，以及胰腺损伤部位的胰液的引流。

引流管的选择不带侧孔的硅胶引流管（图11-3-34）。

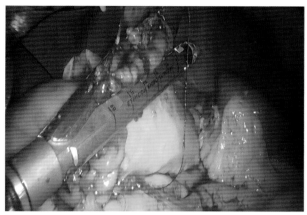

图11-3-32　闭合共同开口

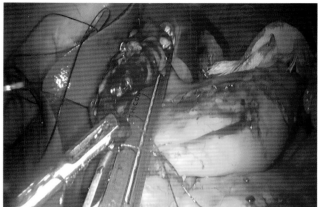

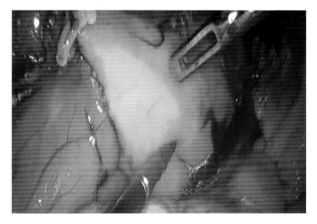

图11-3-33　吻合完毕图

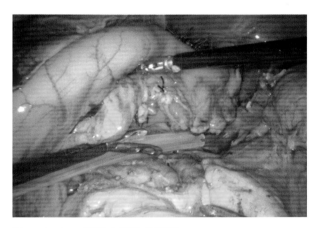

图11-3-34　胰腺上缘放置引流

第四节　手术技术要点和难点

一、术中手术适应证的把握

手术开始时应进行预警淋巴结（No.3、4d、4sb、7）的术中活检，判定有无淋巴结转移，决定手术方针，早期胃癌是手术可治愈性疾病，应严格把握适应证。廓清的彻底性问题，主要是一级淋巴结廓清不足，这可以利用术中冰冻病理学检查确认。二级淋巴结廓清主要是在胰腺上缘和胃胰韧带内的廓清，容易导致神经损伤和功能血管的损伤。

二、合理的选择胃左动脉的离断部位

胃左动静脉的离断部位是在胃左动脉的降支部位。防止将迷走神经腹腔支和贲门和食管的血管损伤。尤其No.1淋巴结廓清不要损伤贲门支和食管支。对于防止食管反流具有意义。

三、防止食管反流

手术不要过度剥离下段食管和食管裂孔，防止食管裂孔解剖结构的破坏致反流。

四、能量外科手术器械的安全使用

能量外科手术器械不仅有效止血，同时，更不伤及神经。神经周围的剥离，使用剪刀或超声刀的非工作面，也可使用双极电凝，在确认神经与周围组织分离开以后使用，较为安全。

五、吻合方式的选择

为了良好地保持胃的功能，多选择经小切口

手工缝合的方式，以确保形态完整和正常胃的轴向。体腔内吻合时，直线缝合闭合切割器是以三角吻合模式为基础进行，需要剥离血管较长，裸化胃壁，实施吻合，要注意切割线夹角的缺血引发漏。另外，吻合后胃的轴向扭曲，吻合时胃壁组织丢失过多，吻合口不规则，排空不畅。术后产生各种不适症状。因此，体腔内吻合时，事先设计，谨慎处理至关重要。

参考文献

[1] Mikulicz-Radecki J. Die chirurgische Behandlung des chronischen Magengeschwurs[J]. Ver Dtsch Ges Chir, 1897, 26:16.

[2] Riedel, B. Die Entfernung des mitteren Abschnittes vom Magen wegen Geschwur[J]. Deutchmed Wchnschr, 1909, 35: 17.

[3] Wangensteen OH. Segmental resection for peptic ulcer[J]. JAMA , 1952, 149 : 18.

[4] Wangensteen OH. Segmental gastric resection An acceptable operation for peptic ulcer tublar resection unacceptable[J]. Surgery, 1957, 41: 686-690.

[5] 石原 省, 他. 早期胃癌に対する縮小手術-分節の胃切除術46例の検討-[J]. 日临外会誌, 1996, 57(2):291-297.

[6] 石原 省, 太田博俊, 高桥 孝, 他. 早期胃癌に対する胃横断切除術103例の検討[J]. 日消外会誌, 1999, 32:409.

[7] 日本胃癌学会编. 胃癌治療ガイドライン. 医師用2021·年7月改訂(第6版)[M]. 東京: 金原出版, 2021.

[8] Katai H, et al. Survival outcomes after laparoscopy-assisred distal gastrectomy versus open distal gastrectomy with nodal dissection for clinical stage IA or IB gastric cancer (JCOG0912):a multicenter , non-inferiority, phase 3 randomised controlled trial[J]. Lancet Gastroenterol Hepatol, 2020, 5:142-151.

[9] Hiki N, Katai H, Mizusawa J, et al. Long-term outcomes of laparoscopy-assisted distal gastrectomy with suprapancreatic nodal dissection for clinical stage I gastric cancer : a multicenter phase II trial (JCOG0703) [J]. Gastric Cancer, 2018, 21(1):155-161.

[10] Kim HH, Han SU, Kim MC, et al. Effect of Laparoscopic Distal Gastrectomy vs Open Distal Gastrectomy on Long-term SurvivalAmong Patients With Stage 1 Gastric Cancer: The KLASS-01 Randomized Clinical Trial[J]. JAMA Oncol, 2019, 5(4):506-513.

[11] Kumagai K, et al . Totally laparoscopic pylorus-preserving gastrectomy for early gasric cancer in the middle stomach; technical report and surgical outcomes[J]. Gastric Cancer, 2015, 18: 183-187.

[12] 冈岛邦雄, 中田英二. 早期胃癌に対する手術疗法. 胃外科(胃外科研究编)[M]. 東京: 医学書院, 1997:226-235.

[13] 宫下 知治, 三轮 晃一, 木南伸一, 他. Lymphatic basin dissectionを伴う胃分節切除術. 今村 干雄編集. 胃切除と再键術式[M]. 東京: 医学図書出版株式会社, 2005:148-157.

第十二章 DVSS胃手术基本原理和技术

Basic knowledge of da Vinci surgical system in the treatment of gastric surgery

第一节 基本原理、设备构成

一、机器人手术的基本原理

机器人手术是医生利用达·芬奇机器人辅助手术系统（医师控制台、机械臂手术推车、成像系统），通过术者在操控台操作，经由手术室内特定的光缆指令数据传输，操控机械臂的运动和能量手术器械活动完成类似人手的精细操作，实现手术目标的切除、重建等操作。

二、机器人手术设备的构成

（一）设备基本构成

达芬奇手术辅助系统是由三个主要系统构成：①手术操作系统，由手控手柄操控，调控内镜的缩放功能和操作镜视下机械臂的运动；②床旁机械臂系统系在病人体内手术操作系统（镜头臂、三个器械臂）；③视频成像系统系及体外监视器系统[1]。见图12-1-1、图12-1-2。

（二）医师控制台

医师控制台是术者操作控制中心，由操作手柄、3D视觉系统和踏脚控制器构成。两个操作手柄的主控制器是对称的操作手柄，由术者双手

操作使用，执行术者的左右手功能。脚踏板控制器控制器械的离合、切换、镜头的移动，能量器械的切割，凝固功能（图12-1-3）。

（三）床旁机械臂系统的设定

床旁机械臂系统系由手动推车和4个机械臂组成（3个是操作臂，1个是镜头臂）。手动推

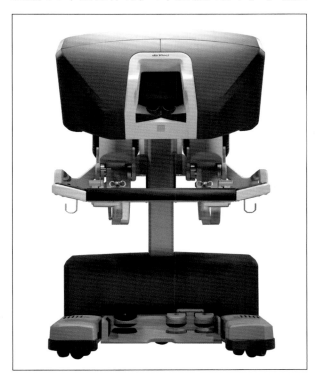

图12-1-1 医师控制台

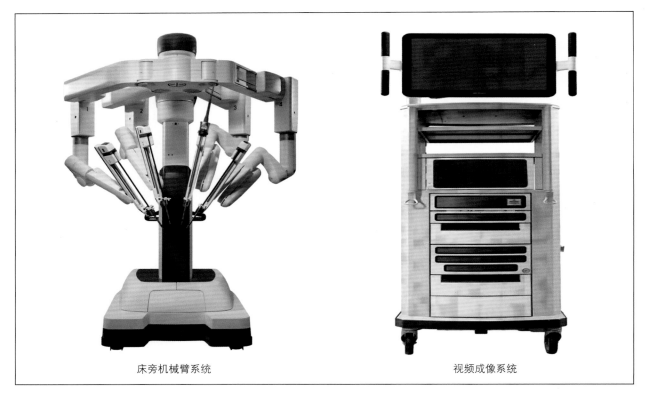

床旁机械臂系统　　　　　　　　　　视频成像系统

图12-1-2　达芬奇手术系统基本构成

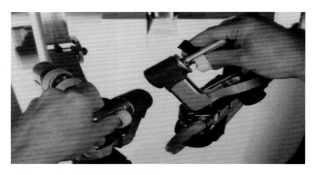

图12-1-3　控制台操作手柄

车是由病人的左侧推入。RG手术时与标识的脐孔的戳卡对合，床旁手术机械臂系统的组合选择上腹部模式，床旁机械臂系统的吊臂内的绿色十字线靶激光的纵行方向和2号臂的轴臂平行，调整关节衔接。以腹腔动脉作为靶向目标设定臂的位置，自动调整后对接，2号臂装置8mm戳卡置入镜子。1、3、4号臂戳卡均为8mm，衔接对应的钳子。

（四）视频成像系统

视频成像系统由图像处理器、显示器、辅

助手术设备、双强光源系统、双CCD摄像系统构成。

三、常用电能量设备

常用能量设备型号：Valleylab FX、Vallelab Force Triad、ERBE ICC 350、ERBE VIO 300D、ConMed System 5000、ConMed Excalibur Plur PC。

四、能量设备的设定

（一）医师控制台脚踏控制模式

控制台配置的脚踏是用ERBE VIO 300D（Erbe Elektromedizin GmbH）的脚踏，主要是切割、凝固（图12-1-4）。

（二）能量器械的配置，设定

各机械臂能量器械配置如下：1号臂

使用圆头有窗双极电凝抓钳（Fenestrated Bipolar Forceps）、尖头双极（马里蓝）抓钳（Maryland Bipolar Forceps），2号臂为内镜，3号臂可为单极电剪刀（Monopolar Curved Scissors）、尖头双极（Maryland Bipolar Forceps）、抓钳（Maryland Bipolar Forceps）、ACE超声刀（Harmonik ACE Curved Shears），系机器人用超声刀。4号臂为无创圆头抓钳（Cadiere Forceps）。

　　能量设备的能量设定，双极电凝的能量设备的设定，da Vinci XiTM配置的ERBE VIO dv generate的高频设备，选用Soft Coag，设定effect 6~8：90W。Force triad（Covidien）generate，设备选用Macro mode 60W，Low mode 20W。单极电剪刀的能量设备的设定，da Vinci generate ERBE VIO dv高频设备，选用dry cut effect 3~6：50W，forced coagulatot为effect 4~6：50W（图12-1-5）。

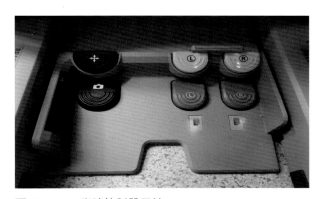

图12-1-4 脚踏控制器开关

五、机器人胃手术常用器械

（一）戳卡

　　机器人手术用戳卡是特有配套专用戳卡，分为8mm、12mm类型（图12-1-6）。

（二）内镜

　　机器人专配内镜，0°、30°镜。镜头具有

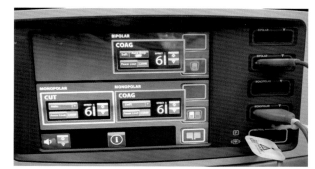
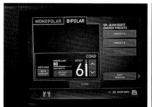
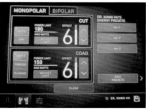
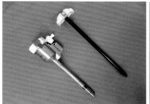
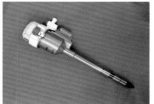

图12-1-5 能量设备的设定

图12-1-6 戳卡

进退，旋转，对焦，放大缩小，画中画和荧光模式。

（三）各类专属钳子和持针器

　　常规器械有各类抓钳、血管夹钳和手术缝合用持针器。抓钳的种类如无创圆头抓钳（Cadiere Forceps）、圆头双孔抓钳（Double Fenestrated Grasper）、精细抓钳（Fine Tissue Forceps）。持针器有大号、强力持针器（图12-1-7、图12-1-8）。

　　机器人专属器械具有器械腕部关节，有540°旋转角度。同时具有7个自由度：进出（insertion）；外展（External Yaw）；外伸（External Pitch）；内展（Internal Yaw）；内伸（Internal Pitch）；旋转（Roll）；抓持（Grip）[2]。

血管夹有大号钛夹钳（Large Clip Appller）、中号血管夹（Medlum-Large Clip Appller）（图12-1-9）。

（四）常用电能量器械

常用电能量器械主要有单极电剪刀（Monopolar Curved Scissors）、单极电钩（Permanent Cautery Hook）、尖头双极（马里蓝）、抓钳（Maryland Bipolar Forceps）、圆头双极抓钳（Fenestrated Bipolar Forceps）、短头双极抓钳（PreTM Bipolars Forceps）、弯头双极抓钳（Curved Bipolar Dissector）。

1. 单极电剪刀

单极电剪刀（Monopolar Curved Scissors）主要用于组织的分离、切割，也可以在小功率时发挥双极电凝的凝固和切割作用（effect 3~8，60~80W）。神经周围以外部位effect为4~6，神经周围effect为2~3。单极电剪刀与腹腔镜使用单极电剪刀的方式类似，用于锐性切除和剥离。但不同之处在于机器人用单极电

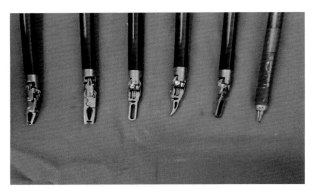

图12-1-7　各类手术器械

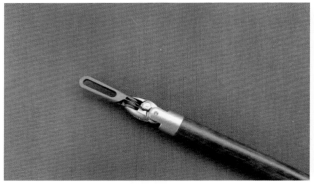

CADIERE镊

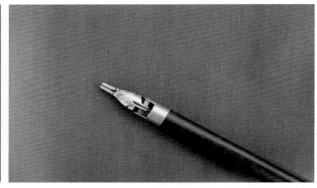

LARGE持针器

图12-1-8　钳子和持针器

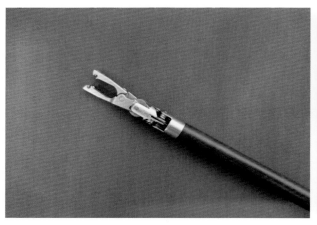

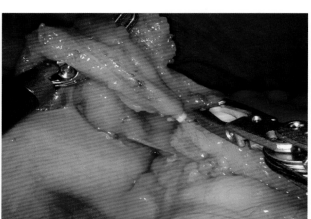

图12-1-9　机器人血管夹钳的使用

剪刀，具有多关节功能，在狭小空间操作，精细操作具有特有的优势。单极模式存在远距离损伤，与双极模式不同，但调节输出功率可以改观。机器人的滤过功能可以防止手的震颤，降低损伤（图12-1-10）。

2. 尖头双极抓钳

尖头双极抓钳（Maryland Bipolar Forceps）主要用于组织（组织间隙分离，淋巴结廓清）切开与凝固（effect 4~6，60~80W），正确使用发挥双极电凝的功能是手术无血剥离的要点，切割组织时要用切割模式，使用钳子的尖端部分，给予被切割组织一定的张力后，在张力点切割，双极电凝钳子双叶对合夹闭，产生切割效应。凝固目的使用时，凝固组织除了使用凝固模式之外，被凝固组织使之松弛状态，给予凝固时组织收缩的长度和空间，否则成了切割效应。如果，先凝固后切割时，被切除部分予以张力，也可获得需要效果。在血管周围进行淋巴结廓清时多采

用此技法（图12-1-11）。

3. 圆头有窗双极电凝抓钳

圆头有窗双极电凝抓钳（Fenestrated Bipolar Forceps）主要功能是抓持和凝固模式（effect 6，60~80W），在小的出血点不明朗的时候，止血效果佳。另外，在静脉周围的止血能够安全无损伤进行。圆头有窗双极电凝抓钳扮演术者的左手功能，与右手协调操作（图12-1-12）。

4. 电钩

电钩（hook electrode）也是常用手术器械（图12-1-13）。

（五）ACE超声刀

ACE超声刀（Harmonic ACE Curved Shears）系机器人专用超声刀，与腹腔镜使用超声能量器械并不完全雷同。机器人手术使用超声能量器械没有关节功能而且旋转角度不如腹腔

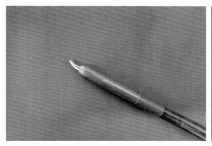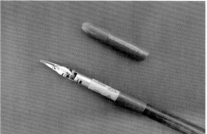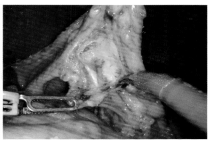

图12-1-10　单极手术弯剪尖端附件及使用

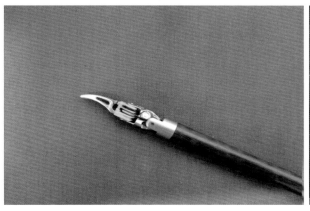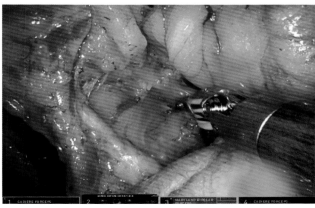

图12-1-11　MARYLAND双极抓钳及使用

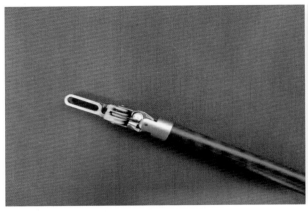
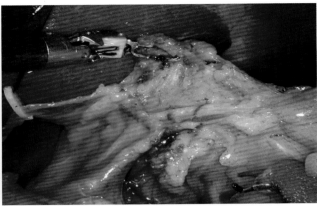

图12-1-12　有窗双极镊的抓持显露，止血作用

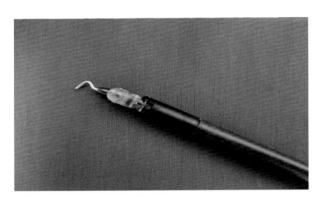

图12-1-13　永久电钩

镜超声刀，例如人工自如旋转，适时适度施加把持力度，而且止血效果有限。手术中主要用于淋巴结的廓清，更多用于系膜、网膜的离断。由于超声刀没有关节，其使用部位具有局限性（图12-1-14）。

（六）手术部位与器械的选择

胃切除的器械准备：①机械臂配套器械和助手腹腔镜器械；②机械臂器械选择：单极电剪刀、电钩、超声刀、无损伤抓钳、双极电凝钳、抓持牵开器；③助手器械：吸引器、Hemo-lock钳、stapler；④自动固定监控系统。

手术部位与器械选择，器械选择与腹腔镜手术的基本原则相同，胃胰韧带内的神经和血管的剥离，淋巴结廓清通常选用双极电凝钳子或剪刀，与超声刀比较其凝血功能逊色。网膜的离断宜选择超声刀。胰腺上缘和幽门下区域可选用超声刀尤其是在迷走神经周围的操作，超声刀热损伤概率低。该区域也使用电剪刀，双极电凝操作。

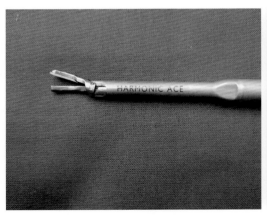
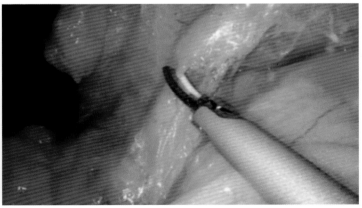

图12-1-14　ACE超声刀及应用

第二节　da Vinci Xi系统特有功能

一、da Vinci Xi系统新特点

da Vinci Xi系统2015年上市，是第四代达芬奇手术系统。床旁机械臂系统全新改观，机械臂径细小化，戳卡的衔接改良，易于体型瘦小的病人使用，减少机械臂的相互干涉。提升了镜孔戳卡的灵活性，有益于手术操作。外臂能够无障碍使用，省略了戳卡配置。钳子在视野外时，增加了对视野外钳子位置的预警提示，增加了安全性。

二、Table Motion功能

da Vinci Xi option设定的Table Motion是戳卡位置不变的状态下，能够完成手术台的变化，省略了机械臂车的撤出和推入、再衔接的时间[3]。

三、Firefly功能

da Vinci Xi手术系统具有高敏荧光功能，Firefly能够激发805nm的波长，高敏荧光模式在使用中，能够自动调整信号强度和亮度，保持画面稳定和高清，微量ICG示踪剂也能显影。操作简单，通过指压开关激活模式（图12-2-1）。

四、Tile Pro功能

医生控制台可以on time确认图像，对于血管变异者，术野与3D-CTA图像重叠，判定血管的走行。胃镜下的图像也能够接入控制台，辅助手术，例如食管胃吻合口的状况术中判定。使用方法如图12-2-2所示。

Setting（设置）选项卡允许医生配置多种系统设置。可用设置分为以下部分：图12-2-3显示TilePro Firefly手动控制器账户。

TilePro：使用TilePro查看在医生控制台观察窗内的辅助视频源（在内镜图像下面），辅助视频源的示例包括医学（DICOM）观察窗、超声、内窥镜和室内照相机内的数码图像及通信。TilePro视频输入连接位于医生控制台和影像处理平台上。

TilePro控制：触摸TilePro按钮或滚动来查看TiiePro部分。

TilePro（打开/关闭）：打开或关闭TilePro

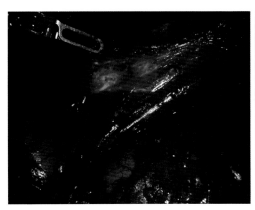
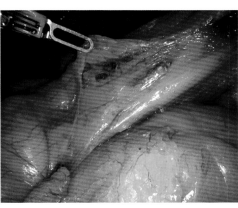

图12-2-1 Firefly功能，ICG荧光示踪

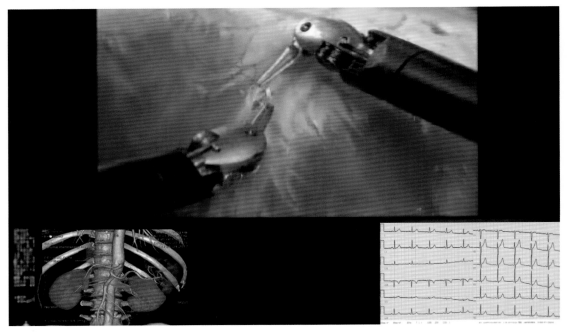

图12-2-2 Tile Pro功能

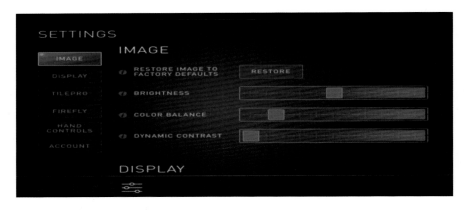

图12-2-3 TilePro Firefly手动控制器账户

显示屏。

　　TilePro快速点击：打开或关闭TilePro快速点击。启用TilePro快速点击后，医生可快速按下内窥镜踏板，切换TilePro模式。

　　TilePro观察窗模式：要在观察窗中显示3D TilePro视频源，请同时将兼容的立体视频源连接至TilePro左（L）和右（R）接口，并在触摸板上选择3D。

　　注意：TilePro会被禁用，除非辅助视频源被连接到系统。连接至影像处理平台的TilePro视频源优先于连接至医生控制台的TilePro视频源。

　　TilePro尺寸：使用滑块缩放TilePro图像。实时内窥镜图像缩放以填充剩余的显示区域。使用TilePro连接视频源到医生控制台或影像处理平台的TilePro输入连接口［L（左）或R（右）］。

　　·当某视频源被连接到输入口，则该视频就出现在显示屏的中央。

　　·当两个视频源被连接，则两个视频肩并肩地显示。

　　·若要改变视频显示的位置，可转换视频输

入连接口。

· 若要视频在屏幕的左边显示，则可把该视频源连接到TilePro左边（L）的输入连接口。若视频在屏幕的右边显示，则可把该视频源连接到TilePro右边（R）的输入连接口。

从触摸板打开TilePro。

使用3D TilePro

（1）连接立体视频源到影像处理平台TilePro左边和右边的输入连接口。

（2）从触摸板打开TilePro。

（3）选择TilePro观察窗"3D"模式把两个视频合并。

如果左边和右边的连接口被转换，则合并的

图像可能看起来不正确。

五、内镜的靶向调整功能

da Vinci XiTM系统，具有内镜的靶向调整功能。内镜是由复数的透镜（lens）组合而成，300的硬性镜。在机器人的使用过程中，内镜的器械化使用功能，即内镜可以在任何的戳卡孔插入，确保手术视野的自由度。同时，镜子的镜子戳卡孔位置变更（camera port hopping）也能够减少体内外机械臂的相互干扰。机械臂的功能，随着镜子的戳卡孔位置的改变，其他功能臂也能够进行功能切换，实施手术。

第三节　DVSS胃手术的基本技术

一、da Vinci System手术的基本特征

（一）具有直视下开腹手术的共性特征

机器人手术系统的2号臂衔接镜子，镜子的调控由术者依据需求，自由移动，摒弃了腹腔镜由扶镜手控制。具有开放手术眼、脑、手的同步协调作用，视觉优先，微弱手感，充分眼、手、脑以及脚协调并用。

机器人手术操作类似开放手术的双手协调操作。如同左手持镊子（1号臂），右手（3号臂）操纵手术剥离切割的效应。机器人的运动缩放镜子，能够随时调整术者需要的手术部位和术野，30°镜子俯视视野，视野能够自由调整。手术钳子的多关节，7个自由度调节功能。手术的操作按照手术流程，目标明确，手术技术标准化，进行术野展开，精细化剥离切除，稳定的手工缝合吻合。另外，手术可重复性的实现也是非常重要的。

（二）术者的主导效应

机器人手术不是腹腔镜的沿袭，术者不受助手的制约，例如与扶镜手思路的不协调，助手术野显露不充分等，术者能按照自己的思路展开镜像中心手术野，提供术者机器人操作的最佳环境，多关节器械的使用和能量器械的熟练，有效消除触觉缺失，把控手术进程，手术技能得以良好的发挥，术者能自己决定技术的理想程度和可重复性，手术更能体现术者的自主决定权[4]。另外机器人手术减轻术者的疲劳度以及术中团队的精神紧张，疲劳感。开放手术的经验和技术是能够借鉴和使用。这些因素有助于术者的技术发挥，保障手术安全质量。

（三）精细化手术操作功能

手术操作主要由术野展开和剥离构成。机器人的剥离，手术系统能够将手的震颤滤过，消除人手和腹腔镜器械的震颤，增强器械操作的稳定

性，有助于精细操作，同时，器械的多样化（单极电刀，双极电凝，超声刀）是其非常重要的优点，可以根据手术部位、内容的不同，调整手术器械。立体3D视野，高清，10倍的高倍数放大效应。解剖结构的可视化，清晰化。这些特征加以术者的技术实力，能够胜任较为复杂性手术，如保留功能性胃手术，联合脏器切除，D3廓清，贲门癌和残胃癌手术，化疗后转化治疗的手术，并且展示出优势。机器人手术的缺欠是触觉的缺失，但是，在脉管的剥离时，即便是无触觉，由于存在"抵抗感"，所以，感觉到抵抗时，不能勉强，强行进行剥离，保障脉管的安全。超声刀由于其尖端部分是非弯曲和多关节功能，手术使用时，会产生类似腹腔镜操作的制约。

（四）手工缝合的优势

消化道重建吻合时，机器人手术的手工缝合可以完成特殊部位，不同器官的吻合，尤其在食管裂孔狭小空间内，完成体腔内手工缝合吻合，能够体腔内完成PPG胃胃对端手工缝合吻合，保证吻合后的胃形态的正常状态，不产生扭曲狭窄。

二、RG胃手术的基本技术

手术实际操作内容主要包含4部分：①戳卡孔的位置和配置；②术野的展开；③剥离操作；④吻合缝合技术。

（一）戳卡孔的位置和配置

戳卡孔的位置及其配置是否合理直接影响手术操作的顺畅度，通常胃手术的戳卡孔位置选择如图12-3-1所示，第1戳卡为直径8mm，是术者的左手；第2戳卡为直径12mm，是镜孔；第3戳卡为直径8mm，是术者的右手；第4戳卡为直径8mm。镜孔不是固定不变的，可以根据需要调整位置，减少体内外的干涉和视野的自由度。

（二）手术术野的展开

机器人手术与腹腔镜手术相同，是体腔内镜视下手术，镜视下对手术解剖及解剖学界标的认识尤为重要。在此基础上，进行手术视野的展开。开放手术的术野展开主要是利用反向压迫原理，即利用反方向牵引、器官的反方向压迫力，展开和固定手术空间。RG与此有所不同，RG术野的展开技术与LG具有高度的相似性，牵引是

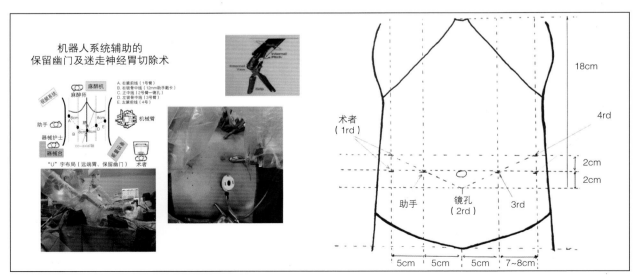

图12-3-1 戳卡孔的位置和配置

最主要技术方法。腹腔镜手术的术者使用2把钳子，助手2把钳子；机器人术者为3把钳子，助手1把钳子。器械上的差异导致同样的镜视下手术，但术野展开技术方法有变更。手术尽管都是以腹腔动脉为中心，胰腺上下为主轴展开模式，但机器人更强调三维空间的术野展开，术者左手自由状态，左手牵引导航，右手剥离技术的单独手术模式。机器人操作的基本方式是术者的4号臂为展开的核心钳子，牵引固定展开三角形术野，助手单手钳辅助展开。但在大网膜离断、No.4sb廓清、No.11p淋巴结廓清时，需要助手的协助。机器人手术术野在脐孔水平区域受限，器械使用受限，可以调整镜子的位置保证术野展开效果。RG胃手术野展开注意要点，建立标准的术野展开模式，可以通过改变器官位置，解除设备对靶血管的解剖学部位的束缚和制约，移位于安全操作部位，进行血管、淋巴结的处理。胃的术野建立的基本方式，右侧：十二指肠胰腺头部游离；牵引脏器和方向，将右侧横结肠系膜部分向足侧，右侧胃附着部大网膜向头侧牵引。左侧；胰体尾、脾腹膜后分离；横结肠系膜左侧部分向足侧，大网膜左侧向头侧牵引展开。中央：横结肠系膜前后叶分离，前叶部分向头侧，后叶向尾侧至肠系膜根部牵引展开。

（三）剥离技术

剥离主要利用锐性和钝性剥离方法，分层游离法，按照解剖结构的层次，组织间隙，"膜"解剖法，进行游离。1号臂扮演左手的功能，由于是多关节钳子，操作非常灵活。针对靶器官，抓持适宜部位如血管附着胃壁部位，韧带（蒂、梗），适量的组织，适度的牵引力，按需要的方向牵引。由于无触觉，1号臂的牵引力的把握在手术剥离中需要建立起视觉判定能力，根据切割，凝固的需要，适度牵引。3号臂类似术者的右手，使用剥离切割的能量器械。剥离可以锐性

或钝性。剥离的组织间隙选择非常重要，层间无血剥离。能量器械剥离时的深度，剥离的对象，剥离的速度和范围，在RG手术时应予以充分注意。

（四）吻合技术

吻合技术主要是手工缝合吻合和器械吻合。器械吻合也能够实现安全、稳固、确切的吻合。不需要手工缝合对经验的高度的依赖性。通常用线型吻合器（Linear stapler）、功能性端端吻合（functional end-to-end anastomosis，FEEA）、断端三角吻合和使用环型吻合器的吻合（Circular stapler法）。

三、RG手术流程

（一）RG手术术式及流程

手术常用术式：远端胃切除术；全胃切除术；近端胃切除术；保留幽门胃切除术；胃分段切除术；胃局部切除术。

手术基本流程：腹腔探查；确定术式；胃周游离，淋巴结廓清；胃切除；消化道重建；腹腔放置引流。

（二）淋巴结廓清

机器人淋巴结廓清，坚持淋巴结整块切除原则，熟悉解剖学淋巴引流路径，廓清由淋巴路中枢端向末梢方向进行。采取血管根部淋巴结廓清入路法。术野三角锥体模式展开廓清法，左手导航，右手剥离，合力作用下采取凝切剥离模式，以神经为界标（神经浅层）廓清。回避损毁式淋巴结廓清。

（三）胃切除的基本要求

胃切除范围的肿瘤学原则，确保胃切除的切缘安全，基本要求早期胃癌为2cm，进展期胃癌

的限局型为3cm，浸润型为5cm。术中冰冻病理学检查阴性。

（四）胃重建注意事项

胃切除后重建术式的选择受胃切除范围影响，对于选择重建术式的基本要求，能够防止食管、胃的反流（胃液、肠液）；手术吻合口的安全，无张力，血运佳，吻合口数量最少，胰漏发生时不会对吻合口产生影响；能够保持良好食物储存、排空能力；维系生理性的食物通路；术后能够经内镜进行胰、胆道系统检查。缝合吻合法依据术式选择手工缝合吻合（手工或机器人）或器械吻合（辅助，全腔镜）。吻合方式有端端、端侧、侧侧吻合。

四、影响机器人手术的因素

（一）机器人设备自身的因素

机器人设备自身的因素，手术是以视觉效果引导手术，缺乏触觉，所以在脉管剥离时，尽管没有触觉，但在视觉中和手动协调时会有微妙的"抵抗感"，此时注意不能强行操作。

机器人的镜子是30°硬性镜，视野的自由度受到影响，但是，镜子的戳卡孔的变更，可以调整镜子的视野自由度，同时减少体内外机械臂的相互干扰。

机器人使用的能量器械，如电刀、双极电凝等具有多关节功能，能够实现正确的操作，完成手术，但超声刀由于是直线性器械，非弯曲性，导致操作受到制约。

（二）其他影响手术的因素

主要分为宿主和术者两个方面。宿主的体型，BMI是常见影响手术操作因素。术者方面主要是术者的基础知识和技能决定。

（1）术者应该关注戳卡孔位置的选择，这直接影响手术操作和机械臂的腔内外的相互干涉，因此，术前根据病人体型设计位置，但手术麻醉后，腹部肌肉松弛，腹壁膨隆，戳卡孔的位置，要在此时重新判定和确认，保障机械臂顺畅执行手术操作。麻醉的效果，镇痛，镇静，肌肉松弛度都是直接影响操作的要素。

（2）术中手术道具的使用和管理直接影响手术的安全，各类器械、电能量外科设备，能量手术器械精准的淋巴结廓清，精细的止血效果，自动缝合器的胃切除，安全的消化道吻合，为顺畅、低侵袭手术提供了技术保障。胃癌手术切除，重建的繁杂和难度具有很大的影响，胃手术范围波及整个中上腹部的腹腔和腹膜后腔。da Vinci System手术镜子，器械，术中左右上下移动，跨度大，针对各个解剖学器官，组织结构部位具有差异，技术处理的差异，使用器械各异，技术各异。内镜的靶向调整功能，器械化作用能通过内镜在各个戳卡孔使用，保证手术视野的自由度的提升。手术中可以调整改变内镜的位置，依需要放置在1、3、4号臂的戳卡孔，使术野的位置适中，而且不影响其他孔使用手术器械的功能。血管神经的周围淋巴结廓清，结构复杂，手术视野多变，器械及能量输出需要随时调整。电剪刀在神经周围以外使用时effecr选择4~6，神经周围使用是应降低至2~4。使用器械的类型的得当与否直接影响手术效果（图12-3-2）。

（3）镜视下手术的操作应该共同注意的事项，不能在盲区操作，一定要将操作部位置于视野内，而且熟悉各类器械的特征，避开器械使用不当的损伤。

（4）机器人手术中最为常见的偶发症是手术出血，止血方式首先是吸除积血，组织凝固止血或纱布压迫止血，血管夹，缝合的止血措施。

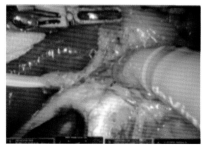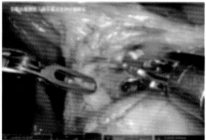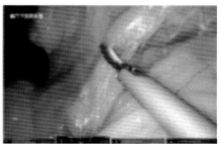

图12-3-2　电剪刀，双极电凝，超声刀的适时置换

五、助手操作注意事项

机器人手术与开放，腹腔镜手术具有共同的特点是团队协同工作。机器人手术中助手的操作，协调作用，直接影响手术的进程和安全。

（1）保持与术者、台上护士之间实时的交流沟通，保障手术进程的顺畅。助手要利用好麦克风和术者之间交流，交换意见，防止手术中的危险因素发生。

（2）完成体外的操作，例如机器人的钳子的更换；体外机械臂干涉的处理（安置时机械臂的配置，角度，距离；3、4号臂戳卡孔的位置设置，3号在腹侧，4号在侧腹部；机体干涉的部位主要是在骨盆、大腿和两上肢）。传递纱布，针线。

（3）协助腹腔内操作。手术野的展开，按照术者需求旨意，辅助展开术野。术者钳子与助手钳子，容易在术野外发生干涉，术者由于没有感觉，常常导致助手钳夹组织的撕裂和损伤，要高度注意。助手会有明确的干涉的感觉，应该立即和术者沟通，终止继续干涉，检查确认有无损伤。

助手尤其需要注意手术中的术野外的盲区损伤，助手钳子的腹腔内外的出入时，遵循安全轨迹出入，在视野内调整操作位置和把持组织。

助手在出血时应予以吸引和压迫，送入纱布和止血材料，吸引和凝固止血。传送缝合针线时，注意使用针线为一体化的针线，防止针、线体腔内分离脱落，遗失，增加寻找等不必要的麻烦。取针时要在直视下，防止刮伤组织。

六、手术后管理注意事项

由于机器人手术的安全性，正在普及中，尽管如此，但严格的术前、术中、术后管理，可有效降低各类并发症。术前高龄的病人基础疾病管理，糖尿病的管控，肺功能训练，预防肺栓塞的术前下肢静脉超声波检查是必要的。术后早期离床活动，早期经口摄食，ERAS理念的应用[5]。

术后的近期效果，本中心数据显示机器人胃手术时间平均为315min，出血量为10~30mL，术后排气平均时间3天，进食时间在3~4天。术后并发症，手术相关并发症为15.6%，切口感染，腹腔，胸腔积液，胰腺炎等。全身并发症为17.8%，主要是肺部感染，肝功损害，肺栓塞等。机器人与腹腔镜手术的比较，显示机器人在降低手术后并发症上具有优势（图12-3-3）。

本中心腹腔镜对照组和机器人辅助组的并发症情况。Logistic回归的结果显示，在所有患者中，机器人辅助组的总并发症显著减少（调整后的OR=0.52，95% CI：0.28~0.94，P=0.032）。亚组分析揭示了不同类别间治疗效果的特定差异。值得注意的是，机器人辅助组的男性患者疗效显著（OR=0.41，95% CI：0.20~0.83，P=0.015），BMI<25kg/m^{2}的患者（OR=0.41，95% CI：0.19~0.87，

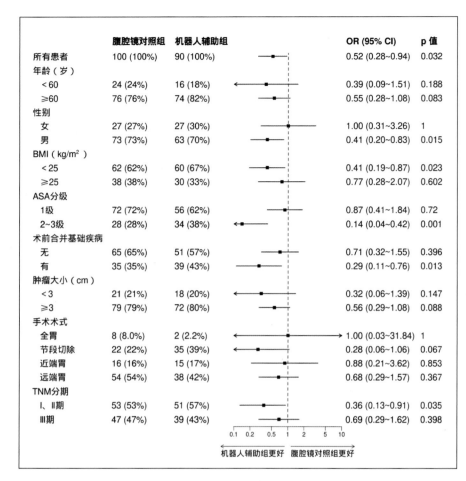

	腹腔镜对照组	机器人辅助组		OR (95% CI)	p 值
所有患者	100 (100%)	90 (100%)		0.52 (0.28~0.94)	0.032
年龄（岁）					
＜60	24 (24%)	16 (18%)		0.39 (0.09~1.51)	0.188
≥60	76 (76%)	74 (82%)		0.55 (0.28~1.08)	0.083
性别					
女	27 (27%)	27 (30%)		1.00 (0.31~3.26)	1
男	73 (73%)	63 (70%)		0.41 (0.20~0.83)	0.015
BMI（kg/m²）					
＜25	62 (62%)	60 (67%)		0.41 (0.19~0.87)	0.023
≥25	38 (38%)	30 (33%)		0.77 (0.28~2.07)	0.602
ASA分级					
1级	72 (72%)	56 (62%)		0.87 (0.41~1.84)	0.72
2~3级	28 (28%)	34 (38%)		0.14 (0.04~0.42)	0.001
术前合并基础疾病					
无	65 (65%)	51 (57%)		0.71 (0.32~1.55)	0.396
有	35 (35%)	39 (43%)		0.29 (0.11~0.76)	0.013
肿瘤大小（cm）					
＜3	21 (21%)	18 (20%)		0.32 (0.06~1.39)	0.147
≥3	79 (79%)	72 (80%)		0.56 (0.29~1.08)	0.088
手术式式					
全胃	8 (8.0%)	2 (2.2%)		1.00 (0.03~31.84)	1
节段切除	22 (22%)	35 (39%)		0.28 (0.06~1.06)	0.067
近端胃	16 (16%)	15 (17%)		0.88 (0.21~3.62)	0.853
远端胃	54 (54%)	38 (42%)		0.68 (0.29~1.57)	0.367
TNM分期					
Ⅰ、Ⅱ期	53 (53%)	51 (57%)		0.36 (0.13~0.91)	0.035
Ⅲ期	47 (47%)	39 (43%)		0.69 (0.29~1.62)	0.398

0.1　0.2　0.5　1　2　5　10
机器人辅助组更好　腹腔镜对照组更好

图12-3-3　机器人辅助组和腹腔镜辅助组患者并发症亚组森林图分析

$P=0.023$），ASA分级2~3级（OR=0.14，95% CI：0.04~0.42，$P=0.001$）以及有术前合并基础疾病的患者（OR=0.29，95% CI：0.11~0.76，$P=0.013$）亦是如此。在TNM分期类别中，Ⅰ期和Ⅱ期的机器人辅助组效果显著改善（OR=0.36，95% CI：0.13~0.91，

$P=0.035$）。大多数其他亚组未显示治疗效果的显著差异，总体结果共同展示了机器人辅助治疗在特定患者亚群中的潜在益处[6]。并发症处理，采取针对病因的治疗性药物干预病症，包括合理使用抗生素的控制感染，肠内外营养支持，肝功保护。

参考文献

[1]　沈柏用.机器人胰腺外科手术学[M]. 上海: 上海科学技术出版社, 2013: 6-14.

[2]　余佩武.机器人胃肠手术学[M]. 北京: 人民卫生出版社, 2017: 8-17.

[3]　宇山一郎. 藤田保健衛生大学内視鏡外科手術テキスト[M]. 東京: 南江堂, 2015: 2-29.

[4]　小濱和貴, 久森重夫, 錦織達人, 他. ロボット支援下胃切除の導入と手術教育[J]. 手術, 2022, 76(1): 51-60.

[5]　林勉, 吉川貴己. 胃切除後患者の栄養状態と合併症, 予後と栄養療法の実際[J]. 外科, 2022, 84(13): 1343-1350,

[6]　范义川, 张驰, 魏茂华, 等. 第4代达芬奇机器人手术系统辅助保留幽门及迷走神经胃部分切除术治疗早期胃癌的临床疗效[J]. 中华消化外科杂志, 2023, 22(8); 1014-1020.

第十三章　机器人PPG手术

da Vinci surgery system–assisted pylorus preserving gastrectomy

第一节　机器人胃癌手术概况

20世纪80年代为了开展远程手术，确立研发机器人辅助手术项目；20世纪90年代完成动物试验、建成临床应用系统。2000年Intuitive Surgical公司开发da Vinci Surgical System，被美国FDA认可，应用于临床外科手术。2002年日本九州大学Hashizume[1]报道，自2000年7月至2001年1月间，共计完成机器人手术22例，其中2例为胃癌行远端胃切除手术。自此，机器人手术开始在胃癌外科领域应用。迄今已逾20余年，机器人胃癌手术得到了迅速普及，广泛应用于临床。达·芬奇手术系统（da Vinci surgery system；DVSS）2006年第一台设备落地中国，自此开启了中国机器人手术的时代，截至2021年2月，现有260台设备，手术量279 526台，其中胃癌手术11 485例。

腹腔镜手术治疗胃癌已有30年的历程，成为胃外科的主流技术。但由于受到手术设备的限制和术者技术能力制约等，难以胜任各类复杂高难度手术，例如进展期胃癌的高度淋巴结转移病例，胃癌周围脏器浸润病例，转化治疗的病例，食管胃结合部癌等，充满了挑战和手术风险。因此，腹腔镜手术适应证的推荐意见被局限在cStage I水平，同时提出对于术者本身的技术水准的要求。原本为了远隔手术的机器人手术，由于自身的设备优势，成为应对高难度手术的利器，不仅增加了手术的安全性，也能够获取稳定的效果，实现了腹腔镜手术难以实现的安全结果。同时，机器人手术在保存功能精细手术展示了更为精准的效果和应用前景[2]，特殊形态学解剖结构能无损伤性保留，维系应有的生理功能。获得良好的术后QOL[3]。

一、DVSS胃癌手术循证医学研究

胃癌的DVSS安全性、有效性是学界极为关注的问题。一些临床回顾性和前瞻性研究，提供了有价值的资料。机器人手术的近期临床效果与腹腔镜手术雷同，但机器人设备的先进性和术者的可操作性优于腹腔镜，DVSS不仅能够清除更多数量淋巴结，同时减少术中出血量、降低手术侵袭，而且术后早期恢复肠道功能。循证医学研究，国内Lu和日本Ojima的报道证实了机器人胃癌手术的临床应用的优越性。国内Lu[4]报道一项与腹腔镜比较的机器人胃癌手术非劣性验证的临床研究，研究对象为300例cStage I～Ⅲ病人，机器人组术后并发症低于腹腔镜组（9.2% vs

17.6%，*P*=0.039）。术中失血量少于腹腔镜组（41.2mL vs 55.7mL，*P*<0.05），排气时间，进食时间早于腹腔镜组（*P*<0.05）。Ojima[5]一组241例cStageⅠ~Ⅲ胃癌病例的机器人与腹腔镜比较性临床研究显示，Clavien-Dindo分类，GradeⅡ以上腹腔感染并发症发生率，机器人组低于腹腔镜组。Suda[6]的一组回顾性研究，解析了2009—2012期间腹腔镜与机器人胃癌手术并发症发生率。按照Clavien-Dindo分类，GradeⅢa以上并发症，腹腔镜组为11.4%，而机器人手术为2.3%。日本一项多中心、单臂、前瞻性研究，330例Stage1~2期病人，Clavien-Dindo分类，GradeⅢa以上并发症，机器人为2.45%，腹腔镜为6.4%[7]。韩国的临床研究也显示同样的结果。韩国[8]多中心、非双盲试验，病理学分期Stage 1~3胃癌病人434例，并发症为机器人组为1.3%，腹腔镜组为1.4%（*P*=0.979）。Li[9]等一宗大样本数据资料的解析，6558例机器人和腹腔镜胃癌手术病人，经统计学倾向性评分匹配消除偏倚，3553例纳入研究。机器人组与腹腔镜组并发症发生率比较，为12.6% vs 15.2%，*P*=0.023。手术中出血量的比较，为126.8mL vs 142.5mL，*P*<0.001。Han[10]报道机器人PPG和腹腔镜PPG的手术资料，除手术时间明显长于腹腔镜手术之外，其他方面两者无差别。上述资料显示，与腹腔镜手术的比较研究，证实机器人辅助手术具有良好近期效果和手术安全性。

关于机器人手术的并发症，也有不一致的报道，日本NCD2018—2019年调查报告[11]，显出明显差异。究其原因，这些回顾性、前瞻性研究中，用于比较的手术是处于腹腔镜手术能够完成的相对低难度水准上的比较性研究。而机器人本身具有的手术潜能并未完全展示出来，例如高难度手术的联合脏器切除，转化治疗后的手术，高度淋巴结转移病例等手术，以及需要精准手术，

保存功能手术，保留神经的精细手术，机器人更具备安全和QOL优势。

DVSS胃癌手术的长期疗效，Tian[12]以及Hikage[13]等报告机器人手术与腹腔镜手术具有相同的远期生存效果，两者无统计学差别。韩国报告一项机器人手术系统与腹腔镜胃癌手术的比较研究，结果显示长期生存5年总体生存率和无病生存率分别为93.2%、94.2%和90.7%、92.6%，两组比较无统计学差异。鉴于近期和远期效果显示出的优越性，机器人胃癌手术正在全球范围迅速普及，现今中国也已经开始广泛应用于胃癌外科治疗，而且获得良好长期生存[14-17]。日本最近出版的胃癌治疗指南（第6版），推荐胃癌机器人手术治疗。NCCN指南（2022）指出，早期和局部晚期胃癌都可考虑进行腹腔镜或机器人胃切除术[15]。

二、DVSS-PPG手术的优越性

（一）DVSS-PPG手术的特征

DVSS-PPG是针对早期胃癌保存功能性手术，既要保证根治性，彻底的淋巴结廓清，胃切除范围，又要保存足量的胃的容积和脏器的功能以及迷走神经，从而达到如胃的储存食物，胃的正常排空以及防止食管反流等功能的正常水准。保证术后QOL。DVSS的精细化手术是保证实现的基本保证。达芬奇手术系统手术和腹腔镜具有相同的微创效应，创口大小、气腹、电能量外科设备等方面雷同，但机器人手术，镜视下视觉环境的形成，器械的特性及使用技术，有着显著的差异，技术铺垫不同。机器人的腹腔镜具有高解析度三维影像，扩大视觉效果，而且手术视野，可以术者自由调整，回避了腹腔镜中术者思维与扶持镜子助手间的不协调不统一，开放手术的解剖知识、技术和经验有助于机器人手术的开展。左右手协调操作的特点，减少了对助手的依赖性

和助手操作的风险。机器人手术器械的仿生学效应提升了手术的安全性和能力，钳子的自由多关节功能、防止手的抖动的滤过功能是腹腔镜手术所不及之处。另外，对于局部的处理更为精细、简便，消除了既存的腹腔镜手术，器械直线化的弱点，有开放手术的灵活、严谨、安全的特征。电能量外科设备可以根据手术的需要进行更换（电剪刀、双极电凝、超声刀）。从而满足精细的胃外科手术的需求，不仅保证手术的根治性，精细的解剖，保存功能的手术能够保障，而且获取术后最大的微创低侵袭及QOL，提升手术的质量。显示出达芬奇手术系统特有的优势。

（二）淋巴结廓清的优势

机器人手术淋巴结廓清的数量和质量，多项随机对照研究及荟萃分析均显示，比腹腔镜能清除更多的淋巴结[5,8]，尤其在胰腺上缘更为显著。Li报道一组机器人与腹腔镜淋巴结廓清数量的比较数据，结果显示机器人淋巴结清扫数目多于腹腔镜（为32.5枚 vs 30.7枚，$P<0.001$），胰腺上区域淋巴结清扫数目（为13.3枚 vs 11.6枚，$P<0.001$），机器人手术效果更佳。Tian[12]等报道，机器人清扫淋巴结数目与腹腔镜的比较为33.62 ± 15.09 vs 1.88 ± 14.54，$P=0.013$；胰腺上缘淋巴结分别是3.00 ± 7.04 vs 11.84 ± 6.45，$P=0.02$。这些临床研究结果表明，机器人与腹腔镜比较，胃周第一站淋巴结廓清数目没有统计学差异，但机器人组对第2站淋巴结（No.7、8、9、11p、12a）廓清数目优于腹腔镜（No.14v、8）。Han[10]报道一组机器人与腹腔镜PPG手术的淋巴结廓清数的比较，平均淋巴结数两组无差别（33.4 vs 36.5，$P=0.153$）。高度淋巴结转移时的No.8淋巴结的廓清，是技术难点，肿瘤和炎症改变了正常的解剖学结构，腹腔镜下识别能力下降，廓清时对于胰腺的压迫，手术后胰漏概率增加。

机器人的3D高清，10倍放大效应，解剖的识别力，滤过震颤的多关节能量器械的精细解剖力，成为保障手术安全和质量的基础。机器人不仅具有淋巴结廓清数量上的优势，也具备廓清质量和安全的优势。

（三）PPG重建的合理选择

消化道重建术式取决于胃切除范围、重建的技术操作方法。缝合法有手工缝合或器械吻合。手术入路有辅助切口或全腔镜下完成吻合模式。机器人的重建也遵从重建的基本原则。分为完全机器人手术即所有手术操作均在腹腔内由机器人手术系统完成或辅助机器人手术。根据机器人手术系统缝合及器械使用分为完全机器人手工吻合、完全器械吻合，手工+器械吻合，器械与手工联合效率高且质量佳。完全腹腔内重建适合于SG手术，由于具有充分的胃壁及空间用于器械吻合，但PPG时由于远端残胃的残留长度影响，机械吻合后效果并不理想，术后症状多，QOL低下，宜于胃胃对端的手工缝合。充分合理选择运用机器人手术系统优势，考量术者的能力。

三、DVSS的PPG的价值

机器人辅助早期胃癌的胃切除，R0切除是大前提，在此条件下，保存功能，提升术后QOL。早期胃癌保留迷走神经、幽门胃部分切除手术，因手术技术方面更为复杂和精细的要求，机器人手术显示出更大的优势。机器人辅助手术具有高精度解剖力，更为彻底的淋巴结的廓清在满足肿瘤学要求的同时，能够将与肿瘤无关的维系器官功能的解剖结构予以保存，从而获得既往传统手术所不具有的术后良好QOL[2]。机器人的Firefly功能，术中ICG荧光导航，哨位淋巴结的检查，术中荧光胃镜病灶的确认有助于胃切除范围的精确，淋巴结廓清及其神经的保护的安全。机器人的Tile Pro功能，在控制台可以即时性确认解剖学图像，3D-CTA血管影像与术中所见，重叠观察判断。PPG手术时胃胰韧带和幽门下区域廓清，对于腹腔镜手术是技术难点和壁垒，机器人具有关节功能效应的多角度剥离，提升了廓清质量和安全。精确地解剖幽门下区域，清除淋巴结，保留功能血管，有效保留胃幽门部解剖结构长度和质量。腹腔动脉周围淋巴结廓清时，胃左血管处理时对于神经保护的要求和彻底的淋巴结廓清，使根治性和QOL得以有机结合。保护、保留神经（迷走神经肝支、幽门支、

腹腔支的保留）和神经功能的保存，是PPG手术的难点，健康、无损害的神经系统能有效地维持消化道的功能和术后的营养和体重，熟悉解剖学特点及合理使用电外科手术器械有助于神经系统的安全和功能的维系[3]。食管胃结合部系膜的处理时，食管裂孔解剖结构的保护，保留贲门血管和食管支，有助于维系贲门功能防止食管反流。

达·芬奇手术系统进行PPG手术具有微创且高精度解剖手术的特点，更为精细、低侵袭、安全地完成上述外科学的基本要求，更好地发挥使手术的效果符合外科学、肿瘤学和QOL的要求。

第二节　DVSS-PPG手术适应证和禁忌证

一、DVSS-PPG手术适应证

达·芬奇机器人辅助胃癌手术，诸多的临床研究已经证实，可以用于手术前治疗的cStage1/2胃癌的远端胃切除、近端胃切除、全胃切除以及缩小手术的保留幽门胃切除，淋巴结廓清范围D1/2淋巴结廓清。

DVSS-PPG手术适应证与开放手术、腹腔

镜手术的适应证相同，主要是针对胃中部早期胃癌，cT1N0的病例，而且，肿瘤边缘距幽门距离>4cm。

二、DVSS-PPG手术禁忌证

手术禁忌证同第十二章。

第三节　手术术式概要和流程

一、手术术式概要

（一）DVSS-PPG手术术式概要

DVSS-PPG手术技术与前述的章节相同。确定手术戳卡孔，安置手术机械臂，入腹探查，悬吊肝脏，手术内容与腹腔镜下PPG相同。利用达·芬奇机器人特有的技术优势，高清3D、10倍放大视野，高度的解剖学结构的识别能力，手

术器械的多样化（超声刀、双极电凝、电剪刀）和多关节能力，机器人TilePro功能、Firefly功能在胃胰韧带，幽门下部位血管、淋巴结的定位和清除，对于保护和保留胃左动脉发出的贲门支、食管支及其迷走神经的处理（前干的贲门支、肝支、幽门支、胃网膜右动脉支；后干的胃支、腹腔支），幽门下血管的处理，更加安全、便捷。

手术术式概要示意图（图13-3-1）如下：

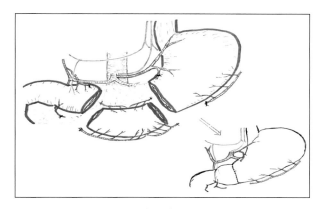

图13-3-1 机器人保留迷走神经幽门胃切除术

（二）机器人操作基本原则

机器人操作时应有安全的可操作性手术野，利用牵引法和纱布压迫法结合，爱护性展开术野，进行手术；各个机械臂器械依据部位、组织结构合理选择和使用；安全有效的能量设定。

二、DVSS-PPG手术流程

（1）戳卡置入和手术探查。

（2）肝脏的悬吊，术野展开。

（3）大弯游离和幽门下区域处理。

（4）幽门上淋巴结廓清，胃右动静脉处理。

（5）胰腺上缘淋巴结廓清及保存腹腔神经支。

（6）胃左动脉的处理。

（7）胃小弯No.3a淋巴结廓清。

（8）胃部分切除。

（9）胃胃吻合（手工缝合吻合、机械缝合吻合）。

（10）放置引流，关闭切口。

第四节 DVSS-PPG手术准备事项

一、病人体位，麻醉

病人体位是仰卧位，10°~12°头高位。麻醉为全身静脉复合麻醉。

二、设置戳卡位置及配置

DVSS-PPG戳卡的位置选择，常常依据病人的病灶占据部位、术式、全身状况、体型、BMI等进行调整。戳卡的位置往往会直接影响手术的难易程度。

戳卡的位置如图13-4-1所示，机械臂排列1~4，由右向左排列。脐部是2号臂，为12mm戳卡，插入深度以标示为尺度，以此为中心水平位展开布置其他的戳卡，间距6~8cm间隔，置入8mm戳卡。1号臂为达·芬奇用戳卡（8mm），3号臂为达·芬奇用戳卡（8mm），

4号臂为达·芬奇用戳卡（12~8mm），1号臂和2号臂之间置入12mm非达·芬奇用戳卡，作为助手的工作钳子，BMI值在下限的瘦弱的人，位置要向足侧下移。肥胖、腹部膨隆的病人，适度向上位移至脐孔水平以上。

病人的体型，胖瘦、肋弓、骨盆髂前上棘会影响机械臂的活动，可适度调节戳卡的位置，防止体外机械臂的相互干扰。

三、布局，器械和设备安装

（一）手术室的设备布局

手术室的设备布局如图13-4-2所示。

（二）器械和设备安装

手术推车由病人的左侧垂直推入，水平标示线与脐部的戳卡位置重叠。Xi不同于Si，无工作

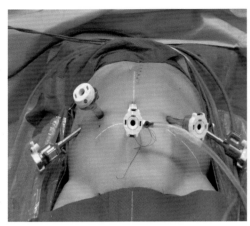
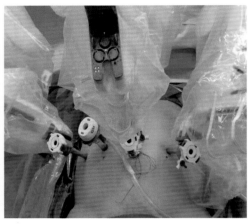

图13-4-1 戳卡位置及配置

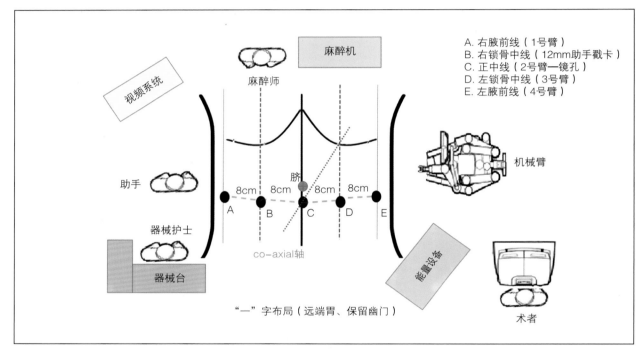

A. 右腋前线（1号臂）
B. 右锁骨中线（12mm助手戳卡）
C. 正中线（2号臂—镜孔）
D. 左锁骨中线（3号臂）
E. 左腋前线（4号臂）

麻醉机

视频系统

麻醉师

脐

机械臂

助手

8cm 8cm 8cm 8cm

A B C D E

器械护士

co-axial轴

器械台

能量设备

"一"字布局（远端胃、保留幽门）

术者

图13-4-2 手术室布局

轴之需要，可以腹腔动脉方向设置，选择上腹部模式。2号臂安装镜子，其后在直视下，由各个孔置入各个钳子，防止在置入时，盲区的损伤。

1号臂为圆头双极钳（Fenestrated Bipolar Forceos），与开放手术的左手使用镊子同样的功能。

2号臂镜子，主要选择30°斜视镜。

3号臂为单极电剪刀（Monoporlar Curved Sclssors）、马里兰双极钳（Maryland Biopolar Forceps）、ACE超声刀（Harmonic ACE Curved Shears）、持针器（Large Suture Cut

Needle Driver）。依据手术解剖部位和解剖方法的要求和各自的目的，选取不同器械。3号臂具有右手操作功能。

4号臂为把持钳（Cardiere Forceps），用于牵引，展开固定视野。防止体外臂的干涉，4号臂的离合器旋转120°~180°。

达·芬奇用ERVE VIO dv高频装置，圆头双极钳和马里兰双极钳输出功率为effect 8：90W；单极电剪刀为effect 6：90W；超声刀为Effect 3。

上述工具主要由术者通过操作台操作使用。

助手主要管理体外各个机械臂的状况，避免机械臂的体外相互干扰以及和病人的接触。另外，通过助手辅助孔，辅助术中手术，术中吸引，纱布传递、缝合针线的传递。

详细见第十二章记载，操控台的操作规范及熟练程度直接影响手术的安全。缺乏触觉的操作，无感觉的钳子的把持力，器械间干涉等需要术者精细熟练的操作和掌控能力。

第五节　DVSS-PPG手术实际操作

一、探查和手术空间的制作

（一）探查

各个戳卡置入完毕后，腹腔镜进入腹腔，首先遵循无瘤学手术的基本要求，进行全腹腔探查，由远及近，盆腔、腹膜、肝、胃、胃肿瘤部位及所属淋巴结。确认迷走神经前干的走行及肝支。明确术中诊断，确定手术实施方案。

（二）肝脏悬吊

肝脏悬吊，腹腔探查完毕后，助手的右手将肝脏左叶充分向头侧牵引，助手左手钳将胃窦体部大弯拉向左侧、足侧方向。此时术野清晰显现肝十二指肠韧带、胃小网膜肝附着部以及十二指肠球部、胃窦部小弯。确认迷走神经前干及肝支走行，切开小网膜附着在肝脏方叶、左外叶

部位，用线将其悬吊在肝脏镰状韧带上，完成肝脏左叶的牵引，展开手术部位（图13-5-1）。（上述操作也可以在机器人的机械臂操作下完成。）

结束上述操作后，进入下一环节。将戳卡与各个机械臂系统连接，进入机器人手术环节。

（三）确定手术程序和重建模式

与前述的开放、腹腔镜PPG雷同。手术切除程序是胃大弯游离，幽门下区域廓清，胃网膜左动脉周围淋巴结廓清，胃小网膜切断，幽门上血管处理和淋巴结廓清，胰腺上缘、胃左动脉周围淋巴结廓清和血管处理，贲门及神经的处理，胃小弯淋巴结廓清，胃部分切除。重建模式采取胃胃吻合，手工缝合吻合。

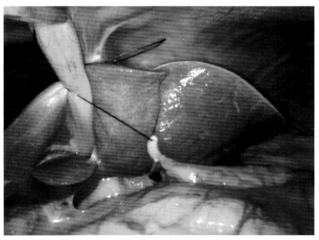
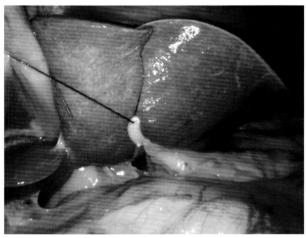

图13-5-1　肝圆韧带、肝左叶悬吊

二、胃大弯游离和幽门下区域处理

（一）胃大弯游离

首先用4号臂夹持在左右胃网膜动静脉汇合部位，将其向腹壁、头侧牵起，使大网膜展开（图13-5-2）。

3号臂在距离网膜血管3cm处，离断大网膜和网膜的血管，注意肥胖的病例不要伤及横结肠和胰腺。助手的钳子夹持横结肠侧网膜，协助术者展开视野，1号臂钳和电剪刀协调操作，向左右方拓展。左侧到大网膜血管的第1支，将其保留。右侧到横结肠系膜前后叶重叠部，其后，移行为幽门下区域的处理。

（二）幽门下区域处理

幽门下区域处理是由幽门下区域的游离、血管展开和淋巴结廓清两大部分组成。

操作流程：首要的工作是充分将手术部位的术野展开，4号臂钳子在胃网膜右动脉的第1支处抓持，将胃窦、十二指肠和右侧大网膜提起，牵向腹壁、头侧和左上腹。其后离断右侧大网膜，向头侧剥离横结肠系膜前叶，在胰头前的融合筋膜间显露前上胰十二指肠静脉（anterior superior pancreaticoduadenal vein，ASPDV）和胃网膜右静脉（right gastrio-epiploic vein，RGEV），No.6v廓清、No.6a廓清，胃网膜右动脉（right gastro-epiploic artery，RGEA）切断，结扎（图13-5-3）。

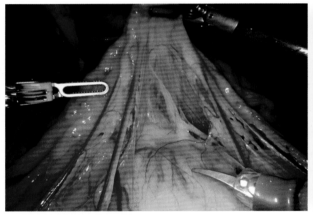

图13-5-2　大网膜的离断

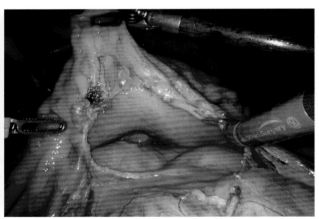

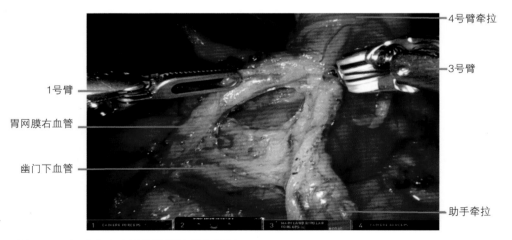

4号臂牵拉

3号臂

1号臂

胃网膜右血管

幽门下血管

助手牵拉

图13-5-3　术者左右手的协调性操作解剖

4号臂钳于胃大弯、距离幽门5cm左右近胃壁夹住胃网膜右动静脉，向左侧、头侧、腹壁方向牵起。要离断的横结肠系膜前叶和大网膜，呈斜坡位。助手钳将大网肝曲部向左侧牵开。术者的1号钳与3号臂的电剪刀协调操作，距离胃网膜右动脉3cm处离断右侧大网膜，离断后进入网膜囊，此时可以透见到胰腺和幽门部的后壁。横结肠系膜前后叶间予以钝性分离后离断横结肠系膜前叶致十二指肠外侧缘。同时将胰腺头部在融合筋膜的前方剥离。离断的横结肠系膜前叶翻转向头侧，将胰头、胰体及下缘显露出来（图13-5-4），沿着横结肠系膜后叶向头侧剥离，可以展现出胃网膜右静脉、结肠静脉干的走行。胰前筋膜的神经层为剥离层，贴着胃结肠静脉干血管向上清除No.6v组淋巴结。

然后，重新调整手术野，将胃放置在原来水平位置，向左、头侧牵引，4号臂仍然在原位牵引。此时要将十二指肠、幽门部展开，清晰显示幽门轮及附着在此处的幽门下静脉以及十二指肠的微小血管支。沿着十二指肠的胰腺缘，剪开附着的横结肠系膜前叶，显示出胰腺头部及前上胰静脉。然后，在幽门静脉的左侧无血管区剪开附着的大网膜，在静脉的前面由上向下清理No.6i、6a（图13-5-5）。与此同时，可展现出胃网膜右静脉和前上胰静脉、幽门下静脉。再度调整幽门下部的术野，4号臂钳把位置牵向头、腹壁、右侧，清除后方的No.6i、6a（图13-5-6）。助手的钳子一直在横结肠系膜的后叶和胰腺颈部协助术野的展开。在十二指肠后方的胃十二指肠动脉和由此发出的胃网膜右动脉、幽门下动脉的根部很清晰地展现，保留幽门下动静脉，于胃网膜动脉起始部位结扎、切断，注意不

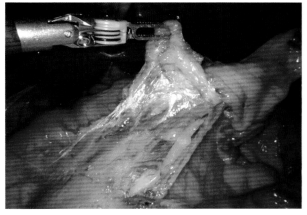
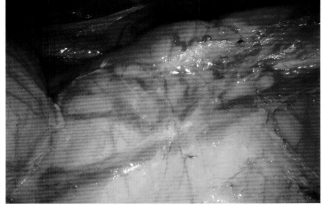

图13-5-4 胰腺头部前方的融合筋膜剥离

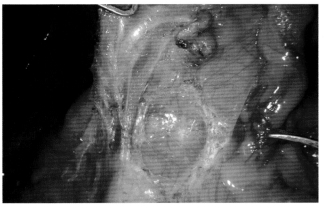
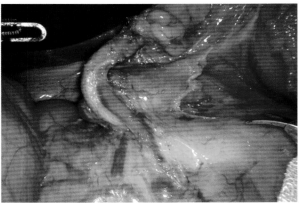

图13-5-5 幽门下淋巴结廓清

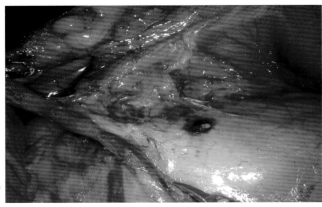
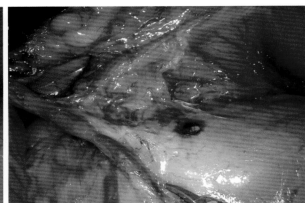

图13-5-6 幽门下区域廓清完毕的血管分布图

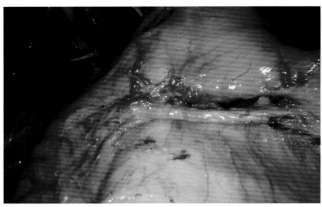
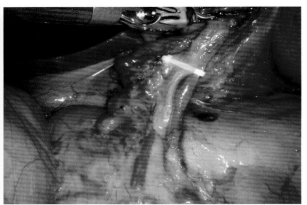

图13-5-7 幽门下动静脉离断部位选择

要损伤幽门下静脉，避免保留的远端残胃静脉回流不畅引起的水肿和功能障碍。另外，要注意的是迷走神经发出的向幽门的分支，也是影响幽门轮功能的因素（图13-5-7）。

另外，廓清幽门下淋巴结时无须刻意游离胃十二指肠动脉（GDA），避免营养十二指肠的血管网的破坏，影响此段的功能和幽门轮的功能，同时也是要避开与GDA伴行的迷走神经的损伤。

（注释：胃网膜右静脉接受幽门下静脉后与前上胰十二指肠静脉汇合共干，副右结肠静脉与之汇合形成Henle胃结肠静脉干汇入肠系膜上静脉。NO.6组淋巴结是前上胰十二指肠静脉与胃网膜右静脉合流部的胃侧的淋巴结。NO.14v是结肠中静脉注入肠系膜上静脉部至胰下缘的淋巴结。）

（注意：幽门下方的淋巴结廓清的重要环节是胰被膜向十二指肠侧的剥离至胃十二指肠动脉、十二指肠的降部胰头前筋膜下方的脂肪、胃结肠肠静脉干、前胰上静脉、胃网膜右静脉的解剖结构确认后进行淋巴结和血管的处理是安全、可靠的。）

（幽门下淋巴结分为胃网膜右静脉淋巴结NO.6v、胃网膜右动脉淋巴结NO.6a、幽门下动脉淋巴结NO.6i。幽门下静脉汇入胃网膜右静脉有多种形式，淋巴结廓清结束后离断胃网膜右动静脉时，注意保留幽门下静脉，避免远端残胃的水肿和功能障碍。）

三、胃大弯左侧淋巴结清除

如图13-5-8所示，沿着胃大弯向左侧，距离胃网膜血管3cm，离断大网至脾下极，此处应保留大网膜血管的第1支。其后，将4号钳夹在胃网膜左血管分布于胃大弯的第3支附着处，向右、头侧、腹壁侧提起，展示出胃网膜左动静脉的走行及其根部。助手钳把持脾下极部位的结肠系膜，牵向足侧，使胃网膜左血管与结肠脾曲呈三角形，胃网膜左血管与胰腺夹角约为45°状态。术野展开之后，术者的1号钳夹持胃网膜左动静脉周围的组织，用3号臂的电剪刀或双极电凝，沿着血管清除周围脂肪和淋巴结（No.4sb）。于胃网膜左动静脉的起始部结扎、切断。此处的解剖学特点，胃网膜左动脉分出胃支前、分出大网支的，其后分出第1支大弯血管，此部位的淋巴结规定为No.4sb。此处在胃大弯与胃短血管之间形成无血管区域是No.4sa与No.4sb的分界部位。胃网膜左动脉可以在脾下极胰腺尾下缘的起始部位结扎、切断，如保留大网时，应注意保留胃网膜左动脉分出的大网血管。此处处理完毕，转向胃大弯侧，沿胃壁、离断胃网膜左动脉向胃大弯侧的营养血管，以备胃切除、吻合。

（注意：处理胃网膜左动静脉或脾门时，脾脏的系膜及脾被膜易撕裂出血，往往造成手术操作的困难，机械臂具有良好的稳定固定功能，牵扯的力度要适中，可以避免撕裂出血。）

（注释：胃网膜左动脉变异较多，主要有以下几种类型，胃网左动脉由脾动脉分出三型：①脾动脉主干分支型；②脾下极干支分支型；③脾下极分支型。脾下极分支型多见，胃网膜左动脉在脾下极结扎、切断时脾下极呈缺血状改变。）

四、幽门上淋巴结廓清处理

肝十二指肠韧带原则上不做淋巴结廓清，因为PPG的适应证是针对cT1N0加之需要保留幽门支神经。

此部分的手术，首先确认迷走神经前干分出的肝支的走行，即在贲门处分出肝支沿着小网膜附着肝脏缘，走向肝十二指肠韧带。其后，4号臂钳提起小网膜，1号臂挡住左侧肝叶，3号臂电剪刀，沿肝方叶小网膜附着部位，躲避开肝支，将其切断，注意远离迷走神经的肝支。继而沿肝十二指肠韧带左侧缘离断小网，此后，在幽门上方，沿着胃右动脉走行，清除No.5的左侧部分，廓清是由肝侧向胃小弯侧推进，在胃右动脉分出第一支以后，紧贴胃壁将末梢侧胃右动脉予以血管夹夹闭后切断（图13-5-9）。

此处要注意不要损伤迷走神经的幽门支，避免术后的幽门痉挛，延长胃排空时间。

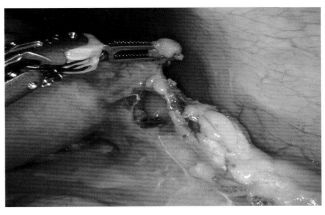
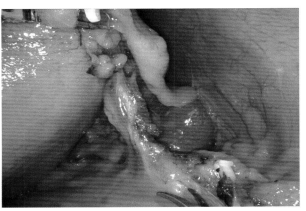

图13-5-8　胃网膜左动静脉的处理

（注意：胃右动脉起始于肝固有动脉或胃十二指肠动脉，起始部变异较多，胃右静脉多与之伴行。胃右动脉分布于胃窦部和幽门轮的胃侧，与十二指肠上动脉之间形成无血管区域。No.5多存在于胃右动脉的左侧。）

（注意：幽门上区域的淋巴结廓清是以胃右动静脉为中心进行，其显露方式：①由胃十二指肠动脉、肝固有动脉方向的剥离，此方法腹腔镜手术时常选；②肝固有动脉前、侧方的剥离；③胃右动脉的左侧及与No.8a之间的剥离。USAD或双极电凝用于①、③更为方便、安全。）

五、胰腺上缘的淋巴结廓清

胰腺上缘的廓清是以腹腔动脉及其分出的胃左动脉、肝总动脉、脾动脉为中心展开。手术的特点在于用各种能量外科器械在血管和神经的浅面剥离、切割和淋巴结廓清。胰腺上缘的显露和视野展开是以三角形展开法，切割遵循分力间合力线方向进行的原则。即以血管和淋巴结间设定为合力线进行锐性切割、剥离。机器人手术在手术的视野的移动、变更上具有类开放手术的特点，而有别于腹腔镜下的视野构成和操作，使手术消除了术者与扶镜手的思维上的差异，手术变得顺畅。

首先将4号臂钳夹住胃左动脉的降支牵向腹壁侧，助手钳将胰腺牵向足侧，使胃左动脉、肝动脉、脾动脉的走行可以透见。左手钳牵起覆盖在腹腔动脉与胰腺上缘交界处的被膜，使两者之间形成张力，右手电剪刀以此为切入点，剪开被膜，透见动脉血管，由此向右侧沿肝总动脉表面的神经浅层与淋巴结No.8a之间仔细凝切，此间有数条微小的血管易出血污染术野。其后向头侧游离No.9，凝切清除，其间No.8p剥离时注意胃左静脉的走行和肝总动脉后下方的门静脉和神经丛。进而，向头侧沿膈肌脚右侧切开后腹膜，在胃左动脉系膜与腹后壁间剥离，至右侧膈肌脚食管裂孔部截止。然后在胃左动脉根部的左侧切入，其根部有神经节组织包绕，注意保护。将其周围和脾动脉根部的淋巴结No.9予以清除（图13-5-10）。腹腔神经丛和Gerota筋膜同时也就显露在术野，沿其表面将肾上腺表面与胃胰韧带内的系膜层分离至胃后壁，剥离范围以胃后动脉为界截止。这种处理将使后续的廓清安全，由于在层与层的间隙内剥离，系无血管区剥离，既安全又极少出血。

脾动脉在胰腺上缘多是屈曲、蛇行状态，或隐于胰腺背侧，术者左手1号臂钳提起淋巴结，右手3号臂电剪刀，从脾动脉的根部开始向胃后动脉，在淋巴结与脾动脉之间，小能量输出多次切割，至胃后动脉部位完成No.11p廓清，将脂肪、淋巴结一并完整地从后腹膜游离切除。

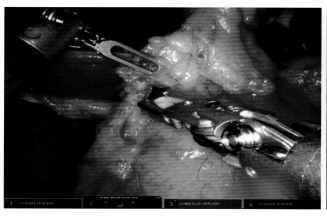

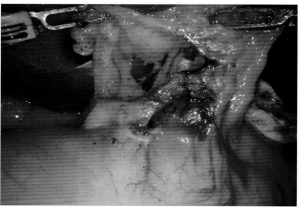

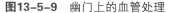

图13-5-9　幽门上的血管处理

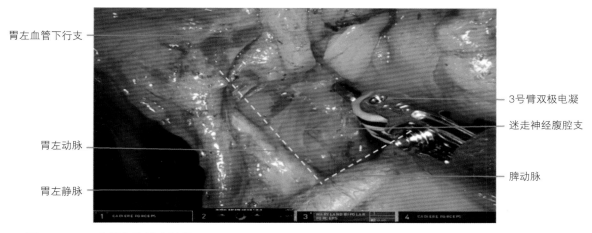

胃左血管下行支

3号臂双极电凝

迷走神经腹腔支

胃左动脉

胃左静脉

脾动脉

图13-5-10 血管与腹腔支神经

No.9淋巴结位于腹腔动脉根部，在腹腔神经结的前面疏松结缔组层清除淋巴结（图13-5-11）。

（注意：①沿肝总动脉向肝固有动脉方向剥离，可见到胃右动脉从肝固有动脉分支，胃右动脉也有从胃十二指肠动脉或左肝动脉分支的状况，廓清时防止误伤；②No.8a、8a与胰腺之间有几条小静脉，确切的止血是重要的，不要被血液污染术野影响操作；③胃左动脉根部两侧有与No.16交通的粗大淋巴管应仔细凝固，防止术后淋巴漏；④胃左静脉多于肝总动脉、脾动脉分叉处进入脾静脉，通常其表面有一枚椭圆长条状淋巴结横跨在其前方，清除此淋巴结，注意误伤胃左静脉。）

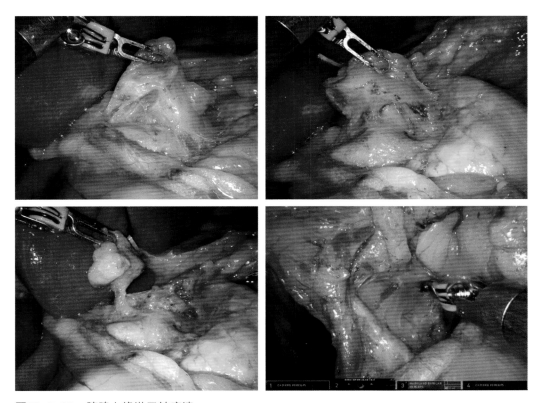

图13-5-11 胰腺上缘淋巴结廓清

六、保留腹腔支和胃左动脉的贲门支、食管支的廓清

腹腔动脉周围淋巴结处理完毕后，调整手术视野，助手的钳子抓持在胃小弯胃左动脉的降支附着在胃壁部位，然后向左、向下、平行于后腹壁牵引展开。4号臂钳抓持近食管裂孔部位的小网膜附着部，向头侧、腹壁方向牵引。由于左肝及其肝圆韧带事先予以悬吊，所以，此时贲门部位充分展开。手术操作是沿右侧膈肌脚，打开覆盖在腹段食管的系膜与右侧膈肌脚的腹膜，游离右侧和后侧的腹段食管胃系膜的胃段系膜，不向上游离腹段食管系膜和食管裂孔。此处处理的界标为胃左动脉上行支的贲门支、迷走神经前干分出肝支、迷走神经后干分出腹腔支。

沿着胃左动静脉向头侧剥离右侧的胃系膜，胃左动脉分出贲门支，沿着贲门右侧向左侧走行，起始段位于系膜的深层，逐渐浅行至贲门的表面。食管支和迷走神经腹腔支同样始于系膜的深层，上行过程逐渐靠近贲门和食管。另外，副肝动脉由胃左动脉发出的概率很高，清除系膜内淋巴结和脂肪组织要注意不要损伤或切断。这对于防止左肝缺血和贲门的功能非常重要。

迷走神经腹腔支的显露在右侧比较容易看到，相对表浅而且在胃左动脉的右侧根部伴行，沿着胃左动脉表面的神经浅层游离，很容易将其展现，顺其走行向上游离全程，周围的组织予以清除。随之上述处理右侧的No.7和No.1将被移除。

完成右侧清理之后，重新调整手术视野。将胃翻向头侧，4号臂钳夹持胃左动脉降支，提向腹壁侧、头侧，展现胰腺上缘的左侧和胃底部位。助手钳夹持纱布球压住胰腺，将胰腺牵向足侧。沿着胃左动静脉，清除胃左静脉周围脂肪组织和淋巴结，将胃左静脉左侧剥离至贲门部的后方，由于右侧已经游离完毕，左侧就比较容易处

理，左侧游离迷走神经腹腔支也以右侧游离同样手法，沿胃左动脉的左侧切入，在神经的浅面游离，安全有效（图13-5-12、图13-5-13）。

至此，淋巴结No.7、No.1被清除，血管（胃左动静脉、贲门支、食管支以及迷走神经的腹腔支）均被独立解剖出来。后续的胃左动脉的处理将依据动脉和神经的走行分型决定。

迷走神经后干分出胃支后，就可以见到腹腔支，其与胃左动脉干汇合，以往是在汇合处胃左动脉的远端将胃左动脉予以切断，但这样就会将副肝动脉、贲门支、食管支全部离断。这些血管应予以保留，新的切断点选择在胃左动脉的降支发出部位，也即为Mikuliz点部位。

此部位的处理要点在于淋巴结的廓清的同时要保留维系贲门功能的解剖学结构，即不要随意解剖、剥离食管裂孔，胃左动脉的离断部位为Mikuliz点部位（降支）保留着贲门支和食管支，以及胃左动脉发出的副肝动脉。

（注：保留左侧副肝动脉与非保留的比较研究，清除淋巴结个数、生存时间没有差异[18]。）

（注：在保留迷走神经后干腹腔支时，右侧食管裂孔的剥离要适度，不需要打开食管裂孔，这样可以保持裂孔及周围结构的完整性，防止术后发生食管裂孔疝和食管反流的发生。）

七、胃切除和胃胃吻合

胃切除范围的确定参照日本胃癌处理规约，距离肿瘤边缘2cm以上[19]，但是，由于胃周围的血管的处理需将胃壁的血运状态考虑进去，所以幽门侧残胃保留3~4cm，近端段残胃以Demel线为界，进行胃的切除。切除后采取上腹正中辅助小切口，也可采取完全腹腔镜下吻合重建的方法，但是，由于幽门侧残胃过小，直线切割吻合器的吻合会伤及幽门括约肌或胃扭曲吻合，导致术后功能障碍。我们在手术中进行过实际测

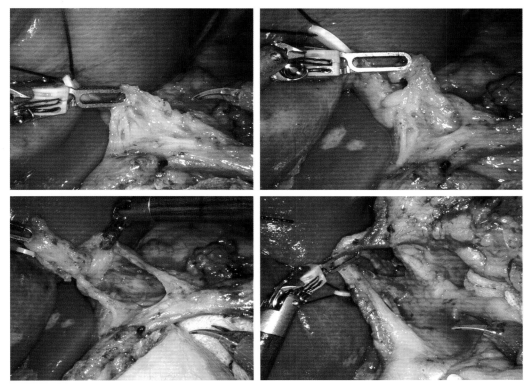

图13-5-12 贲门部处理（左右侧观）

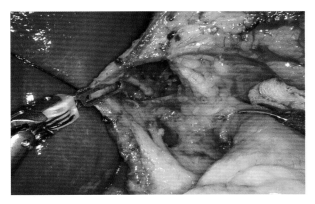

图13-5-13 保留迷走神经腹腔支、胃左动脉发出的血管食管支、贲门支

量，保留胃右动脉的第一支和幽门下动静脉的前提下，以幽门轮的十二指肠侧为界测量大小弯的血供范围，以浆膜面染色改变界限计算距离，小弯的长度为5±1.0cm，大弯侧为5±1.8cm。另外，大小弯在4cm长度时，大弯的断端到幽门的小弯与十二指肠的交界点的距离为5cm。所以，从保留幽门功能的角度，不适合腔镜下的直线切割器的吻合方式，因此，采取辅助小切口，直视

下手工缝合吻合，进行消化道的重建。

全腔镜下体腔内吻合方式对于分段性胃切除（SG）的手术重建是理想的选项。

腹部辅助切口选择上腹正中5~6cm，取出标本，进行手工缝合吻合。手工缝合吻合优势在于确切的保证了重建后胃的形态符合生理状态，没有因吻合造成胃的畸形和扭曲，良好的胃的解剖形态对于维系术后良好排空功能具有意义。

吻合采取手工缝合胃胃吻合法：胃吻合口的大小以幽门端残胃的离断端长度为准，将其与近端残胃，以大弯侧胃准对合，大、小弯侧浆肌层缝牵引线，后壁距断缘0.5cm处浆肌层缝合（Lembert缝合）5~6针（3-0吸收线），其后，后壁全层缝合（Albert缝合），间断缝合或全层连续缝合（3-0吸收线）。前壁全层（Albert缝合）间断缝合或全层连续缝合（3-0吸收线），前壁浆肌层缝合（Lembert缝合），间断或全层连续缝合（3-0吸收线）。Jammer

Ecke部位的缝合，全层缝合应充分对合，荷包式缝合，浆肌层缝合也应予以对合缝合，采用荷包式缝合。

胃胃吻合完毕后，检查腹腔，充分止血，清点纱布和器械。放置引流，关闭腹腔，结束手术（图13-5-14）。

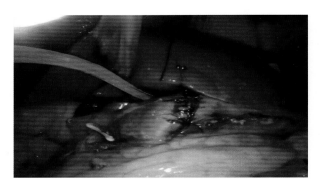

图13-5-14　胃胃吻合完成图

第六节　DVSS-PPG手术陷阱与对策

DVSS-PPG手术较开放、腹腔镜更具有优势，克服了腹腔镜器械的直线效应，手术更为精细、精准。而且，循证医学研究显示良好的安全性和有效性。但手术的技艺和效果并不单纯取决于手术道具，更不能被取而代之。作为术者的基本理念，对手术技术的认知和磨练，是病人获得安全和最佳治疗是重要的基础。另外，机器人手术仍然存在一些短处，充分了解熟知，有助于降低手术的风险[20]。

一、严格的基础教育和训练，夯实基本功

（1）对术者、助手、护士、器械师进行系统教育、培训。

（2）充分熟悉设备使用的制约因素，在特有的手术室环境下把握设备的安全管理、程序化操作、消毒、维护、保养、费用的制约。

（3）手术团队的教育，克服学习曲线中的难点，强化团队协调一致的工作效率（助手的协调，护士的配合，麻醉的管理），BOM为导向的临床路径化管理手术全程。

二、设备的安装问题

安装、器械转换的安全及费时，安装的过程重要的是助手与护士间的协调工作，首先调节好机械臂的相互间距离和各个关节间的角度，然后，戳卡与机械臂衔接时，将戳卡接近水平位置后与各个臂衔接，避免安置过程将戳卡直立位刺入腹腔深部导致脏器损伤。

达·芬奇用的钳子是多种类的，术中按照需要会经常更换或清洁。钳子交换时，有一段在盲区里运行，拔出时的戳卡位置变动后，钳子不在原来的轨迹上，容易在盲区里损及脏器，术者用镜子监控下进行是有效的安全保障。

三、机械臂的相互干涉问题

机械臂的相互干涉是应充分注意的问题，多数是位置不合适所致，影响操作，易于造成副损伤。首先在手术前要依据病人的BMI、体型设计戳卡的位置，防止术中出现机械臂的相互干涉。另外，机械臂各个关节的角度、位置也会导致相互干涉，在手术过程中，助手的管理至关重要，及时告诫术者，调整角度。在安装时，da Vinci轴的方向、戳卡的位置、机械臂的可活动范围的

确认、确保。

四、运动域的限制问题

视觉－脑－手轴的协调操作性，da Vinci手术与以往开放、腹腔镜手术的最大差异在于触觉的消失，凭借触觉的手术是不可能的。da Vinci手术主要是依赖3D的高清、放大视野操作。需要训练、建立仅有视觉的条件下，对各类组织，视觉下钳夹、牵拉、牵引程度与力度的认知水平、判定能力。da Vinci手术与开放手术有相同的地方，可以由术者依据需要调整自己的术野，不需要专门的镜手，手术的安全性因此也大大提高。训练各种器官剥离、切开、止血、结扎、缝合时使用技术规范和能量手术器械的输出功率。静脉周围的剥离过大的输出功率会灼伤出血或神经的电灼伤。

五、达芬奇手术并发症

远端胃切除达芬奇手术，术中出血量平均

在114mL，并发症发生率为8.7%，术后死亡率为0.8%，术后住院天数9~12天。Uyama[7]的报道，机器人胃切除术后30天内的Clavien-Dind grade（CD Grade）3级以上的并发症为6.4%，主要为腹腔内出血3例，肠梗阻2例，吻合口漏1例，胰漏1例，切口疝1例。术后30天内的Clavien-Dind Grade（CD grade）2级以上的并发症为18.1%，术中有害事件为1.5%，移行开腹手术0.3%，手术死亡0%。本中心达芬奇外科手术系统PPG手术47例，无中转开腹，术中平均出血量为53.3+32.2mL，术后平均住院天数6.9+3.8天，无腹腔出血、吻合口漏和肠梗阻等并发症。术后排空延迟2例，饮食限制，对症处理，2周痊愈。

达·芬奇外科手术系统PPG手术与腹腔镜PPG的比较，手术操作的难易程度、近期效果优于腹腔镜PPG。另外，达·芬奇外科手术系统PPG手术技术也进行了相应的改进，使其在功能方面具有更加的效果和QOL。

参考文献

[1] Hashizume M et al.Early experiences of endoscopic procedures in general surgery assisted by a computer-enhanced surgical system[J]. Surg Endosc. 2002:16:1187-1191.

[2] 范义川, 张驰, 魏茂华, 等. 第4代达芬奇机器人手术系统辅助保留幽门及迷走神经胃部分切除术治疗早期胃癌的临床疗效[J]. 中华消化外科杂志, 2023, 22(8)；1014-1020.

[3] 张驰, 魏茂华, 曹亮, 等. 达芬奇机器人手术系统辅助保留幽门及迷走神经胃部分切除术[J].中华胃肠外科杂志, 2021, 24(9): 814-818.

[4] Lu J, Zheng CH, Xu BB, et al. Assessment of robotic versus laparoscopic distal gastrectomy for gastric cancer: a randomized controlled trial[J]. Ann Surg, 2021, 273(5):858-867.

[5] Ojima T, Nakamura M, Hayata K, et al. Short-term outcomes of robotic gastrectomy vs laparoscopic gastrectomy for patients with gastric cancer: a randomized clinical trial[J]. JAMA Surg, 2021, 156(10):954-963.

[6] Suda K, et al.Potential advantages of robotic radical gastrectomy for gastric adenocarcinoma in comparison with comentional laparoscopic approch : a single institutional retrospective comparative cohort study[J]. Surg Endosc, 2015, 29: 673-685.

[7] Uyama I, Suda K, Nakauchi M, et al.Clinical advantages of robotic gastrectomy for clinical stage I/II gastric cancer: a multiinstitutional prospective single-arm study[J].Gastric Cancer, 2019, 22(2):377-385..

[8] Kim HI, Han SU, Yang HK, et al. Multicenter prospective comparative study of robotic versus laparoscopic gastrectomy for gastric adenocarcinoma[J].Ann Surg, 2016, 263 (1):103-109.

[9] Li ZY, et al.Robotic gastrectomy versus

laparoscopic gastrectomy for gastric cancer : a multicenter cohort study of 5402 patients in China[J]. Ann Surg, 2023 1;277(1):e87-e95.

[10] Han DS, Suh YS, Ahn HS et al. Comparison of surgical outcomes of robot-assisted and laparoscopy – assisted pylorus-preserving gastrectomy for gastric cancer : a propensity score matching analysis[J]. Ann Surg Oncol, 2015, 22(7):2323-2328.

[11] 須田康一, 柴崎晋, 田中 毅, 他.胃癌に対するロボット支援手術[J].手術, 2022, 76(9): 1369-1375.

[12] Tian Y, et al. Short-and long-term comparison of robotic and laparoscopic gastrectomy for gastric cancer by the same surgical team :a propensity score matching analysis[J].Surg Endosc, 2022, 36(1):185-195.

[13] Hikage.et al.Robotic gastrectomy compared with laparoscopic gastrectomy for clinical stage1/3 gastric cancer patiens: a propensity score-matched analysis[J]. World Surg 2021, 45:1483-1494.

[14] Li ZY, Zhao YL, Qian F, et al. Long-term oncologic outcomes of robotic versus laparoscopic gastrectomy for locally advanced gastric cancer: a propensity score-matched analysis of 1 170 patients[J]. Surg Endosc, 2021, 35(12):6903-6912.

[15] Ajani JA, D'Amico TA, Bentrem DJ, et al. Gastric cancer, version 2.2022, NCCN Clinical Practice Guidelines in oncology[J]. J Natl Compr Canc Netw, 2022, 20(2):167- 192.

[16] Guerrini GP, Esposito G, Magistri P, et al. Robotic versus laparoscopic gastrectomy for gastric cancer: the largest meta-analysis[J].Int J Surg, 2020, 82:210-228.

[17] Shin HJ, Son SY, Wang B, et al. Long-term comparison of robotic and laparoscopic gastrectomy for gastric cancer: a propensity score-weighted analysis of 2084 consecutive patients[J]. Ann Surg, 2021, 274(1):128-137.

[18] Shinohara T, Ohyama S, Muto T, et al.The sigificance of the abrrant left hepatic artery arising from the left gastric artery at curative gastrctomy for gastric cancer[J].Eur J Surg Oncol, 2007, 33:967-971.

[19] Japanese Gastric Cancer Association. Japanese Gastric Cancer Treatment Guidelines 2021 (6th edition)[J]. Gastric Cancer, 2023, 26(1):1-25.

[20] 郑华龙, 林嘉, 黄昌明. 机器人胃癌根治术消化道重建的技术难点及其对策[J].中华胃肠外科杂志, 2022, 25(5):392-395.

第十四章 ICG荧光导航机器人胃分段性切除

Fluorescent imaging in robotic vagus preserving segmental gastrectomy

第一节 概况

一、ICG荧光导航的原理

ICG（Indocyanine green，ICG）在20世纪50年代用于临床的药品。ICG是一种安全的三碳嘧啶染料，无毒副作用，无肾毒性，具有半衰期短（血液中为4min），经肝脏代谢，排泄到胆道，基础色为深绿的近红外荧光染料。ICG具有和血浆蛋白结合产生荧光的特性，用750~810nm的激光照射，发出840nm前后峰值荧光[1]。用具有此领域感度的荧光接受显像设备，能够使对象物可视化，透见5~10mm厚度的结缔组织中，含有ICG的构造物。

现今，ICG荧光这一特性被广泛应用于临床实践，如胆道造影、冠脉造影、脑血管造影、淋巴管造影、肿瘤定位、哨位淋巴结的判定、血流判定等。在胃癌外科领域，用于早期胃癌的定位，哨位淋巴结判定，淋巴结廓清的导航以及评价吻合口血运等。

ICG荧光导航手术的基本原理是在病灶周围注射ICG，ICG与血浆蛋白结合，成为在835nm的红外领域发出荧光的微粒子，沿淋巴系统流动。而且能够滞留在淋巴系统。这一特性使用特定功能的影像设备，即便是微量的ICG也能被增加感度影像化，确认出淋巴途径。使复杂的淋巴引流系统的可视化，以此为手术的目标，精确地进行靶向、定点、定范围清除，极大地提升手术的精准程度，减少了不必要的组织损伤，保存了脏器功能。

伴随胃癌的早期发现、早期诊断，保证根治性，提升手术技术，保存脏器功能，谋求高水准的生活质量，成为当今的努力目标。利用术前、术中获得的信息，尤其是影像学信息，构建出不同个体靶器官的机体构造和肿瘤的进展状态，将其可视化，适时指导精细化手术，是获得高质量手术效果的基本保障。吲哚菁绿（indocyanine green，ICG）荧光导航下胃癌淋巴结廓清手术具有此价值而备受关注（图14-1-1）。

二、胃癌ICG荧光导航手术的实践

ICG荧光法因其简便易行，在临床应用受到广泛应用和普及[2]。ICG早期在临床应用是通过肉眼来判定ICG的绿色荧光，此法曾在进行胃癌哨位淋巴结检测的研究中尝试，方法简单易行，但是假阴性率高，因此，日本JCOG的JCOG0302试验被中止。荧光系色素自身发出的

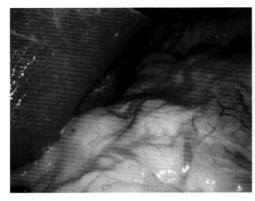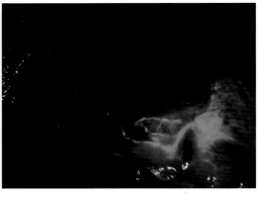

图14-1-1　淋巴管、淋巴结ICG荧光显影

光，较比反射光强度低，近红外线荧光摄像，术野变暗用黑白影像显示，荧光观察时需要中断手术，为此日本研发出够明亮视野观测ICG荧光的红外线摄像[3]。尤其彩色明亮荧光腹腔镜PINPOINT的研发，增加了临床应用的可行性，而且明暗状态均可观测淋巴结的荧光染色，解决了暗视野二次淋巴结的荧光哨位淋巴结的判定[4]。ICG荧光导航的敏感性和特异性的研究，一项多中心前瞻性研究结果显示淋巴结转移检出的正确诊断率为100%[5]。然而，ICG荧光导航手术在临床实践中尚存有待解决的问题，如ICG注射的部位选择的标准化、注射剂量、评价时间、淋巴结的位置（深部、浅部）以及肿瘤在淋巴结内增殖发育的方式会直接影响ICG荧光显影的正确诊断率[6]。早期胃癌对于淋巴径路影响小，但进展期胃癌、淋巴结转移者，其价值受限，尽管区域内ICG荧光阳性淋巴结比率并不低，但ICG荧光阳性淋巴结有转移癌的比率低。有研究提示，ICG荧光染色引导下淋巴结廓清与非实施ICG荧光组淋巴结廓清组，淋巴结廓清数目并未显示出优势[7]。ICG荧光导航在早期胃癌显示出特有的潜能[5]，早期胃癌对于淋巴循环的ICG荧光显影影响低微，是其使用的极好条件，而且在肥厚的脂肪组织中，能够有效地可视化地显示出淋巴链和捕捉到哨位淋巴结，术中冰冻病理学检查哨位淋巴结，指导合理的淋巴结廓清[8]。荧光显像法随着腔镜手术的普及而发展起来。吲哚菁绿（indocyanine green，ICG）近红外光成像技术，作为外科导航技术，Nimura[1]报道腹腔镜下，ICG荧光法与肉眼的对比，哨位淋巴结的判定率在99.5% vs 85.8%，转移的敏感度测定97.0% vs 48.4%，效果显著。He[9]关于13项临床研究对于ICG荧光染色与哨位淋巴结，预测淋巴结转移状态的荟萃分析中证实敏感性及特异性均在90%以上，但受药物剂量、注射方式、观察时间等因素影响[9-10]。在腹腔镜下手术，机器人手术广泛应用，有效提升各种保存功能的根治性手术的效果。

三、DVSS-SG手术ICG导航优势

da Vinci Xi手术系统具有高敏荧光功能，Firefly能够激发805nm的波长，高敏荧光模式在使用中，能够自动调整信号强度和亮度，保持画面稳定和高清，微量ICG示踪剂也能显影。操作简单，通过指压开关激活模式。ICG荧光模式导航时应注意示踪剂的浓度、剂量、给药方式和时间，荧光显示的模式等因素，实时调整。有一些临床研究报告，da Vinci Xi手术系统辅以ICG荧光导航，进行胃癌淋巴结廓清增加廓清淋巴结的数量，但并不增加并发症的发生[11-12]。

DVSS-SG的ICG导航胃手术优势所在是ICG荧光导航淋巴结廓清手术，改变了经典的系统行预防性淋巴结廓清模式，尽管胃的淋巴引流

途径复杂多变，ICG荧光能够个体化地、精细地描绘出淋巴途径，特别在早期胃癌，手术具有强烈的针对性，既保证根治性，又保存了功能。无须以周围脏器组织的无谓的丢失和损毁，获取无效、无意义的廓清。能够最大限度地维系淋巴系统的屏障效应和器官的功能。

机器人ICG荧光导航下SG手术的要点主要是胃左淋巴流域和胃网膜左淋巴流域的廓清、保存迷走神经腹腔支，胃左血管发出的贲门支、食管支。利用da Vinci Xi辅助手术系统具有的高敏荧光功能，ICG荧光导航，高清，扩大视野，多关节功能，对于在脂肪组织充填的胃胰韧带即胃的系膜内，精确地清除淋巴组织，保存迷走神经，功能血管，达到保留功能胃的应有的功能和术后良好的生活质量，具有重要价值。

第二节　手术准备及术式概要

一、手术准备

（一）病人准备，手术适应证和禁忌证

病人术前各项准备和手术适应证、禁忌证，如第七章记载。

（二）麻醉

全麻辅助硬膜外连续麻醉。

（三）手术准备

（1）病人手术体位系仰卧位，床头稍高15°。

（2）手术助手的位置，助手位于病人右侧。

（3）手术用特殊器械，电剪刀，双极电凝器械。直线闭合切割器。

（4）ICG药物准备。

（5）da Vinci Xi机器人辅助手术系统的点检、启动。

（四）ICG示踪剂及准备

ICG示踪剂的应用，参照"吲哚菁绿近红外光成像在腹腔镜胃癌根治术中的应用中国专家共识"的使用标准。药物为吲哚菁绿（indocyanine green，ICG）。ICG的配制，使用注射用水溶解ICG，充分溶解后方能使用。ICG不使用生理盐水配置。配置后ICG避光保存，4小时内使用即可。

二、手术术式概要和流程

（一）手术术式概要

手术术式概要：ICG荧光法确定胃周淋巴引流流域，淋巴结廓清范围是胃左淋巴引流流域（No.7、1、3a）、胃网膜左淋巴引流流域（No.4sb、4d）、胃网膜右淋巴引流流域和胰腺上缘淋巴结。胃切除范围，距离病灶2cm以上胃的全周行切除。保留神经是迷走神经肝支、幽门支、腹腔支。保留血管是幽门上下的胃右血管，胃网膜右血管，幽门下血管和胃左血管的贲门支、食管支。重建是胃胃吻合（手工缝合和器械吻合）。手术的基本程序与La-SG相同，淋巴结廓清是在ICG荧光显影的引导下实施，同时评价廓清的程度和质量。ICG荧光导航手术如图14-2-1所示。

（二）手术流程

（1）腹腔探查，肝脏悬吊。

（2）ICG荧光染色剂浆膜下注射。

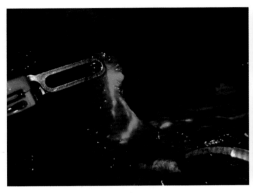
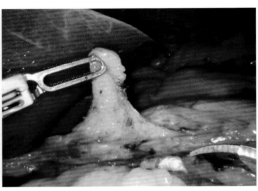

图14-2-1 ICG荧光导航机器人辅助SG

（3）观察ICG荧光显影淋巴结、淋巴管及范围。

（4）胃左淋巴引流流域廓清。

（5）胰腺上缘淋巴结廓清。

（6）保留腹腔支，副肝动脉、贲门支、食管支。

（7）胃网膜左淋巴引流流域处理。

（8）胃网膜右淋巴引流流域廓清。

（9）胃小弯淋巴结，血管处理。

（10）胃分段切除。

（11）胃胃吻合重建。

（12）放置引流，结束手术。

第三节　布局和戳卡位置

一、布局和戳卡位置

（一）布局

设备、病人、手术人员的布局如图14-3-1所示。

（二）戳卡的位置

戳卡的位置选择与第十三章相同，如图14-3-1显示，但常常会依据病人的病灶局部状况（病灶占据部位、术式）、全身状况（体型、BMI）等进行调整。戳卡的位置直接影响手术的难易程度，位置选择应予以重视。

脐部为2号臂（镜孔），12mm戳卡；1号臂为达·芬奇用戳卡（8mm），3号臂为达·芬奇用戳卡（8mm），4号臂为达·芬奇用戳卡（8~12mm），1号臂和2号臂之间置入12mm的戳卡，作为助手的工作钳子用孔。

二、手术设备安装

设备的布局如图14-3-1所示。手术推车由病人的左侧垂直推入，水平标示线与脐部的戳卡位置重叠。工作轴以脾门为方向设置，选择上腹部模式。2号臂安装镜子，其后在直视下，由各个孔置入各个钳子，防止在置入时盲区的损伤。

三、手术探查及肝脏悬吊

各个戳卡安置完毕后腹腔镜进行探查，遵循无瘤原则进行腹腔探查。

肝脏悬吊，切开小网膜附着在肝脏方叶、左外叶部位，用线将其悬吊在肝脏镰状韧带上，完成肝脏左叶的牵引，展开手术部位的视野。

结束上述操作后，进入下一环节。将戳卡与机器人的各个机械臂系统连接，进入da vinci腹腔镜辅助手术。

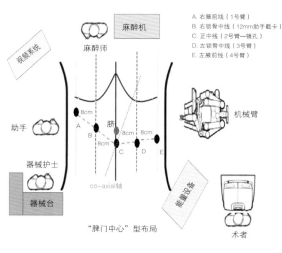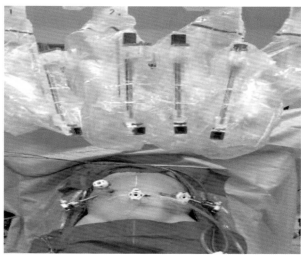

A. 右腋前线（1号臂）
B. 右锁骨中线（12mm助手戳卡）
C. 正中线（2号臂—镜孔）
D. 左锁骨中线（3号臂）
E. 左腋前线（4号臂）

图14-3-1　布局、戳卡位置

第四节　荧光模式设定及示踪剂

一、荧光模式功能设定

da Vinci Xi具有标准和高敏荧光模式，Firefly能够将ICG荧光染料可视化。高敏荧光模式的启动程序如下，医生控制台点击设置选项卡，选择Firefly荧光键，然后点击Show Controls，设置高敏荧光模式，点击Sensitive激活高敏荧光模式（图14-4-1）。荧光指压开关激活高敏荧光模式，通过内镜控制脚踏板和指压开关调控高敏荧光模式。

（一）医生控制台设置激活荧光程序

①点击设置选项卡；②选择"FIREFLY"荧光按钮；③点击"ON"。

（二）影像处理平台触摸屏激活荧光

①点击显示选项卡；②选择荧光按钮，FIREFLY ON/OFF；③强度滑块可更改绿色荧光

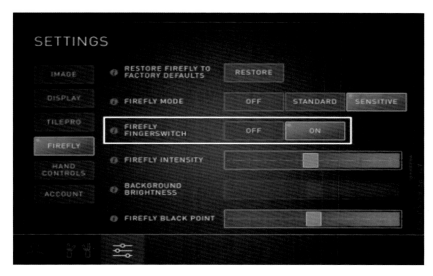

图14-4-1　控制台设置激活荧光程序

组织对非荧光组织的可见度（图14-4-2）。

（三）手动控制指压离合器激活荧光

踩住内窥镜控制脚踏板时，可使用任一手动控制器指压离合器在可见光模式和FIREFLY模式之间进行切换（图14-4-3）。

二、ICG示踪剂法的制备和使用

手术中使用ICG荧光示踪法采取浆膜下注射给药的模式。

（一）药物制备及给药方法

药物按照事先准备配置完毕，吲哚菁绿25mg加注射用水10mL，稀释为2.5mg/mL，取1mL加注射用水10mL，稀释为0.25mg/mL。

注射时使用26号头皮针、延长管连接5mL注射器，注射操作时需缓慢推注吲哚菁绿。

（二）注射部位和剂量

选用浆膜下注射法，将ICG示踪剂，在病灶部位的浆膜面，按照0.25mg/mL，单点注射0.5mL。可以选择3~4点注射。注入量过多会造成广范围的扩散，超越检测范围，影响对淋巴链的流域和哨位淋巴结的判定。

（三）注意事项

注射方法如图14-4-4所示。针刺时不要过深或过浅。浆膜下注射时，防止注射速度过快，示踪剂溢出，污染术野，影响淋巴引流流域的观察。给药完毕后，拔出注射针头时，夹闭注射导管，防止管内药物溢出。同时拔针同时用纱布压住针孔，防止渗出示踪液，造成污染。

（四）ICG荧光显影状态判定

ICG示踪剂注射后5min，荧光显影呈现稳定，观察注射部位及所属引流部位淋巴管和淋巴结的显影状态（图14-4-5）。尤其脂肪组织内淋巴引流流域显影，有助于判定哨位淋巴结位置和淋巴引流流域，引导ICG荧光导航淋巴结廓清。

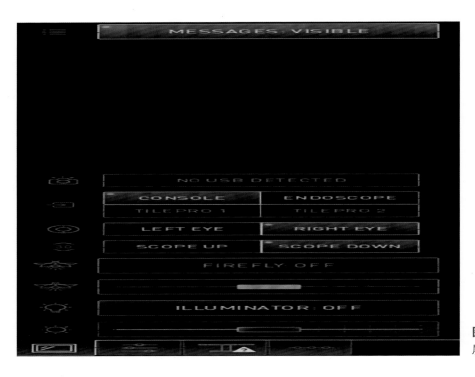

图14-4-2　影像处理平台触摸屏激活荧光

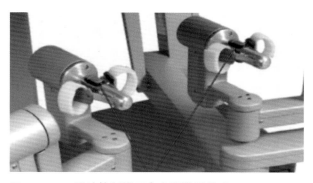

图14-4-3　手动控制指压离合器激活荧光

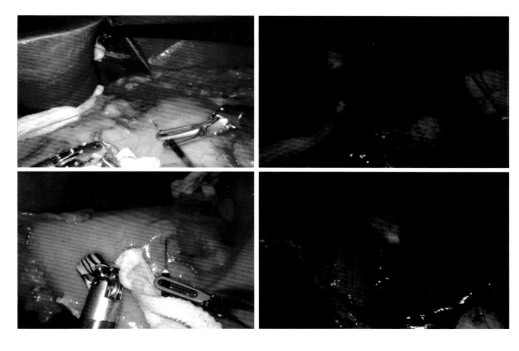

图14-4-4　胃小弯前后壁病灶部位注射ICG（Fire fly使用前和使用时）

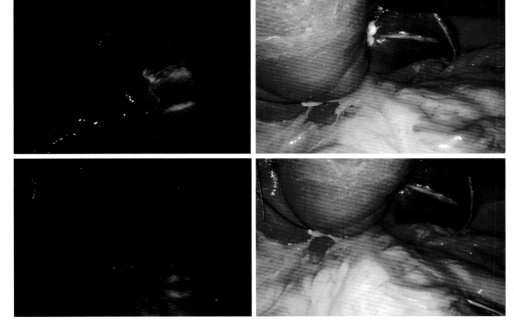

图14-4-5　ICG荧光显示病灶部位的淋巴引流途径

第五节　ICG法导航手术操作程序

一、确认ICG荧光法淋巴引流途径和区域

（一）胃左淋巴流域显影特征

ICG示踪剂注射5min后观测淋巴引流途径和淋巴结显影状态，通过调节手柄开关，控制明暗视野，能够即时性把握淋巴引流流域和淋巴结显影状况。SG手术最为重要的两个淋巴引流流域是胃左淋巴流域和胃网膜左淋巴流域。确认胃左淋巴流域，需要从胃的腹腔面和网囊面观察胃胰腺韧带内ICG示踪剂显影分布范围，如图14-5-1、图14-5-2所示。

胃左淋巴引流流域的ICG荧光显影特点，ICG荧光显示胃左淋巴引流途径主要沿着胃左动脉分布，胃左动脉的降支区域为主流，向上沿着贲门支，胃左动脉的主干，腹腔动脉也见分布。ICG荧光示踪剂首先进入到胃壁浆膜下淋巴管，其后可以见到组织内的沿着动脉走行的淋巴管显影，并且呈离心性扩散，ICG荧光将沿着胃左血管伴行的淋巴管，由末梢向中枢侧流动，其间有浓聚的染色点即淋巴结，数枚存在，构成胃左淋巴引流流域。

（二）胃网膜左淋巴流域显影特征

ICG荧光展现胃网膜左淋巴流域，主要是沿着胃网膜左动脉的走行分布，其中No.4sa如图14-5-3所示，可以看到胃壁注射部位的显影和胃网膜左淋巴引流流域显影。

（三）胃网膜右淋巴流域显影特征

ICG荧光显影的分布与胃网膜右血管和幽门下血管的密切相关，尤其是胃网膜右血管的周围淋巴结和淋巴管显影清晰（图14-5-4）。其最远端的淋巴结显影是在No.6v。

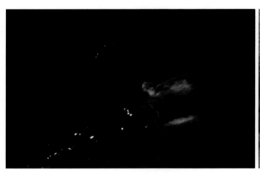
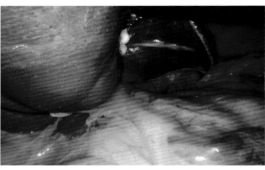

图14-5-1　胃左淋巴引流流域清晰显影（腹腔面观）

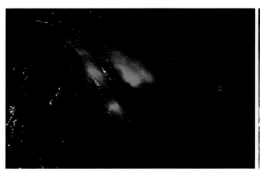
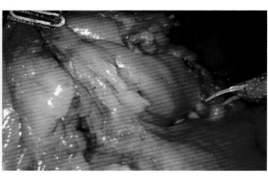

图14-5-2　胃左淋巴引流流域显影（网囊面观）

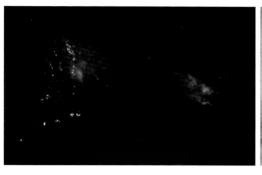
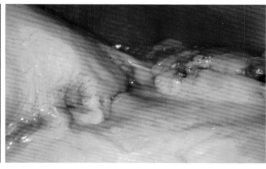

图14-5-3 胃网膜左淋巴流域ICG影像

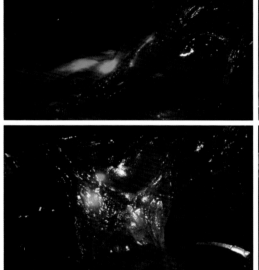
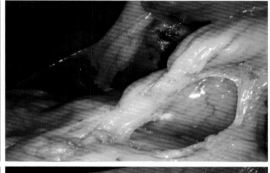
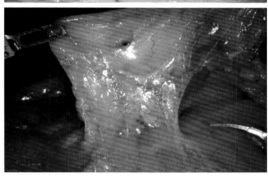

图14-5-4 胃网膜右淋巴引流区域ICG荧光显影

二、胃左淋巴引流流域的廓清

SG的淋巴结廓清不同于其他手术的D2淋巴结廓清，在胃左淋巴引流区域主要的差别是不做胃左动脉根部结扎清除该流域的淋巴结的方式，是选择性地保留功能血管及神经为条件的前提下，清除相应淋巴结，保存相关的神经血管及功能。鉴于ICG荧光将淋巴结的部位定位出来，以此为核心的淋巴结廓清能够选择性地精准地廓清。通过观察ICG荧光显影部位与脂肪组织中透见的胃左动静脉的关系，在胃胰韧带沿着胃左静脉的右侧前方切开附着的腹膜。在血管的表面向两侧和深处拓展，血管与周围的组织具有间隙，

此层是手术安全，无血廓清的重要切入点。为了不迷失方向，期间经常调节视野观察ICG荧光的部位及其有无残留，避免遗漏。此法清除No.7右侧部分。

（一）胃左淋巴引流流域廓清（右侧）

1. 观察胃左静脉周围的ICG荧光显影途径

观察ICG荧光的分布及显影淋巴管的走行，决定切入点（图14-5-5）。

2. 胃左静脉为界标入路

其后切换1号臂和4号臂，用4号臂接替1号臂的位置，保持观察时的位置（图14-5-6）。以胃左静脉为界标，1号臂抓持右侧的腹膜部

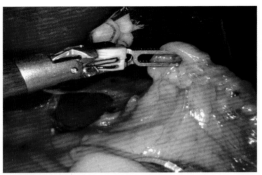

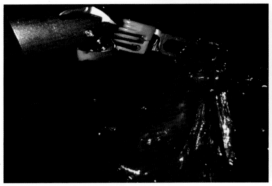

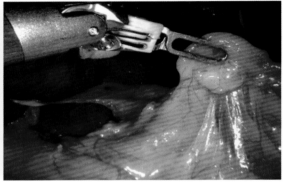

图14-5-5   观察No.7淋巴结的ICG荧光染色

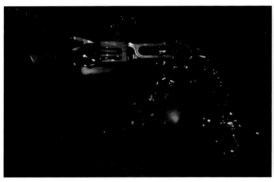

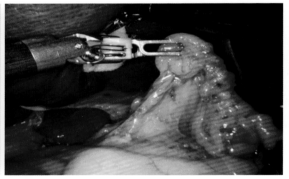

图14-5-6   No.7右侧入路剥离

位，在血管和组织之间切开，沿着血管剥离。

3. ICG荧光导航No.1、3a清除

胃胰韧带内沿着胃左动静脉的剥离，不仅仅No.7淋巴结被从血管的右侧移除，同时，沿着血管向降支方向剥离No.3a的一部分被清除，向贲门方向时No.1的一部分清除。清晰地看到ICG荧光显影的淋巴管和淋巴结被移除原来的位置（图14-5-7）。

（二）贲门支、食管支周围廓清

SG手术中应该保存血管的贲门支和食管支，维系贲门和下段食管的良好抗反流功能。处理的方法是以胃左动静脉为界标，沿着血管壁剥离，切断周围的组织结构，仅留下血管及伴行的神经（图14-5-8）。注意期间发出向胃壁的小的血管分支，离断时仔细止血。防止出血污染术野以及术后出血。

（三）腹腔支神经保护

接续上述的手术操作，在将右侧胃胰韧带的组织移除过程中，处理腹腔支极为重要。其间先将胃胰韧带右侧膈肌脚附着部切开，将胃胰韧

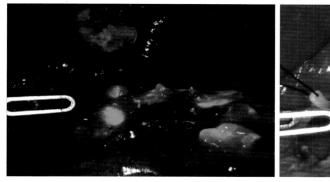
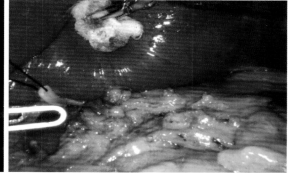

图14-5-7　清除No.3a淋巴结

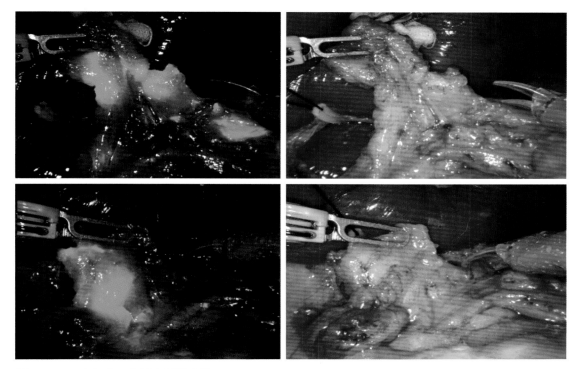

图14-5-8　贲门支、食管支周围廓清

带由腹膜后游离，此时再度回到廓清时的操作步骤，由上方和胃左动脉及其腹腔支的表面，向贲门和胃胰韧带的后方剥离和汇合，完整将其离体（图14-5-9）。清理结束后点击观看ICG荧光染色有无残留，保障廓清的彻底性（图14-5-10）。

（四）胃左淋巴引流流域廓清（左侧）

如图14-5-11所示，术野转向胃胰韧带的左侧，进行胃左淋巴引流流域廓清（左侧No.7淋巴结廓清）。同样术野展开采取4号臂抓持胃胰韧带的头侧，向上向右侧牵引，助手钳将胃体窦交界部牵向左侧，将胰腺上缘和胃胰韧带的左侧展现。或者，将胃翻向头侧直接展示上述部位。

淋巴结廓清仍然以胃左动静脉为界标，在血管间隙内剥离廓清，随着周围组织的游离，胃左动静脉的全程显现。另外，腹腔支由于右侧已经游离，在左侧容易显现，注意不要将其切断、损伤。

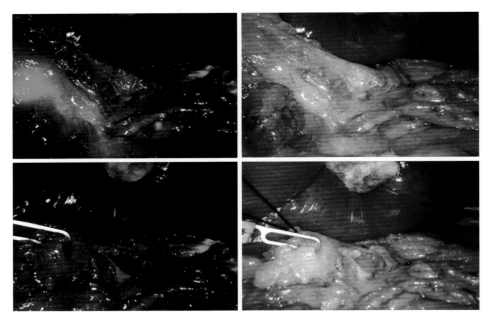

图14-5-9　迷走神经腹腔支显露与保护

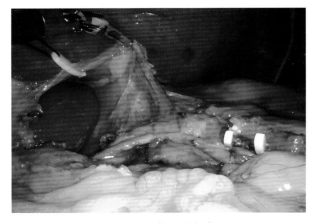

图14-5-10　保留神经周围淋巴结廓清

三、胃网膜左淋巴引流流域廓清

胃左淋巴引流流域在ICG荧光染色下，淋巴结No.4sb、4d呈现ICG荧光显影。大弯侧的流域内淋巴结在廓清的范围内。廓清方法与通常D2淋巴结廓清相同，在胃网膜左动脉的根部结扎切断，此流域的淋巴结全部清除（图14-5-12）。

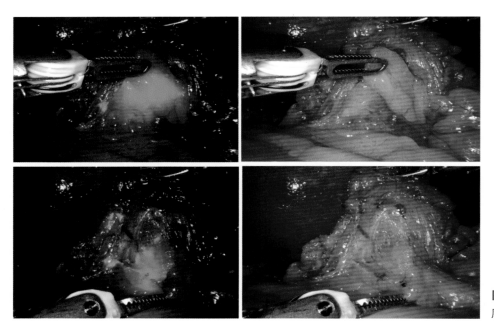

图14-5-11　No.7淋巴结廓清（左侧）

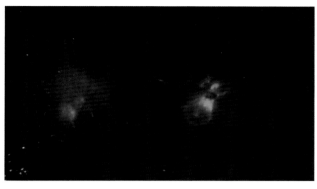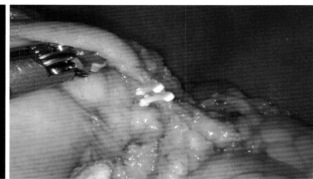

图14-5-12　No.4sb廓清

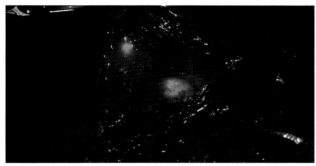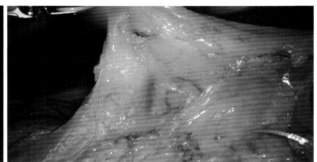

图14-5-13　判断血管与ICG荧光显影位置关系

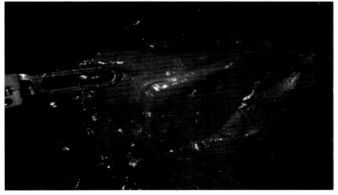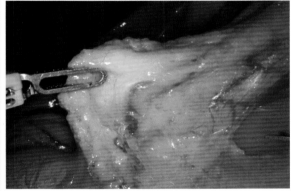

图14-5-14　参照ICG荧光显影剥离

四、胃网膜右淋巴引流区域廓清

观测ICG荧光的分布，判定胃网膜右血管的走行及与ICG荧光显影的淋巴结位置关系，其后按照No.6淋巴结廓清程序操作（图14-5-13）。

胃大弯右侧大网膜的离断，横结肠系膜前后叶系膜间游离，将胃窦体部翻向头侧，显露胃网膜右静脉和副右结肠静脉。其后将胃恢复正常位置，沿胃十二指肠大弯侧游离，切段附着的浆膜。确认胃网膜右动静脉和幽门下动静脉，将其提起，在血管根部游离和胃网膜右动静脉的表面，No.6v、6a淋巴结背侧游离清除（图14-5-14～图14-5-16）。

沿着胃网膜右血管游离，清除No.6a淋巴结。No.6i淋巴结在SG手术，不做常规廓清。

其间实时显示ICG荧光显影部位，判断清除的程度。

五、胰腺上缘淋巴结廓清

（一）胰腺上缘淋巴结廓清

胰腺上缘的淋巴结会有部分呈现ICG荧光显影，不需以此导航。手术常规廓清，廓清技术与D2廓清相同（图14-5-17）。

（二）淋巴结廓清与保存血管，神经

胰腺上缘淋巴结廓清程序时，因胃胰韧带内的淋巴结廓清已经基本结束，腹腔支、胃左动脉和静脉的贲门支和食管支均已解剖完毕。但在No.8a、9、11p的解剖，淋巴结廓清和血管离断时，不要将其损伤。同时也不能残留，利用ICG

荧光显影可以帮助确认淋巴结廓清的程度是否满足肿瘤学的需要。另外，大体所见也是重要判定标准。图14-5-18所示为胃左淋巴引流流域和胰腺上缘廓清完毕的状况。

六、胃切除、消化道重建

（一）胃切除范围血管处理

胃切除的范围是按照肿瘤的边缘，安全切缘2cm为界，进行胃的切除，如图14-5-19、图14-5-20所示确定胃切除范围，处理胃大小弯血管。其后进行胃切除。

（二）胃胃吻合

胃胃吻合可以使用手工缝合吻合或机械缝合吻合。手工缝合吻合可在小切口的状态下完成，

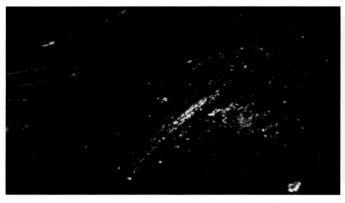
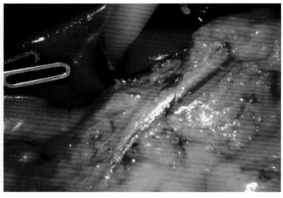

图14-5-15 胃网膜右、幽门下血管周围廓清

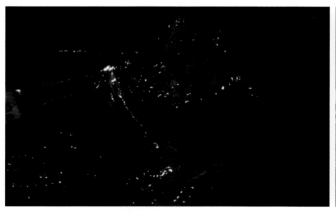
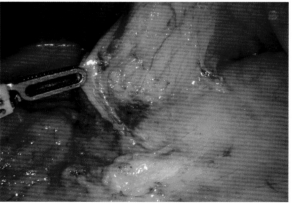

图14-5-16 ICG荧光导航胃网膜右淋巴引流区域廓清结束

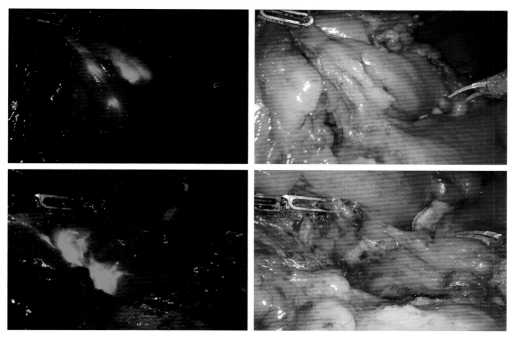

图14-5-17　ICG荧光导航No.9、11p淋巴结廓清

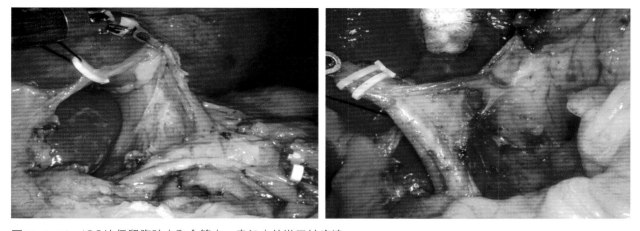

图14-5-18　ICG法保留腹腔支和食管支、贲门支的淋巴结廓清

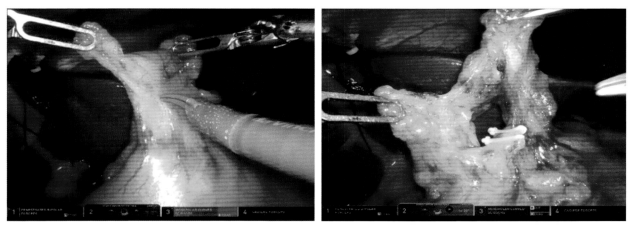

图14-5-19　胃右血管处理

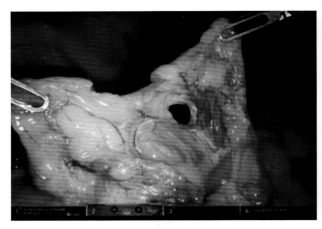 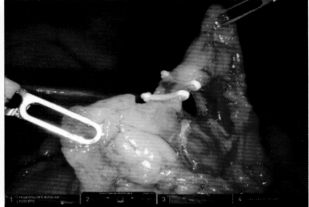

图14-5-20 胃网膜右血管处理

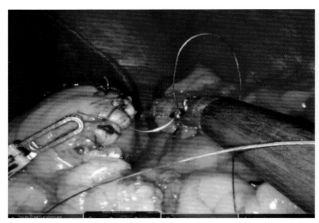 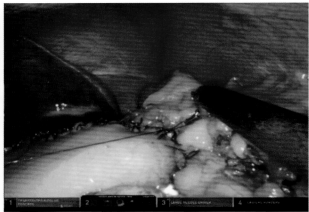

图14-5-21 机器人缝合吻合

也可以使用机器人进行缝合吻合，同样安全可靠，而且能够良好地保持胃的形态和轴向一致（图14-5-21）。

机械吻合比PPG时容易实施，但仍然是以三角吻合为基础，存在同样的相关问题，前面章节已经说明，不再赘述。其他，放置引流，关闭切口与前文相同（图14-5-22）。

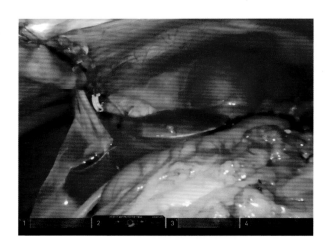

图14-5-22 胃胃吻合完成，留置引流

第六节　DVSS-SG手术注意事项

一、ICG荧光剂的使用注意事项

（一）ICG注射部位的选择

ICG荧光示踪剂的使用，依据手术目的的不同，注射部位观察内容和处理方法有所不同，即淋巴结阳性染色法和淋巴链阳性染色法。为了追踪哨位淋巴结，采取以早期癌、肿瘤部位浆膜下注射为淋巴结阳性染色法。为了区域淋巴结廓清的目的，以各个淋巴流域的展示为目标，应该在各流域内浆膜下给药，为淋巴链阳性染色法。

淋巴结阳性染色法是选择肿瘤部位的浆膜下注射部位，主要观察淋巴引流流域显影及其最初出现的淋巴结，作为哨位淋巴结应予以摘除，术中冰冻病理学检查。按照病理学结果决策手术方式。

淋巴链阳性染色法是观察涉及手术廓清范围的淋巴引流区域的目的，在胃相应的部位浆膜下注射ICG示踪剂，将预防性廓清的淋巴流域展示出来，彻底廓清。DVSS-SG廓清范围需要标识的部位是幽门下部位，胃小弯为左动脉降支附着胃壁部位和胃大弯胃网膜左动脉第1支附着胃壁部位。

（二）ICG使用剂量的选择

ICG示踪剂的注射剂量，在一个点不宜过多，局部压力过高外溢，将会污染视野以及弥散范围过广，影响正确评价。每个点在0.5~1mL即可，能够清晰地显示出淋巴途径。

注射的部位是选择在浆膜下，不宜过深，进入黏膜下层将影响术中判定。各个部位给药应按照廓清的先后顺序，廓清前注射，不宜过早注射。注射后5min即可观测到淋巴引流的显影。

（三）ICG荧光导航淋巴结廓清

在胃胰韧带部位的处理，最先由胃左动脉的根部开始，淋巴流域的中枢端被切断，防止示踪剂的污染和肿瘤的顺行性移动。

二、机器人SG的注意事项

（1）机器人手术与腹腔镜手术最大的不同点，腹腔镜操作使用的钳子、超声刀都是直线型，移动的基础是腹壁戳卡的杠杆原理，DVSS-SG使用超声刀的部位有限。DVSS-SG机器人手术宜选用电剪刀、双极镊子，因具有多关节功能雷同于手的作用。另外，手术视野术者可以按照手术需求即时性自由调整，不用训练扶镜助手及消除理解上的偏差。手术视野有时可以采取镜孔移位方式，获取更佳状态。

（2）保存功能手术，电外科器械对于功能组织、血管、神经的损伤，尤其是热损伤应予以注意。热损伤的问题可以通过调整输出功率，非接触性剥离，以及非通电的剪刀剥离，克服神经附近操作带来的热损伤。

（3）其他问题同第十三章机器人PPG手术。

保留迷走神经和相关血管的SG手术主要的难点是胃左淋巴流域的淋巴结廓清，不同于胃左动静脉根部结扎进行D2淋巴结廓清，神经血管的保留与否直接影响手术的远近期功能和生活质量。ICG引导下精细操作，微小血管的仔细止血，防止血液和ICG示踪剂术野污染，对于手术的进程和效果至关重要。

参考文献

[1] Nimura H, Narimiya N, Mitsumori N et al: Infrared ray electronic endoscopy combined with indocyanine green injection for detection of sentinel nodes of patients with gastric cancer[J]. Br J Surg, 2004, 9:575-579.

[2] Miyashiro I. What is the problem in clinical application of sentinel node concept to gastric cancer surgery[J]. J Gastric Cancer, 2012, 12:7-12.

[3] 佐藤隆幸，野口胜己. 近赤外荧光を利用した"HyperEye Medical System"の開発[J]. 细胞, 2016, 48: 339-342.

[4] Kinami S, Oonishi T, Fujita J, et al. Optimal settings and accuracy of indocyanine green fluorescence imaging for sentinel node biopsy in early gastric cancer[J]. Oncology Letters, 2016, 11:4055-4062.

[5] Takahashi N, Nimura H, Fujita T, et al: Laparoscopic sentinel node navigation surgation surgery for early gastric cancer; a prospective multicenter trial[J]. Langenbecks Arch Surg, 2017, 402:27-32.

[6] Tanaka C, Kanda M, Funasaka K, et al. Detection of indocyanine green fluorescence to determine tumor location during laparoscopic gastrectomy for gastric cancer: Results of a prospective study [J]. Asian J Endosc Surg, 2020, 13(2):160-167.

[7] Lan YT, Huang KH, Chen PH, et al. A pilot study of lymph node mapping with indocyanine green in robotic gastrectomy for gastrc cancer[J]. SAGE. Open Med, 2017, 5(114):2050312117727444.

[8] Roh CK, Choi S, Seo WJ, et al. Indocyanine green fluorescence lymphography during gastrectomy after initial endoscopic submucosal dissection for early gastric cancer[J]. Br J Surg, 2020, 107(6):712-719.

[9] He M, Jiang Z, Wang C, et al. Diagnostic value of near-infrared or fluorescent indocyanine green guiged sentinel lymph node mapping in gastric cancer: A systematic review and meta-analysis [J]. J Surg Oncol, 2018, 118(8): 1243-1256.

[10] Shida A, Mitsumori N. Fujioka S, et al. Sentinel node navigation surgery for early gastric cancer : Analysios of factors which affect direction of lymphatic dranage[J]. World J Surg, 2018, 42(3): 766-772.

[11] Ciachi F, Indennitate G, Paoli B, et al. The clinical value of fluorescent lymphography with indocyanine green during robotic surgery for gastric cancer : a matched cohort study[J]. J Gastrointest Surg, 2020, 4(10): 2197-2203.

[12] Chen Q, Xie J, Zhong Q, et al. Safety and efficacy of indocyanine green tracer-guided lymph node dissection during laparoscopic radical gastrectomy in patients with gastric cancer: a randomized clinical trial [J]. JAMA Surg, 2020, 155(4): 300-311.

第十五章 术后并发症的评价及管理

Evaluation and management of postoperative complications

第一节 胃切除后并发症概况

胃癌手术并发症发生率，大规模循证医学临床研究和大数据库资料显示亚洲约为20%，死亡率为1%，欧美约为日韩的2倍，死亡率在10倍以上。特征性并发症有吻合口并发症、胰漏、腹腔脓肿。高龄、肥胖、并存基础疾病等风险因子的存在时会提升并发症发生率和死亡率。精确掌握现代外科理论和技术，降低手术并发症至关重要。

一、胃切除后并发症频度

胃癌胃切除后并发症发生率和死亡率，因源于回顾性研究的数据及缺乏对并发症判定的明确基准，差异甚大。近年来，大规模循证医学研究的实施，为此提供了确切的数据资料。

（一）开腹手术后并发症

开腹胃切除后并发症和死亡率，欧洲胃癌D2廓清的RCT的研究（Dutch、MRC试验）[1-2]有详尽的报道，Dutch试验手术死亡率，荷兰为10%，英国为13%。意大利的临床研究D1手术死亡率为3%，D2为2%[3]。日本胃癌的临床研究JCOG9501[4]（D2 vs D3+ PAND），手术死亡

率为0.8%，再手术为23%。并发症中吻合口漏为2.1%，胰漏为5.7%，腹腔脓肿为5.5%，肺炎为3.0%。JCOG9502试验[5]的结果证明，经胸、腹手术病例，肺炎、腹腔脓肿等并发症发生率高于经腹手术。进展期胃上部癌的全胃切除合并脾切除的安全性、有用性的JCOG0110[6]试验显示手术死亡，脾切除254例中1例（0.4%），保脾251例中2例（0.8%）。并发症在脾切除组为30.3%，保脾组为16.7%（P<0.01）。总体并发症全胃切除合并脾切除比保脾高，而且比不切除脾的出血量多（390.5mL vs 315mL，P=0.02）。

（二）腹腔镜手术并发症

腹腔镜下胃癌胃切除手术后并发症，日本JCOG0912[7]试验是Stage1A/1B胃癌，多中心性，腹腔镜下手术与开放手术比较的RCT研究。手术并发症判定标准和Grades评价采用CTCAE（Common Terminology Criteria for Adverse Events，CTCAE）v 4.0评价标准和JCOG（Japan Clinical Oncology Group，JCOG）的术后并发症标准。手术并发症9.1%，Grades1的吻合口漏2例，Grades2胰漏2例，

吻合口漏3例（1.7%），1例胰漏合并吻合口漏，Grades3~4级，5.1%，Grades3或以上严重并发症，术后出血1.7%，吻合口狭窄0.6%，小肠梗阻0.6%。进展期胃癌腹腔镜下远端胃切除（D2）的多中心性比较性RCT研究，日本的JLSSG0901[8]试验研究，腹腔镜组86例吻合口漏1例，是Grades 3~4级（1.2%）；胰漏3例，腹腔脓肿1例，是Grades 3~4级（1.2%）；吻合口狭窄2例，感染4例，Grades 3~4级，1例（1.2%）。该研究并发症评价及Grades评价采用CTCAE v 4.0评价标准。日本国家临床数据库（NCD）[9]的大样本数据回顾性研究，2011年，全胃切除20 011例，总体并发症26.2%。并发症分级采用JCOG术后并发症标准。Grades2级或以上18.3%，SSI 8.4%，吻合口漏4.4%，胰瘘2.6%，胆漏2.6%，肺相关并发症3.6%，心脏相关并发症0.6%，败血症0.8%。

韩国KLASS[10]试验（Stage1胃癌，腹腔镜手术与开放手术比较的多中心RCT研究），La-DG 179例，ODG 161例，并发症发生率La-DG 10.5%（17/179例），ODG 14.7%（24/161例），P=0.137。术后死亡率La-DG 1.1%（2/179例），ODG 0%1，（0/61例），P=0.497。韩国KLASS-01[11]试验（Stage I胃癌，腹腔镜手术与开放手术比较的多中心RCT研究），ITT试验1384例，（La-DG 686例，ODG 698例），PP试验1256例（La-DG 644例，ODG 612例），手术并发症，La-DG13%，ODG 19.9%，P=0.001。死亡率La-DG0.6%，ODG 0.3%，P=0.687。

手术相关并发症日本、韩国的大规模临床试验提供的数据基本一致。开放手术与腹腔镜手术并发症及发生率无差异。日本的研究中有明确的并发症判定及分级标准，采用CTCAE v 4.0评价标准和JCOG术后并发症标准。

（三）机器人手术并发症

Suda[12]报道了一组真实世界的数据，2018—2019年间，日本NCD的数据资料（择期手术，胃癌cStage I~III期，La-DG/La-TG，N=7206，RDG/RTG，N=2675），腹腔镜和机器人胃癌手术后并发症的发生率。倾向性评分匹配后的全并发症大于Grade IIIa La-DG/La-TG为3.9%，RDG/RTG为4.9%，P=0.084。腹腔内感染La-DG/La-TG为5.4%，RDG/RTG为5.0%，吻合口漏La-DG/La-TG为2.4%，RDG/RTG为2.0%，胰漏La-DG/La-TG为1.5%，RDG/RTG为1.4%，腹腔内脓肿La-DG/La-TG为3.4%，RDG/RTG为3.3%；其他并发症La-DG/La-TG为4.0%，RDG/RTG为4.1%；全身并发症La-DG/La-TG为3.4%，RDG/RTG为3.7%。再手术率分别为La-DG/La-TG为1.2%，RDG/RTG为2.2%，P=0.004。手术相关死亡两者均为0.2%。这组数据真实地反映了机器人胃手术的临床实际状态。

（四）PPG术后并发症

韩国Klass-04临床试验[13]，是比较La-PPG与La-DG临床结果的RCT研究，La-PPG 129例，并发症发生率为19.3%；La-DG 127例，并发症为15.5%，两者无统计学差异（P=0.419）。La-PPG的并发症发生率为19.3%，切口感染为4.8%，腹腔脓肿为1.6%，腹腔出血为1.6%，幽门狭窄为6.5%，吻合口狭窄为0.8%，吻合口漏为1.6%。Grade I 7.3%，Grade II 6.4%，Grade IIIa 10.5%，Grade IIIb 0%。幽门狭窄是PPG特有的并发症。

二、并发症的评价标准

Clavien-Dindo标准[14]，是国际上胃切除后并发症常用分类。日本采用CTCAE v 4.0评价标准和日本独自的JCOG术后并发症标准[15]，并在JCOG主导的日本胃癌手术的临床研究中使用。日本JCOG0912试验，手术并发症Grades评价采用（CTCAE）v 4.0评价标准和JCOG术后并发症标准。JLSSG0901试验研究，Grades评价采用（CTCAE）v 4.0评价标准。JCOG0703试验，Grades评价采用（CTCAE）v 3.0评价标准。

CTCAE（不良事件常用术语标准）是癌症临床试验中的并发症评价标准，类似于化疗试验中对药物毒性的评价。美国国家癌症研究所对常见毒性标准（NCI-CTC）2版（2003）进行修订，更名为CTCAE 3版。用于评估和定义化疗或放疗的毒性作用。同时纳入了外科不良事件的相关项目。2009年CTCAE 4版增加了更多的外科手术的相关并发症，但手术并发症项目不全以及缺乏精细的手术不良事件分级。

Clavien-Dindo并发症分类标准，分成Ⅰ、Ⅱ、Ⅲa、Ⅲb、ⅣA、ⅣB和Ⅴ，用以评价各种手术不良事件。但只适于一般的共通的不良事件分级标准，对不同的临床试验中每个不良事件的定义仍存在不一致性，会产生分级者的偏见所致研究结果的偏倚。日本修订了Clavien-Dindo标准，创建JCOG术后并发症标准，胃肠部分相关并发症分级标准详见表15-1-1。JCOG术后并发症标准主要用于术后早期并发症，但也可以用于出院后并发症的评估。

三、并发症风险因素

风险因素在宿主侧有基础疾病、高龄、肥胖、吸烟，多数研究强调年龄、基础疾病、肥胖指数、ASA评分等相关因素。手术相关因素有脾切除，胰腺切除，扩大淋巴结廓清，出血，输血等。欧美的临床试验Dutch、MRC指出，脾切除和胰体尾合并切除是术后并发症和死亡的极为

重要的危险因子，Martin[16]也指出重症的并发症伴随着切除脏器多而增加，尤其是2个脏器合并切除是高危因素。韩国的KLASS-01试验，分析认为病理分期，重建方式，淋巴结廓清范围不增加其风险性，腹腔镜手术较开腹手术能降低术后并发症风险，基础疾病并存数尤其是存在3个时，明显增加手术后并发症的风险。Lee[17]报道一组病例881例胃癌胃切除手术，手术并发症22.4%，Clavien-Dindo分级，Grade1~5，分别是8.1%、6.6%、12.3%、0.9%、0.6%、0.5%。单因素分析显示，年龄大于60岁、开腹手术、全胃切除、广范围切除、营养不良、高的TNM分期为术后并发症的风险因子。多因素分析提示，广范围切除、全胃切除、60岁以上是Grade3或以上并发症的重要风险因子，同时也是局部并发症的风险因子。作为全身并发症的风险因子是广范围切除、全胃切除、60岁以上、ASA3~4、中重度营养不良。术后并发症除了与病人的年龄、肥胖、全身状态、并存疾患相关之外，与手术操作技术本身如手术时间、出血量、输血、胰切除、脾切除、扩大廓清相关联。Yu[18]胃切除术后胰漏的回顾性研究，腹腔镜组594例，开腹组306例，胰漏组3.3%，腹腔镜组1.5%，开腹组6.9%（P<0.0001）。D2 4.7%，全胃切除13.8%，脾切除13.6%，胰尾切除57.1%（P<0.0001）。多因素分析显示全胃切除，胰尾切除，开腹胃切除是术后胰漏的风险因子。

四、风险评估，预测

手术前全身状态、脏器功能、基础疾病评价、并发症的预测、预后的判定是必不可少的基础性工作。风险评估，并发症预测方法主要采用PS、ASA（American society of anesthesiology）、POSSUM（physiological operative severity score for enumeration of

表15-1-1 胃癌术后常见并发症分级原则及标准（JCOG术后并发症标准摘录）[15]

不良事件	分级原则							"d" 补充说明
	I	II	IIIa	IIIb	IVa	IVb	V	
	任何偏离正常的术后程序，无须药物或外科手术、内镜或介入治疗干预。允许的治疗包括止吐药、解热镇痛药、利尿药、电解质调整；包括在床旁处理感染伤口	1级并发症以外的药物治疗；包括输血和全肠外营养	非全麻下需要外科手术、内镜或介入治疗和介入治疗	全麻下需要外科手术、内镜治疗和介入治疗	危及生命的并发症（包括中枢神经系统并发症）*需要集中管理/重症医学科管理。单器官功能障碍（包括透析）	危及生命的并发症（包括中枢神经系统并发症）*需要集中管理/重症医学科管理。多器官功能障碍	死亡	如果病人在出院仍存在某一并发症，则将"D"（"残疾"）的后缀添加到相应的并发症等级。表明需要持续充分评估此并发症
术后出血 Postoperative hemorrhage	仅需压迫即可控制出血	需要输血或医疗管理	需要局部麻醉下手术止血、内镜或介入止血	全麻下需要外科手术、内镜治疗和介入治疗	单器官衰竭；重症监护病房ICU一般管理	多器官功能衰竭；重症监护病房管理	死亡	持续贫血
胃肠吻合口漏 Gastrointestinal anastomotic leak	通过口服造影剂或引流管造影发现存在小的瘘（仅依靠引流管进行引流）	需要医疗干预（如抗生素、肠内/静脉营养支持、全肠外营养治疗）	影像引导下穿刺置引流管，包括敞开切口或重置引流管	需要全麻下干预（例如，吻合、路重手术、引流、肠造口术）	至少一个器官功能不全（肺疾患需要机辅助呼吸、肾疾患需要透析）	脓毒症或多器官脏器功能障碍	死亡	家庭肠内/静脉营养支持
胰漏 Pancreatic fistula	术后或术后3天引流液淀粉酶水平≥血清水平3倍以上，但无须医疗干预	需要医疗干预（如抗生素、肠内/静脉营养支持）	影像引导下穿刺置引流管或重置引流管	需要全麻下干预	至少一个器官功能不全（肺疾患需要呼吸机辅助呼吸、肾疾患需要透析）	脓毒症或多器官脏器功能障碍	死亡	CT检查仍有胰腺假性囊肿，偶有发热或腹痛
肠梗阻 Ileus	仅通过临床观察进行诊断性评价，无须医疗干预（但可以使用通便药物和静脉营养）	需要除了（通便药物、放置鼻胃管、静脉营养）以外的医疗干预	放置经鼻小肠管	需要全麻下进行肠梗阻治疗（需要或无须小肠切除）	广泛的小肠坏死，至少一个器官功能不全（肺疾患需要呼吸机辅助呼吸、肾疾患需要透析）	脓毒症或多器官脏器功能障碍	死亡	家庭静脉营养支持
腹腔脓肿 Intraabdominal abscess	仅通过临床观察进行诊断性评价，无须特殊处置	需要医疗管理（应用抗生素）	影像引导下置引流管或重置引流管	需要全麻下干预（如引流术）	至少一个器官功能不全（肺疾患需要呼吸机辅助呼吸、肾疾患需要透析）	脓毒症或多器官脏器功能障碍	死亡	CT检查仍有脓肿，偶有发热或腹痛

mortality and morbidity）[19]、E-PASS scoring system[18]、APACHE Ⅱ（acute physiology and chroaic health evaluation）、Charlson加重并存疾患指数、虚弱性（frailty）评价。用这些方法将各类风险点数化，客观评价，在此基础上加以术式内容的评价，帮助选择合理的术式和围术期管理。

E-PASS（Estimation of Physiologic Ability and Surgical Stress）系统，即生理能力和手术应激的评估系统，HAGA[20]在1999年发表，其后多次修订改良，成为胃癌胃切除风险评估的重要技术手段。其由术前风险评分（PRS）、手术应激评分（SSS）、综合风险评分（CRS）三项构成。有六个术前因素，即年龄、严重的心脏疾病、严重的肺部疾病、糖尿病、性能状态指数、ASA分类；三个手术因素，即失血/体重、手术时间和皮肤切口的程度，被确定为危险因素。对术前危险积分方程（PRS）和手术应激评分（SSS）是由使用这些因素的多元回归分析计算的。然后将PRS、SSS重新进入一个多元回归模型，得到一个综合风险评分（CRS）。

生理能力与手术应激（E-PASS）评分：术前风险评分（PRS），手术应激评分（SSS），综合风险评分（CRS）。

（1）PRS（术前风险评分）=−0.0686 + 0.00345X1 + 0.323X2 + 0.205X3 + 0.153X4 + 0.148X5 + 0.0666X6

X1：年龄；X2：严重心脏病0或1；X3：严重肺疾病0或1；X4：糖尿病0或1；X5：性能状态指标0~4；X6：美国麻醉医师协会ASA分类1~5。

（2）SSS（手术应激评分）=−0.342+ 0.0139X1 + 0.0392X2 + 0.352X3

X1：失血量/体重（g/kg）；X2：手术时间（小时）；X3：皮肤切口范围0~2。

E-PASS通过术前风险和手术应激程度来预测术后并发症的发生率。所有这些综合评估都需要手术情况的信息，不能仅依靠术前因素来评估手术风险或术后并发症。

Ohkurai[21]2015年发表完全基于PR（术前风险评估）预测术后并发症的新的评分系统。PR（术前风险评估）分值与POSSUM和E-PASS风险评分同样能够准确地预测术后并发症发生风险。Ohkura对214例胃癌病人（腹腔镜胃癌根治术），建立术前手术风险评估模型，采用JCOG术后并发症标准分析。214例中36例（16.8%）46次出现Grade Ⅱ或以上的并发症，胰漏17例（7.9%），呼吸系统并发症8例（3.7%），其中术后肺炎7例、胸腔积液1例。吻合口相关并发症7例（3.3%），其中吻合口漏5例、吻合口狭窄2例。术后出血3例（1.4%）、肝损害3例（1.4%）、SSI（surgical site infection）2例（0.9%）以及其他并发症4例。16项指标被用来术前风险评估：年龄、性别、体力状态、ASA评分、上腹部手术史、既往疾病数量、高血压、血脂异常、糖尿病、慢性肾衰竭、严重心脏病、严重肺部疾病（severe pulmonary disease SPD）、肿瘤标志物（癌胚抗原、糖类抗原19-9）、体重指数（BMI）和布林克曼指数（BI）。多变量分析Age≥75years、ASA score≥2、SPD（严重的肺部疾病）、HUAS（上腹部手术史）、BMI≥25、BI（布林克曼指数）≥600这六项与术后出现Ⅱ级以上并发症密切相关。

新的术后并发症评分公式PR = 0.105 + 0.181X1 + 0.119X2 + 0.268X3 + 0.442X4 + 0.172X5

X1：年龄≥75岁（1），<75岁（0）；X2：ASA：≥2（1），<2（0）；X3：严重肺疾患：有（1），没有（0）；X4：上腹部手术史：有（1），没有（0）；X5：BI（布林克曼指数）：≥600（1），<600（0）。

PR（preoperative risk）术前风险分值，0类：0≤PR分值＜0.20；1类：0.20≤PR分值＜0.25；2类：0.25≤PR分值＜0.30；3类：0.30≤PR分值＜0.40；4类：0.40≤PR分值＜0.50；5类：0.50≤PR分值＜0.70；6类：0.70≤PR分值＜1；7类：1≤PR分值。

PR评分0~7类，与术后并发症发生率密切相关，并发症发生率为16.8%（36例），多因素分析年龄超过75岁、美国麻醉医师评分ASA大于2分，严重的肺部疾病、上腹部手术史、BMI指数、布林克曼指数（BI）是独立危险因素。

高龄者手术风险评价的方法，通常有美国麻醉学会的分类法、POSSUM法、Charlson加权并存疾病指数、E-PASS、PS等。近年也有人提出虚弱性（fraity）评价法和小野寺指数等简便的评价方法[22]。

高龄者的评价应综合老年学评价，CGA（comprehensive geriatric assessment，CGA）在日本受到推荐，主要应用厚生科学研究所2003的简易版CGA7，日本2003年简易版CGA7，CGA7主要对①意欲低下，②重复唱颂，③认知，④再生延迟，⑤入浴，⑥排泄，⑦抑郁倾向的7项简便咨询评价。决定治疗方针，高龄者胰弱性调查（Vuluerable elders survey-B，VES-B）是有用的，VES-B3点以上时讨论手术以外的治疗，1~2点时参照CGA判定风险，老年人容易功能低下的器官、呼吸、循环、肾、脑，应注意认知能力和精神状态的评价，推荐MMSE（mini-mental state examination）和GDS（geriatric depression scale）。根据日本厚生劳动省高龄者生存年龄测算85岁的平均剩余年龄，男性6.0年，女性8.1年；90岁，男性4.16年，女性5.47年。因此，在追求根治性时，综合、全面地考虑病人各方面因素和条件选择治疗方式是明智的。

肥胖者常合并有糖尿病、心脑血管病等和脂肪的腹腔内堆积，从而增加手术风险及围术期管理难度，肥胖的胃癌病人术前详尽的全身主要脏器检查同时，并存疾病的检查、治疗是必要的。肥胖的定义是BMI（body mass index，BMI）大于25kg/m²。日本的JCOG9501试验[23]显示，肥胖增加手术时间、手术出血量和术后并发症的发生率，BMI 25以上并发症35%，BMI25以下为22%。肥胖BMI增加时，死亡的风险增加，BMI 30~35kg/m²的人胃癌死亡相对风险增加1~2倍，日本BMI 25kg/m²以上者占胃癌的15%左右[24]。肥胖者术后风险评估主要用POSSUM和E-PASS[25]，肥胖并发症与手术难易程度有关。BMI、VFA（visceral fat atea，VFA）、SFA（subcutaneous fat area，SFA）等肥胖指数中，VFA更高更精准的反应肥胖程度。内脏脂肪型肥胖依据日本肥胖学会诊断基准，内脏脂肪面积（VFA）≥100cm²作为临床使用指标相当于腰围男性≥85cm，女性≥90cm。同样的BMI、VFA值，因性别有所差异，女性皮下脂肪比例较男性高，内脏脂肪量较男性少。高BMI、高VFA的肥胖胃癌病人，VFA值高者手术难度大，术后并发症高。VFA高增加手术操作的难度，与术中出血量呈正相关关系，诱发术后并发症。VFA值作为胃癌术后胰腺相关并发症的独立因子[26]。术前测量把握影响手术手技的内脏脂肪量，有助于预测手术难易程度[27]。肥胖的术后并发症管理对于预后至关重要，要迅速处理。肥胖病人并存疾病多，易于重症。术后并发症主要为吻合口漏、胰漏。

第二节　术后常见并发症及处理

随着社会的老龄化，术前伴有各种基础疾病等因素的病人增加，手术前进行严密的疾病和手术风险的评估，选择适应证，能够有效地降低手术并发症。

基于术前资料，术前进行并发症和手术死亡的预测有助于改善和降低并发症的发生。常用的方法有neuytophil to lymphocyte[28]、sarcopenia、prognostic nutrional index、C-反应蛋白、前白蛋白、visceral fat area等。也有用术前病人的背景因子和量化的手术侵袭结合的综合评价法，如performance status（PS）、美国麻醉学会的ASA、日本E-PASS（estimation of physiologic ability and surgical stress，E-PASS）、POSSUM（physiological status，physiological and operative severity score for the enumeration of mortality and morbidity，POSSUM）等方法，其中=p-POSSUM和O-PSSUM能够较好预测胃癌的术后并发症[29]。

胃癌手术后的风险因子的解析，对于防范手术后局部或全身并发症的预防具有重要意义，是临床日常工作不可缺少的。日本NCD2011年，对33 917例胃癌远端胃切除手术病人的解析资料显示，术后并发症发生率为18.3%，术后30天死亡率为0.52%，住院死亡率为1.16%，90天死亡率为1.2%。对于30天以内死亡，17个项目和90天以内死亡，21个项目进行解析的结果，年龄、生活辅助、脑血管障碍、10%以上体重减轻、腹水、ASA score3以上、白细胞11 000/dL以上、贫血、白蛋白3.8g/dL以下、ALP 340IU/L以上、血清Cr值1.2mg/dL以上、Na值135mEq/L以下、PT（INR）1.1以上为重要的风险因子[30]。同样2012年NCD的

数据资料（共计65 906例远端胃切除病例），解析能够预测与死亡密切相关的术后并发症。作为死亡相关并发症有非预期的呼吸道插管、肺炎、败血症、肾功能不全、心脏功能不全、5单位以上输血、中枢神经障碍、吻合口漏，共计8项[31]。全胃切除的解析，有SSI、吻合口漏、胰漏、肺炎、呼吸机管理延长、肾功能不全的6项。

PPG与远端胃切除同样，具有术后各种并发症发生的风险，如出血、吻合口漏、胰漏、腹腔内感染、脓肿、肠梗阻、吻合口狭窄、腹壁切口感染、淋巴漏等各种并发症。

一、术后出血的管理

（一）腹腔出血

术后出血分为腹腔内出血和吻合口出血。腹腔内出血，主要表现为引流管的内容为血块、血性液体。如果每小时出血量在100mL/h以及循环状态不稳定，判定活动性出血，不能自然止血时应该手术止血。腹腔内出血主要好发生在术中出血止血不彻底，或脾被膜的撕裂，血管夹脱落，切除的断端，剥离的断端出血，穿刺孔的出血。出血点的寻找有时受到血块的阻塞、低血压的影响，暂时性止血，手术探查后再次出血的情况也屡见不鲜。应谨慎仔细查找、确认。

（二）吻合口出血

出血部位有胃胃吻合口部位，胃肠吻合口部位，食管空肠吻合口，肠肠吻合部位的出血。器械吻合时出血情况较为常见，尤其在直线切割器使用时多见。术中击发后检查吻合口有无出血是

非常必要的。术后出血部位不同，临床症状有所差异。胃管引流量和形状以及排便性状可以及早发现有无出血。胃镜检查具有诊断和治疗价值，而且，胃镜下止血通常可获良好止血效果。困难状态常要手术处理。吻合口出血也是导致吻合口漏常见的问题，对于出血部位应加针缝合止血。

二、影响吻合口愈合因素

（一）消化道吻合口愈合的机制

与机体的修复愈合机制相同，需要经由力学愈合期，组织学愈合期到成熟期。愈合的初期，吻合口的结合力是依靠缝合线的张力，在组织学上呈现炎性反应；其后3～5天吻合部位的成纤维细胞增殖，毛细血管新生，胶原蛋白的产生增加，黏膜上皮新生，术后7天吻合部位的初期愈合基本完成。愈合的重塑期，保持着良好的组织间的结合力，进行组织的生理性具有收缩功能的修复愈合。

消化道吻合部位的愈合主要在黏膜下层。黏膜下层富含血管淋巴管网、大量胶原蛋白，在愈合上发挥重要作用。黏膜由上皮细胞增殖覆盖修复，固有肌层、浆膜层均以纤维化方式愈合。肠道吻合时的层层对合是有益于修复愈合的过程。

（二）吻合愈合的影响因素

吻合口愈合的过程是个复杂、多因素介入，时间依赖性的动态过程，是在特殊环境下进行的，诸多因素如：消化液的容量、性质、内容，对于愈合具有的影响；肠道内菌群失调引发的感染的威胁；胃肠道吻合时麻醉的不奏效，肠道自身的自律性的收缩，蠕动、痉挛的干扰，缝合线材质在组织内的刺激、变化等，对吻合部位及愈合产生独有的影响（表15-2-1）。

吻合口管理注意要点：吻合应遵循安全吻合的原则，把握异常情况如营养不良、高龄、糖尿病、肠梗阻、黄疸、服用激素、癌性腹膜炎、炎性水肿时，选择安全的、合理的吻合方式。

吻合技术的缺陷可直接引发吻合口出血、瘘、狭窄等并发症。吻合缝合的不完善与操作部位及组织的解剖学特征相关联，血肿、水肿部位、管壁厚度、口径差异、术野操作受制约条件下的吻合，往往容易产生上述问题。所以，在选择和确认吻合部位时，避开局部慢性炎症肥厚纤维化部位、避开血肿部位吻合。保持远近段吻合口良好血运状态、无张力状态下的吻合。缝合材料要适宜。准确适量的组织对合，适宜的缝针缘距、间距，可靠适度的结扎会降低手术的风险。吻合口组织挫伤、血运不佳、吻合口张力、吻合

表15-2-1　吻合口愈合的影响因素

局部影响因素	全身影响因素
一、手术技术因素 缝针遗漏、胃肠壁层间对合不良 器械操作违规损伤、异物间置	一、存在基础疾病 糖尿病、黄疸、肝、肾功异常
二、吻合口因素 血供不良、局部低氧状态 腔内高压、腔外高张力	二、免疫状态 免疫性疾病、抗癌药物 激素类药物使用中、肾透析
三、感染因素 肠腔内、外感染因素	三、高龄、营养不良、 低蛋白血症、贫血
四、放射性治疗	四、循环障碍、低氧血症

口血肿，缝合不完善，缝合线割裂伤等均是导致吻合口瘘的要素。吻合、缝合时应注意准确判定吻合部位的血液循环状态，保证血运良好条件下吻合。手术中，肠管循环状态的判定方法有组织氧分压的测定法、ICG荧光法、色调、蠕动、血管搏动判定方法，手术中确保营养动脉，确认引流静脉避免损伤，壁内外的血管交通支无论动静脉均予以保留，依赖脏器壁内的血流部分最小化。术中的吻合和处理是否得体与吻合口漏的发生有直接关系。吻合口漏的预防之策，重要的是在于充分了解发生的要素（病人、术者），术前、术中的管理和质控是预防的关键要素。

三、吻合口漏的管理

（一）吻合口漏发生率和部位

吻合口漏的定义和分级，主要是参照胃癌术后常见并发症分级原则及标准（JCOG术后并发症标准拔萃）。吻合口漏是消化道吻合部位，管壁的完整性中断、缺损，致管腔内外交通出现渗漏。

吻合口漏的频度和部位，远端胃切除的频度1%~3%，好发部位胃小弯的"叹息三角"。全胃切除为3%~15%，主要在食管空肠吻合口。吻合口漏发生的时间多在术后3~7天高发。

按照其严重程度分成亚临床吻合口漏，也为影像学吻合口漏，引流管内容物消化道液。影像学呈小的吻合口漏，无临床症状，不需特殊处理。临床上有腹痛、发烧症状，引流为消化道内容物，白细胞、C-反应蛋白升高，出现腹膜炎、脓毒血症，需要手术治疗系重症吻合口漏。

（二）吻合口漏的处理

吻合口漏是胃癌根治性手术特征性的并发症，吻合口漏的形成与基础疾病、营养不良、慢阻肺、肥胖、糖尿病、使用激素等高风险因素

相关。另外，吻合口血行障碍、局部感染、胰漏，手术技术缺欠，术中失血过多，术后循环不稳定，心肺状态差，伴有低氧血症、心脏功能不全，血糖控制不当，引流管理失当等也是常见风险因素。

术前基础疾病的管理，糖尿病管理（有效地控制血糖在150mg/dL），贫血的矫正，营养状态的改善。骨骼肌减少症的预康复的管理。术中吻合在健康组织、血运良好的部位进行，杜绝吻合口黏膜下血肿，采用层层吻合，无张力吻合，无菌操作。规避胰腺的刺激，术中放置引流。术后全身生理状态的维系，保证营养，预防感染等措施有助于减少发生率。

吻合口漏的程度决定处理的方法。吻合口漏的部位，漏口大小，引流量，引流效果，腹膜炎程度，全身状态等综合考量决策。吻合口漏发生后注意全身状态的维护和管理。

四、吻合口狭窄的管理

吻合口有膜性狭窄和疤痕性狭窄，术后早期、晚期均可出现。膜性狭窄多系组织缝合翻入过多，或吻合器使用不当，将黏膜层钉合形成瓣膜所致。瘢痕性狭窄多由吻合口漏导致，也有吻合口溃疡、肉芽肿、复发癌、放射性后瘢痕引起。碘剂造影有助于诊断。处理方法多采取内镜的球囊扩张或手术方法。

五、胰漏的管理

胃癌手术胰腺周围的淋巴结廓清，或合并胰腺、脾切除，容易引发胰漏。胰液中的消化酶类会造成感染、继发性的吻合口漏和腹腔内出血。

ISGPF（International Study Group on Pancreatic Fistula，ISGPF）（2005）的定义，术后3天后，引流液中的淀粉酶值

超过血清淀粉酶正常值上限的3倍时，诊断为POPF（postoperative pancreatic fistula, POPF）[32-33]。

POPF的Grade分级，依据临床症状、影像学所见、治疗的分级。A级引流液淀粉酶仅有上升；B级保守治疗可行；C级系重症，需要ICU或手术治疗。

POPF的预防与术前有效控制血糖，营养不良者予以营养支持相关。

术后注意引流的形状和淀粉酶的量，合理使用生长抑素。确定诊断POPF时则应按照胰漏处理，腹部CT、超声波检查，了解腹部情况。应该充分保障引流通常，静脉给予抗生素，合理使用生长抑素，全程健康管理。

六、术后淋巴漏的管理

胃癌手术后淋巴漏系淋巴结廓清淋巴管开放所致，开放手术多见。能量外科设备的进步，淋巴结廓清的同时淋巴管被封闭，淋巴漏的概率大为下降。术后出现腹腔引流液呈现大量浆液性或乳白色液时，应考虑是腹水和淋巴液漏的问题。

淋巴液漏的分类为乳糜漏（排出的液体呈乳白色）和肝淋巴液漏（肝门部的淋巴管排出的浆液性液）。

肝十二指肠韧带、腹腔动脉根部、肠系膜上动脉根部的淋巴结廓清时，容易出现淋巴漏，该部位的廓清要仔细止血和结扎、凝固淋巴管，防止术后淋巴漏。

淋巴漏多数无须特殊处理，自行封闭。极少数持续大量排液（1500mL/d）引发低蛋白、脱水、淋巴细胞减少时需要手术处理。

七、腹腔内脓肿

腹腔内脓肿系继发性病变，吻合口漏，胰腺漏或引流管的逆行性感染所致。腹部超声波，CT检查有价值，能够确认脓肿壁的形状，与周围脏器、血管的关系。

治疗原则为引流，利用腹部超声波或CT下穿刺放置引流。全身应用抗生素，具体参照菌群药物敏感性选择抗生素。全身管理。

八、胃排空障碍

胃排空障碍是PPG特征性的并发症，其发生率为6%~8%。术后表现为腹胀，饱满感，嗳气，呕吐。胃镜检查可见到食物残留、隔宿食。症状轻重不一，时间长短不一。对策为禁食，投予促进胃蠕动药物。影响排空的因素有全身状况如糖尿病、营养障碍等。手术技术影响是主要因素。首先是幽门管的距离，早期保留1.5cm时，发生率较高，幽门轮与瘢痕化的愈合线距离太近，影响排空[34]。其后延长为2.5cm，近年确认3~5cm为最佳距离，既能防止排空障碍，又能防止倾倒综合征[35-36]。与此同时，支配幽门的血管和神经的合理的处理也是重要的影响因素，既不能引起缺血，也不能导致淤血，幽门上下的动静脉及其神经应科学的处理，在保证根治的前提下，予以保留，而且防止幽门的弛缓和痉挛。

第三节　胃外科围术期感染管理

一、手术部位感染（SSI）的分类

术后感染分为手术操作涉及部位的感染，如切口感染、腹腔脓肿等手术部位感染（surgical site infection，SSI）和手术操作未直接涉及的部位的感染，如呼吸系统感染、尿路感染、血管内导管感染等，即远隔部位感染（remote infection，RI）。

手术部位感染最常见于切口感染，其次是腹腔感染，主要是继发于消化道手术后的吻合口漏、胰漏。腹腔内感染长时间抗生素的投入致病菌的种类常被修饰，耐药菌概率增加。长时间留置的引流管逆行感染。致病菌主要来源于开放的消化道、口腔、呼吸道、皮肤的常驻菌。

远隔部位感染常见于呼吸道的感染，与人工呼吸机关联性肺炎，吸入性肺炎相关。吸入性肺炎多在高龄者，长时间卧床，吞咽功能低下者发生。尿路感染，血管内导管感染多在体质虚弱者多见。抗生素关联性肠炎系围术期使用抗生素致肠道菌群紊乱有关，有甲基耐药性黄色金葡菌（MRSA）和Clostridium difficile（CD）肠炎。

胃手术后感染的发生率，据日本NCD（National Clinical Database，NCD）的病例数据[37]显示，切口浅部SSI为1.9%，切口深部SSI为0.7%，腹腔内SSI为2.5%，吻合口漏致腹腔内SSI为1.3%，术后肺炎为2%，术后败血症为1.3%。

二、　围术期SSI预防

术前营养不良、吸烟、患有糖尿病、服用激素、使用免疫抑制剂、高度肥胖都是SSI的高风险因子，术前有效控制，可降低术后SSI并发症[38]。

经典的术前常规处理现今许多为循证医学研究的结果改变，例如，胃手术前肠道灌肠处理，没有预防SSI的作用，但胃的肿瘤手术需要合并肠道切除时，术前应低渣饮食，减少结肠内的残渣[38]。术前剃毛无助于改善术后SSI的发生率，WHO和CDC不推荐术前剃毛，但影响手术的部位做适度的处理。

抗生素的预防用药，是在手术当日SSI发生率高的消化道手术使用。胃切除预防性应用抗生素的临床试验证实[39]SSI发生率术前到术后，复数的给药组与术前单次给药组比较，无差别，而且，多次给药会增加耐药菌的出现[38]。

病人的体温管理，手术中对室温管理，输液的温度管理，手术床保温措施应用，有助于改善SSI发生率。低体温与术后并发症有密切关联，术中应保持正常体温。术中坚持无菌观念和操作，合理放置腹腔引流，手术切口消毒管理，都是影响SSI的因素。

手术后积极地推进早期自主活动，早期进食，减轻心理紧张和不安，激励快速康复的欲望，对于SSI的预防具有积极作用[40]。术后高血糖，血糖值大的波动，是SSI的影响因子，常规术后检测血糖变化，维系血糖在150mg/dL以下，能降低SSI发生率[41]。肺炎是术后常见感染，主要是术后排痰障碍和误吸所致。术前呼吸训练，术后防止肺不张，必要时支气管镜吸除痰栓和痰液。

吻合口漏需要注意致病菌的变化，特别是绿脓菌、真菌、假丝酵母菌、甲基耐药金黄色葡萄球菌（MRSA）的感染。细菌培养，免疫学检查

明确诊断。吻合口漏时积极的经肠道营养，对于控制感染非常重要。TPN的管理，应注意真菌致

导管相关性血流感染，眼科检查是必要的[42]。

参考文献

[1] Cuschieri A, et al.Patient suivival after D1 and D2 resections for gastric cancer: long-term results of the MRC randomized surgical trial. Surgical co-operative[J]. Br J Cancer, 1999, 79(9-10):1522-1530.

[2] Bonenkamp JJ et al.Extended lymph-node dissection for gastric cancer[J]. N Engl J Med, 1999, 340(12):908-914.

[3] Degiuli M et al.Morbidity and mortality in the Italian Gastric Cancer Study Group randomized clinical trail of D1 versus D2 resection for gastric cancer[J]. Br J Surg, 2010, 97:643-649.

[4] Sano T et al.Gastric cancer surgery: morbidity and mortality results from a prospective randomized controlled trial comparing D2 and extended para-aortic lymphadenectomy-Japan Clinical Oncology Group Study 9501[J]. J Clin Oncol, 2004, 22(14):2767-2773.

[5] Sasako M, Sano T, Yamamoto S, et al.Japan Clinical Oncology Group(JCOG9502): Left thoracoabdominal approach versus abdominal-transhiatal approach for gastric cancer of the cardia or subcardia: A randomized controlled trial[J]. Lancet Oncol, 2006, 7:644-651.

[6] Sano T, Sasako T, Shibata S, et al.Randomized controlled trial to eraluate splenectomy in total gastrectomy for proyimal gastric carcinoma(JCOG0110): Analyses of operative morbidity, operative time and blood loss[J]. J Clin Oncol, 2010, 28:153(Suppl: abstr 4020).

[7] Katai H, Mizusawa JK, Katayama HS et al.Short-term surgical outcomes from a phase III study of laparoscopy-assisted versus open distal gastrectomy with nodal dissection for clinical stage IA/IB gastric cancer : Japan Clinical Oncology Group Study JCOG0912[J]. Gastric Cancer, 2017, 20(4):699-708.

[8] Inaki NY, Etoh TY, Ohyama TJ, et al. A Multi-institutional Prospective phase II Feasibility Study of Laparoscopy-Assisted Distal Gastrectomy with D2 Lymph Node Dissection for Locally Advanced Gastric Cancer (JLSSG0901)[J]. World J Surg , 2015, 39:2734-2741.

[9] Watanabe MY, Miyata HA, Gotoh MK, et al. Total Gastrectomy Risk Model Data From 20, 011 Japanese Patients in a Nationwide internet-Based Database [J]. Ann Surg , 2014, 260:1034-1039.

[10] Kim HH, Hyung WJ, Cho GS, et al. Morbidity and Mortality of Laparoscopic Gastrectomy Versus Open Gastrctomy for Gastric Cancer[J]. Ann Surg 2010;251:417-420.

[11] Kim W, Kim HH, Han SU, et al. Decreased Morbidity of Laparoscopic Distal Gastrectomy Compared With Open Distal Gastrectomy for Stage I Gastric Cancer[J]. Inn Surg, 2016;263:28-35.

[12] Suda K, et al.Safe implementation of robotic gastrectomy for gastric cancer under the requirements for universal health insurance coverage :A retrospective cohort study using a nationwide registry database in Japan[J]. Gastric Cancer, 2022, 25: 438-449.

[13] Park DJ, Kim YW, Yang HK et al. Short-term outcomes of a multicentre randomized clinical trial comparing laparoscopic pylorus-preserving gastrectomy with laparoscopic distal gastrectomy for gastric cancer (the KLASS-04 trial)[J]. BJS, 2021, 100(0):1-7.

[14] Dindo D, Demartinesw N, Clavien PA. Classification of surgical complications: a new proposal with evaluation in cohort of 6336 patients and results of a survey[J]. Ann Surg 2004, 240:205-213.

[15] Hiroshi Katayama, Yukinori Kurokawa , Kenichi Nakamura, et al. Extended Clavien-Dindo classification of surgical complications: Japan Clinical Oncology Group postoperative complications criteria[J]. Surg Today , 2016, 46:668–685.

[16] Martin RC, Jaques DP, Brennan MF, et al.Achieving RO resection for locally advanced gastric cancer: is it worth the risk of multorgan resection[J]? J am Coll Surg., 2002, 194:568-577.

[17] Lee KG, Lee HJ, Yang JY, et al.Risk Factors Associated with Complication Following Gastrectomy for Gastric Cancer: Retrospective

Analysis of Prospectively Collected Data Based on the Clavien-dindo System[J]. J Gastrointest Surg , 2014, 18:1269-1277.

[18] Yu HW, Jung DH, Son SY et al. .Risk Factors of Postoperative Pancreatic Fistula in Curative Gastric Cancer Surgery. J Gastric Cancer [J]. 2013, 13(3):179-184.

[19] Luna A, Rebasa P, Navarro S et al.An evaluation of morbidity and mortality in oncologic gastric surgery with the application of POSSUM, P-POSSUM and O-POSSUM[J]. World J Surg, 2009, 33(9):1889-1894.

[20] Haga Y, Ikei S, Ogawa M, Estimation of physiologic ability and surgical stress(E-PASS) as a new prediction scoring system for postoperative morbidity and mortality following elective gastrointestinal surgery[J]. Surg Today, 1999, 29:219-225.

[21] OhkuraY, Shinohara HS, Shindoh JC, et al, A New Scoring System Using Preoperative Factors and Contour Mapping for Predicting Postoperative Complications of Laparoscopic Gastrectomy[J]. Dig Surg, 2016;33:74-81.

[22] 大内尉義編.高橋慶一.下部消化管の外科.新老年学第3版[M]. 東京:東京大学出版会, 2010, 1350-1356.

[23] Tsujinaka T. Influence of overweight on surgical complication for gastric cancer: results form a randomized control trail comparing D2 and extended para-aorta D3 lymphadenectomy (JCOG9501)[J]. Ann Surg Oncol, 2007, 14:355-361.

[24] Calle EE, Rodrigue C, Walker-Thurmond K, et al.Overweight obesity and mortality from cancer in a prospectively studied cohort of U.S. adults[J]. NEJM, 2003, 348, 1625-1638.

[25] Haga Y, Wada Y, Takeuchi H, et al, Evaluation of modified estimation of physiologic ability and surgical stress in gastric carcinoma surgery[J]. Gastric cancer, 2012, 15:7-14.

[26] Tanaka K, Miyashirs I, Yano M et al, Accumulation of exess visceral fat is a risk factor for pancreatic fistula formation after total gastrectomy[J]. Ann Surg Oncol , 2009, 16:1520-1525.

[27] Kunisaki C, Makino H, Takagawa R, et al . Predictive factors for surgical complications of laparoscopy-assisred distal gastrictomy for gastric cancer[J]. Surge Endosc, 2009, 23:2085-2093.

[28] Mohri Y, Tanaka K, Toiyama Y, et al. Impact of preoperative neutrophil to lymphocyte ratio and postoperative infections complications on survival after curative gastrectomy for gastric cancer : single institutional cohort study[J]. Medicine, 2016, 95(11):e3125.

[29] Hong S, Wang S, Xu G et al .Evaluation of the POSSUM, p-POSSUM, o-POSSUM, and APACHEII scoring systems in predicting postoperative mortality and morbidity in gastric cancer patients[J]. Asian J Surg, 2017, 40:89-94.

[30] Kurita N, Miyata H, Gotoh M, et al. Risk model for distal gastrectomy when treating gastric cancer on the basis of data from 33917 Japanese patients collected using a nationwide web-based data entry system[J]. Ann Surg , 2015, 262:295-303.

[31] Kunisaki C, Miyata H, Gotoh M, et al: Modeling preoperative risk factors for potentially lethal morbidities using a nationwide japaneses web-based database of patients undergoing distal gastrectomy for gastric cancer[J]. Gastric Cancer , 2017, 20:496-507.

[32] Bassi C, Dervenis C, Butturini G, et al .Postoperative pancreastic fistula; an international study group(ISGPF) definition[J]. Surgery, 2005, 138: 8-13.

[33] Miki y, Tokunaga M, Bando E, et al. Evalution of postoperative pancreatic fistula after total gastrectomy with D2 lymphadenectomy by ISGPF classification[J]. J Gastrointest Surg , 2011, 35(15):1969-1976.

[34] Sugawa K, An electromyogramphic study on the motility of canine stomach after transection and end-to-end anastomosis[J]. Tohoku J Exp Med, 1964, 84:113.

[35] Morita S, Katai H, Saka M et al : Outcome of pylorus-preserving gastrictomy for early gastric cancer[J]. Br J Surg, 2008, 95: 1131-1135.

[36] Nakane Y, Michiura T, Inoue K, et al. Length of the antral segment in pylorus-preserving gastrictomy[J]. Br J Surg, 2002, 89: 220-224.

[37] 西田靖仙, 坂下岂太, 松井大辅, 胃外科における周術期感染管理[J]. 外科, 2010, 82(1): 26-29.

[38] 日本外科感染学会, 消化器外科SSI予防のためにの周術期管理ガイドライン作成委員会(編): 消化器外科SSI予防のためにの周術期術前管理ガイドライン[M]. 東京:诊断と治疗社, 2018.

[39] Takagane A, Mohri Y , Konishi T et al. Randomized clinical trial of 24 versus 72 h antimicrobial prophylaxis in patients

undergoing open total gastrectomy for gastric cancer[J]. Br J Surg, 2017, 104 : 158-164.

[40] 锅谷圭宏, 星野 敢, 滝口伸浩, 他. 高齢消化管癌患者に対する外科治療-ESSENSEの理念に基づいた術後回復を目指して[J]. 外科と代謝栄養, 2018, 52:23-30.

[41] Takesue Y, Tsuchida T . Strict glycemic control to prevent surgical site infection in gastroenterological surgery[J]. Ann Gastroenterol Surg , 2017, 1: 52- 59.

[42] 日本静脈経腸栄養学会(编). 静脈経腸栄養ガイドライン(第三版)[M]. 東京: 照林社, 2013.

第十六章　胃术后功能障碍及对策

Postoperative dysfunction of stomach and countermeasures

第一节　胃术后功能障碍

一、胃术后功能障碍的分类

胃的主要生理功能是食物的摄取，存储和消化吸收。但伴随胃切除，胃周围淋巴结廓清，胃的部分或全部缺如，胃周围邻近解剖结构切除或损伤，消化道的重建，淋巴结廓清时交感、副交感神经及神经丛的切除，将会给有机体带来各种功能障碍，尤其是靶器官胃的功能。胃术后功能障碍的分类详见表16-1-1。

胃切除后常用检查、评价方法[2-7]包括胃排空功能检查、消化吸收功能检查、高解像度食管内压测定、24小时阻抗–pH测定、体组成析、持续血糖测定。

二、胃排空功能评价方法

胃排空的能力评价除了临床症状、体征、胃镜、上消化道造影、CT、MRI、胃电图等之外，主要是采用直、间接的检查方法的评价胃排空功能。直接测定方法：RI法是使用^{99m}Tc–DTPA和^{99m}Tc胶冻标示食物，测量胃内经时的放射性变化，测量试验食物的胃内残存率，判定胃排空功能的方法。超声波法是测定胃前庭部的大小、面积在进食后各个时间段的变化，判定胃排空功

表16-1-1　胃术后功能障碍的分类[1]

器质性障碍	常见症状	营养、代谢障碍
吻合口溃疡	功能性障碍	贫血
吻合口狭窄	反流症状	缺铁症
反流性食管炎	腹痛	维生素B$_{12}$缺乏
反流性胃炎	小胃症状	骨代谢障碍
输入祥综合征	消化不良	消化吸收障碍
盲祥综合征	腹泻	乳糖不耐受性
胆石症、胆囊炎	早期倾倒综合征	消瘦（过度体重减少）
内疝	晚期倾倒综合征	骨骼肌减少
残胃癌	Roux–en–Y综合征	
	胃瘫（atony）	
	空肠储袋扩张	

能。放射线非通透性标示物法也是测定胃排空的方法。间接测定评价方法：对乙酰氨基酚法，最初是Harasawa[8]1979年报道对乙酰氨基酚法，即将在胃内不吸收的对乙酰氨基酚与液态食物混合后，经口摄取，由胃排入十二指肠后的对乙酰氨基酚被小肠吸收入血，在不同的时间段测定血中的对乙酰氨基酚浓度，用于评价胃排空能力。Isozaki报道应用此法能够良好地评价PPG的胃排空功能[9]。呼气试验（^{13}C法）也是间接评价方式，呼气试验（^{13}C法）是利用呼气中$^{13}CO_2$浓度测定，判断胃排空功能[10]。将^{13}C自然存在率低于1.1%^{13}C标记化合物的试验食物摄取后，^{13}C不经过胃吸收，在小肠黏膜迅速吸收，肝内代谢形成$^{13}CO_2$，经由肺脏呼出排泄。随时间的顺序测定呼气中的$^{13}CO_2$浓度，判断胃的排空功能。

胃电图最初是1922年Alvarez报道，测定、记录胃的电活动，胃壁内存在Cajal间置细胞，自主性周期性去极化，通过胃壁内神经丛由胃的近端向远端胃传播，调节胃运动的电活动。胃电图体外经皮检测，具有非侵袭性检查。胃电图可以显示胃电节率的异常。

三、PPG术后功能障碍及对策

PPG与其他类型胃切除手术具有相同的普遍性的术后功能障碍问题。同样也存在PPG特有的功能障碍问题。PPG术后食物潴留，排空障碍是最为常见的功能障碍。其主要原因是胃的幽门功能运动障碍，残胃容积过小、迷走神经切断等原因所致。当胃过量切除，形成小胃状态，胃储存能力降低，加之推进食物进入十二指肠的胃前庭部分丢失，以及手术技术致幽门功能障碍都将导致排空功能障碍。迷走神经的离断影响胆胰分泌及饥饿素的生理分泌，食欲下降，消化吸收能力降低。上述问题发生以后，临床上病人常常会出现进食后腹胀、阻塞感、早期饱满感等症状以及体重减少。除此之外，也会见到胃食管反流现象，手术切除过多的胃形成小胃，流出道不通畅，残胃压力大，淋巴结廓清范围波及下段食管和贲门的右侧结构，造成食管裂孔的破坏，贲门支神经离断，下段食管括约肌功能失调，临床上会表现出胃食管反流的症状。

作为对策主要是手术中充分注意到手术对于术后功能的影响，减少不必要的侵袭和损伤。手术后出现排空延迟的问题时应仔细推敲原因，排空延迟的程度，采取具有针对性的处理措施。作为治疗方法首选禁食、留置胃肠减压管，使用改善胃肠动力的药物。无效时可以考虑手术治疗。

第二节　胃切除与QOL

医疗的效果由医疗和病人两方面评价构成。QOL是作为病人的角度评价医疗效果的手段，其重要的途径是基于病人的主观感受，采取病人报告结果的调查问卷模式。是直接和确切的评价，能够为医疗提供有价值的信息。

QOL的概念产生于20世纪80年代，评价工具出现于90年代。医疗效果的评价，以往主要是来自医疗方面，通过一些客观的临床指标如发病率、并发症、死亡率来评价医疗的效果和质量。缺乏来自被治疗，被手术者的直接感觉，生活质量的信息，因此，谋求手术的评价，不仅源于外科医生，应有与之相匹配的QOL的评价。伴随临床效果研究的深入，主观的评价指标受到关注，QOL作为站在病人角度进行的医疗评价成为需要。基于计量心理学的科学评价法，已经作为重要工具用于来自病人评价效果的指标（patient-reported outcome，PRO），PRO坚持以病人为中心医疗的基本考量，全方位全程健康管理。但现今的客观评价具有一定的局限性、界限，需要开发更多的手段，以及科学的评价。加之疾病构造的变化，评价技术的进步（对病人自身主观感受心理量，科学分析方法论），为临床提供更多有用的信息。

一、QOL评价方法

QOL作为评价工具的基本特征主要是由妥当性，即内容妥当性、基准妥当性、构成概念妥当性构成。信赖性即尺度和测定方法再现性，再现性基于反复测定得到的数值的相关分析，有反复测定的不同时限的再现（再测定信赖性）和不同评价者的再现性（评价者间信赖性）。敏感度和反应性（sensitivity and responsiveness，SRE）即组群间差的检出能力，反应性变化检出能力。最常用的测定指标为平均标准化反应（standardized response mean，SRM）＝平均赋分的差/赋分差的标准偏差值和ES（effect size，ES）＝平均赋分的差/变化前赋分的标准偏差值。SRM，ES越大，敏感度、反应性越高。

用于QOL评价的标准问卷，依据研究对象、范围、目的以及量表的特点可将生命质量问卷调查测量量表分为综合通用性的问卷调查量表和疾病特异性问卷调查量表。综合通用性问卷调查量表适用于健康人和各类疾病人群主观健康状态的影响比较性解析，测定QOL。能对不同群体的研究结果进行比较，但由于包含较少或缺乏特定疾病相关的条目，对于特定疾病重症程度和治疗效果的应用，感度低而受限。可能因反应度较差，生命质量重要构成因素被忽略。临床常用的问卷调查量表有Sick Impact Profile（SIP）、

MOS36-item Short Form Health Survey（SF-36®）、WHO/QOL26等评价方法。

疾病特异性问卷调查量表，特定疾病的测定标准，依据测定疾病的症状对于健康度（心理负担等）和日常生活机能的影响，进行评价的标准。对于症状重症度和治疗介入效果判定有价值，疾病特异性量表反应度较高，能检测到临床上微小且重要的变化，但不同疾病间，不同研究群体的结果不能进行比较。用于消化系疾病伴有的症状评价有，GSRS（Gastrointestinal Symptom Rating Scale，GSRS），调查癌症病人健康状态的欧洲癌症研究治疗组织[11-12]研发的欧洲癌症研究与治疗组织胃癌患者生命质量问卷QLQ-C30（European Organization for Research Treatment of Cancer，EORTC QLQ-C30），FACT-G（Func-tional Asesment of Cancer Therapy -General，FACT-G）等。EORTC QLQ-C30是EORTC为主体研发的用于临床试验，测定癌症病人的QOL。核心是general scale 30项，主要聚焦在身体、机能、认知、心理、社会以及症状（疲劳、疼痛、嗳气、呕吐）[11]。

EORTC QLQ-C30（version 3）问卷[12]的项目如下：评分分成4段，即完全没有、稍有、多、非常多回复；有无搬运重的物品，运动包的体力工作障碍；有无远距离行走障碍；有无室外步行障碍；日间必须依靠床或椅子生活；是否进食，穿衣，洗漱和洗澡必须借助他人的帮助。近一周内，工作，生活有无障碍；兴趣和闲暇时间的娱乐有无障碍；有无喘息；有无疼痛；是否必须要休息；是否感觉体弱；是否没有食欲；有无嗳气；有无呕吐；有无便秘；有无腹泻；有无疼痛影响你的日常活动；是否存在注意力不集中，如读报、看电视；是否心情紧张，是否焦虑；是否易怒；是否低沉；是否自我感觉不好；身体的状态和接受治疗是否影响作为家庭一员的你的生

活；身体的状态和接受治疗是否影响你的社会活动；身体的状态和接受治疗是否成为你的经济上的问题。以下问题用数字表达回复，由差至好分成7段（1~7）。近一周你的健康状态总体是什么程度？近一周你的总体生活质量是什么状况？

美国西北大学转归研究与教育中心[13]研发出胃癌患者治疗的功能评估问卷FACT-Ga（Func-tional Asesment of Cancer Therapy-Gastric，FACT-Ga）。FACT（Functional Assessment of Cancer Therapy，FACT）是Cella（1993年，美国）[14-15]研发出临床试验用的QOL调查问卷，以癌症病人为对象自己记入式（Functional Assessment of Cancer Therapy，FACT），属于general scale性评价尺度。FACT特征是以FACT-General（FACT-G）为核心，以癌症，癌症特异症状，治疗特异性，症状特异性，疾病特异性，缓和期和spiritual well-being尺度，治疗满意度，小儿用尺度等病态为基础的综合特异尺度建立的。依据研究的需要，目的选择和利用。共计27项，其中身体角度7项，社会、家庭角度7项，心理角度6项，功能角度7项构成。评分为0~180，量化QOL。

FACT-G（version 4-A）调查问卷的项目，依程度评分为0~4段。以下为具体调查项目。

身体症状的项目：乏力感；嗳气；增加家庭负担；疼痛感；治疗副作用的烦恼；感到自身患病；疾病缘故不得已卧床。与社会、家族的关系：感到友人在身边；有来自家族的精神上的帮助；有工友们的帮助；家族充分接受我的患病；就我的疾病能够和家族间满意的沟通；感受到来自同伴的亲密感；满足性生活。精神状态：感觉悲哀；对于疾病的未来感觉满足；失去和疾病抗争的希望；陷入神经质；担心死亡；担心疾病的恶化。活动状况：能够工作；工作成为生活的支

撑；能够感受生活的乐趣；充分接受自身的疾病；睡眠良好；感受娱乐的快感；满足生活质量的现状。

日本胃切除术后综合征工作组[16]（The Japanese Postgastrectomy Syndrome Working Party，JPGSWP）研发出胃切除术后综合征评定量表-45（postgastrectomy syndrome asesment scale45，PG-SAS-45）等。

优先（偏好）性问卷调查量表（preference-based measures）是适用于评价医疗经济效应的标准，有EuroQol（EQ5D），Health Utility Index（HUI）等，能够比较数值的优劣。

二、胃切除后QOL的评价

胃癌对病人的影响首先是生理损害和影响，早期胃癌的增加和胃癌病人治疗效果的改善，长期生存者增加，胃切除术后的身体生理学的、心理学的、社会方面的问题（病人主观的个人满意度和心理、社会健康）也呈现出来。单纯以医疗指标的手术切除率，治愈率、生存时间评价治疗效果难以满足临床需要，生命质量测评成为临床干预效果的重要指标。因此，社会、心理困境等问题，通过生命质量的评价，能较好地把握胃癌给病人造成的疾病负担[1]。胃癌的外科治疗不能仅仅局限于提升根治性，深入研究术后功能障碍的降低措施和术后生活质量（quality of life，QOL）的状况同样是重要的。将为胃癌及其手术对于身心健康的危害程度提供制定个体化治疗措施提供有力依据。

胃癌的胃切除手术既有胃的部分切除，也有淋巴结的廓清，随之而来由于胃切除胃的功能部分丢失，淋巴结廓清时的神经血管的损伤，消化道的运动、消化、吸收都将受到不同程度的影响，降低QOL。

目前，临床用于胃切除后评价QOL方法，

值得信赖和确切的主要问卷有SF-36®和GSRS[17]的并用。EORTC-C30和EORTC-STO22[18]的并用。GSRS涉及的方面宽广，食管反流症状至便秘、腹泻等，但并不含有胃切除后特有的倾倒综合征和小胃症状。EORTC-C30和EORTC-STO22是对于较为重症的、肿瘤负荷大的患者，使用QOL评价为目的开发和使用的疾病特异性标准工具。不是专门针对胃切除手术的影响评价的调查问卷。

针对胃切除术后的QOL的评价体系，主要有日本开发的DAUGS（Dysfunction After Upper Gastro-intestinal Surgery，DAUGS），PGSAS-45（Postgastrectomy Syndrom Assessment Scale-45，PGSAS-45），ES4（Esophagus and Stomach Surgery Symptom Scale，ES4）。PGSAS-45问卷调查量表[16]由JPGSWP设计研发专用于胃癌胃切除术后评价的问卷调查量表，测定胃切除术后生命质量，把握胃切除术后综合征的各种症状及影响程度，为手术术式选择提供有价值的参考。PGSAS含有SF-8TM（Short Form-8 Health，SF-8）8项：身体技能、日常身体功能、身体疼痛、整体健康感、活力、社会生活机能、日常精神机能、心理健康。GSRS（gastrointestinal symptom rating scale，GSRS）15项：胃痛、烧心、胃酸反流、空腹时胃痛、嗳气、肠鸣、胃部饱胀感、打嗝、便秘、腹泻、软便、硬便、急便意、残便感和临床常用的项目（20项：苦涩液的反流、压榨感、溢出感、早期饱满感、下腹部痛、早期倾倒综合征的症状种类、早期倾倒综合征的全身症状、早期倾倒综合征的腹部症状、后期倾倒综合征的症状种类、一次进食量、一日进食量、主食次数、辅食次数、食欲、空腹感、饱腹感、工作状况、症状不满度、饮食不满度、工作不满度）组合成的问卷。该问卷划分为症状、生活状态和生命质量，涵盖了胃切除术后常见的症状、

饮食、身体活动等生活状况，进而，对于饮食，身体活动的不满以及精神的QOL的测定[19]。

三、PGSAS对PPG的评价

PPG术后评价的项目，共计有52个单位参加，2368例，其中全胃Roux-en-Y重建393例，远端胃切除术Roux-en-Y重建475例，远端胃切除术BillrothI重建909例，PPG手术313例，近端胃切除术193例，胃局部切除术85例。症状项目比较中反流症状，腹痛，进食相关联的主诉，消化不良，便秘，PPG与DGB1没有差异。在腹泻、倾倒综合征时，PPG：DGB1为1.8：2.1和1.8：2.0，PPG的症状轻且具有统计学意义。整体的QOL和生活状况的比较时，体重减少，PPG为-6.9%，DGB1为-7.9%，PPG体重减少低于DGB1。辅食需要度PPG：DGB1，1.7：1.8，PPG相对少。不满度和整体的QOL，两者没有差异。PPG手术内容与术后障碍，残胃的大小的影响：PGSAS研究PPG的残胃大小分为1/2以上；1/3，1/4以下3组解析，体重减少分别为-6.1，-6.8，-11.9，残胃越小，体重减少越多。特别1/4以下，最为显著[20]。因此，保留足够的胃容积对于手术后良好的生活质量有较大影响。

PPG的问题主要聚焦在食物排空延迟，占6%~8%[21-22]。PGSAS的评价结果提示，吻合口的狭窄和变形是胃内容物停滞的原因，手术操作，吻合技术提升，对于改善术后不适症状具有意义。另外，残胃大小的适度以及保留足够长度的幽门管（3~5cm），能够获得较好QOL。

除了上述评价法之外，临床比较的研究也见诸报道。Nunobe的PPG与远端胃切除B-1重建的比较研究显示，术后短期内胃排空延迟是问题，但长期观察症状减轻，最大的特点是体重丢失少，营养学显示具有优势[23]。

胃切除后的QOL评价，利用PGSAS-45问卷调查的回顾性研究，证实PPG比DG腹泻、倾倒综合征显著减少[21,24]。Hotta[25]通过问卷调查和内镜检查比较的临床研究，调查手术后6个月早期倾倒综合征、残胃炎及胆汁反流情况，PPG组优于DG组，而且1年后胃镜检查，PPG组和DG组胆汁反流率为11%和62%，残胃胃液pH均值，PPG组为4.2%，低于DG组。3年随访胃镜发现，II、III度以上残胃炎，PPG组为1.4%，DG组为43.3%。倾倒综合征分别为PPG组8%，DG组33%。

四、QOL角度术式选择的考量

胃癌胃切除后各类后遗症，QOL低下与手术创伤相关联。伴随早期胃癌的缩小手术良好长期生存结局，经典手术后的后遗症，不良主诉控制在最小程度，维系良好QOL的手术术式和淋巴结廓清范围成为确立手术适应证的课题。确保癌的根治性同时，减轻手术侵袭，维系良好QOL，提升生存率是基本原则。

21世纪以来，外科治疗的个体化，即按照每个个体的癌进展程度合理选择手术术式，在详尽的癌进展的基础研究上，熟悉把握其核心规律制定手术方针。现今基于大数据的精细解析结果，根据术前术中肿瘤组织学类型，占据部位，浸润深度，大体类型的判断，充分把握肿瘤胃壁内进展，淋巴结转移的状态和程度，能够做到具有针对性的个体化的手术。制定合理的手术指针，防止手术的扩大化和过小化。

医疗质和量的评价引入PRO，患者主观的感受度和满意度受到重视，不仅用生命质量评价病人的术后生活质量和健康状态，而且，以此作为胃癌治疗方案选择的重要参考。韩国Park[26]等报道一项早期胃癌近端胃切除（La-PG）与全胃切除（La-TG）的比较性临床研究

结果，用生命质量作为评价的标准，探讨术后生命质量的差异。La-PG在预防维生素B$_{12}$缺乏症优于La-TG，生命质量结果无统计学差异。愈来愈多的临床决策将QOL的结果作为重要的判定依据。在保证根治性的基本前提下，保证生命质量的基本理念被接受和应用。

胃切除的范围直接影响胃的储存，分泌等消化吸收功能，淋巴结的廓清影响胃周围神经系统功能。缩小手术的范围，保留幽门，保存迷走神经将会减轻切除所致功能的障碍。能够降低对术后生活质量的影响。Isozaki[19]对于距离幽门5cm以上的早期胃癌，采用PPG、SG同时保存迷走神经的肝支、腹腔支，评价PPG的手术后QOL，术后胃镜检查，上消化道造影检查，胆汁反流性胃炎少，胃的储存能力佳，残胃的蠕动能力良好，且优于对比的远端胃切除。术后胆石的发生率低于迷走神经干支切断组，胃排空的检测采取对水杨酸氨基检测法，PPG排空类型与术前相同，非坠落性排空模式。手术前后食物刺激的胆囊手术功能在与迷走神经干切断组，不同时间段的测定结果，与术前相同，优于迷走神经干切断组。以上结果显示PPG手术不单纯解决倾倒综合征的问题，采取改良手术的模式，保存迷走神经，幽门的胃切除，不仅保存胃的储存功能，防止坠落性排空模式，也减少胆汁性反流性胃炎，术后胆囊功能也会得到良好的保存，减少胆石症的发生。Shibata[27]报道一组PPG与DG比较的临床数据，PPG组术后早期倾倒综合征发生率为8%，然而，DG组为33%。宫下[28]将远端残胃切线即距离幽门在3cm以内者作为PPG，在3cm以上定义为SG。术后SG组与DG组（Billroth I法）进行比较，术后病人主诉进食量，SG组（51例）为20%，DG（Billroth I法，n=60）为33%。倾倒综合征的判定参照日本消化外科学会判断基准，作为有症状的程度，SG组为5%，明显低于DG组17%。术后胃镜参

照updated Sydney System标准评价，残胃黏膜发红，SG组为46%，低于DG组为82%。^{99m}Tc-PMT十二指肠向残胃的反流，SG组为5%，DG组为78%，DG组高。SG组与PPG组比较，餐后腹胀感，SG组为4%，PPG组为20%，SG组餐后腹胀感少。体重的恢复率，以术前的90%以下判定，SG组为12%，PPG组为33%，SG恢复率较PPG组佳。术后胃镜检查，残胃黏膜发红，SG组为36%，PPG组为65%；残胃食物残渣，SG组为10%，PPG组为47%。提示远端残胃的长度直接影响手术后生活质量。大山[29]SG术后QOL的调查（摄食量、体重增减、术后主诉），摄食量术后与术前比较，80%的病人达到术前量的70%以上，体重减轻轻微，60%的病人体重减少维系在0~5kg。倾倒综合征，反流性食管炎约在40%左右，程度均轻微状态。

Namikawa[30]报道一组PPG手术后的生活质量的探讨，远端残胃的长度3~5cm与在此以外的长度进行比较，手术的腹泻发生率明显增加。近侧端胃的大小直接影响术后体重变化，并且影响生活的满意度。至于保留迷走神经腹腔支的比较，没有显示出优势。Fujita[21]的资料显示多变量解析，青年和非保留迷走神经是发生腹泻和倾倒综合征的危险因素。腹泻，倾倒，增加辅食等方面，PPG组优于DGB-1组。野村[31]将胃切除范围有无缩小，迷走神经是否保留，幽门保留与否作为划分标准，对不保留迷走神经的4/5远端胃切除，保留迷走神经2/3远端胃切除，保留迷走神经PPG比较，结果显示，残胃越大，摄食量、体重减少就越少。残胃小时，幽门不发挥作用，保留迷走神经肝支，幽门支的效果，胆囊收缩动态，CCK分泌动态近似正常人，幽门的运动良好。为了保证幽门的运动功能良好，保持幽门距离吻合部在2~4cm，以及幽门下动静脉最佳。杜耀[32]一项关于PPG治疗早期胃中部癌的有效性和安全性Meta分析，PPG组（948例）

与DG组（1479例）比较，在术后胆囊结石发生率、残胃炎发生率、胆汁反流发生率、术后倾倒综合征发生率等呈低值，但PPG术后发生胃排空延迟的概率高于DG组；而反流性食管炎、术后整体并发症、五年生存率年肿瘤复发率两组无明显差异。

从手术后生活质量角度探讨保存功能手术的选择，在手术适应证许可的条件下，PPG，可以保持良好的术后QOL，是胃中部早期胃癌良好的手术治疗选项。

腹腔镜手术的普及进一步提升了病人术后的生活质量。细田[33]报道一组腹腔镜辅助下保留幽门胃切除手术（La-PPG，66例）与腹腔镜辅助下远端胃切除手术（La-DG，101例）术后3年以上病人QOL状况，利用PGSAS-45调查问卷模式，倾向评分匹配方法（PSM），调整两组的偏倚，进行结果分析。病人背景PSM前La-PPG显著的肿瘤径小，PSM后两组间无差异。术后近期效果PSM前两组无差异，但PSM后La-PPG组手术时间显著延长。PGSAS-45调查问卷的结果，其中，腹泻和倾倒综合征显示良好的效果。单项比较结果为酸反流La-PPG显著不良，腹痛和早期倾倒综合征显著的良好。另外，Suh比较了腹腔镜下La-PPG与La-DG的临床效果，La-PPG食物排空延迟多于LADSG组（7.8% vs 1.7%），但其他的并发症La-PPG比La-DG少，而且术后长期生存相同，营养学状态良好，体重丢失和胆石症少[34]。数字影像上消化道造影具有评价胃的运动功能的研究显示，手术后3个月时，胃排出率（gastric emptying ratio，GER）测定，La-DG-BI为52%±21%，La-PPG为35%±16%，$P<0.001$），La-PPG的GER短，具有残胃储存功能。胃舒张收缩率（relaxation contraction ratio，RCR）测定，La-DG-BI为516%±10%，La-PPG为64%±1625%，$P<0.001$）。La-PPG具有显著

的强蠕动运动。证实La–PPG具有良好的储存、蠕动运动功能[35]。腹腔PPG手术除了具有PPG的效果，同时微创，安全、精确的解剖手术会给病人带来更佳的QOL。

PPG适合于早期胃中部胃癌，其肿瘤学效果与远端胃切除术具有同等效果。基于手术后QOL角度考虑，选择PPG时剔除术前胃运动功能不良病例，残胃保持在1/2~2/3的大小和容积，保持残留幽门管在3~5cm，保留迷走神经肝支、腹腔支，胃胃手工缝合吻合，能够获得更佳术后QOL。

经典的肿瘤治疗评价模式显示，医疗角度侧重于根治性、生存时间。病人则更重视后遗症、QOL的考量。新的评价模式基于PRO的思考和基于QOL角度开发手术术式，对于提升QOL是至关重要的。

参考文献

[1] 中田浩二. 総論. 外来診療・営養指導に役立つ胃切除後障害診療ハンドブク，胃癌術後評価価を考えるワキンググルプ／胃外科、術後障害研究会（編）[M]. 東京:南江堂, 2015, 3-8.

[2] Konishi H, Nakada K, Kawamura M, et al. Impaired Gastrointestinal Function Affects Symptoms and Alimentary Status in Patients After Gastrectomy[J]. World J Surg, 2016, 40:2713-2718.

[3] 中田浩二，羽生信義, 松浦知和. 日常診療に活かせる消化管機能検査-13C呼気試験とドリンクテストを中心に[J]. 日消病誌, 2019, 116:788-800.

[4] 栗林志行, 保坂浩子, 中村文彦, 他. アカラシアおよび関連疾患の診断-HRM（食道内圧検査）の立場から[J]. 胃と腸, 2020, 55: 308-315.

[5] 岩切勝彦, 佐野弘仁, 田中理子, 他. 食道pH 多チャンネルインピ-ダンスモニタリングによるPPI抵抗性NERD患者の解析[J]. 日消病誌, 2010, 107: 538-548.

[6] Abdiev S, K0dera Y, Fujiwara M, et al. Nutritional recovery after open and laparoscopic gastrectomy[J]. Gastric cancer, 2011, 14: 144-149.

[7] Kubota T, Shoda K, Ushigome E, et al. Utility of continuous glucose monitoring following gastrectomy[J]. Gastric Cancer, 2020, 23: 699-706.

[8] Harasawa S, Tani N, Suzuki S, Miwa M, Sakita R, Nomiyama T, Miwa T. Gastric emptying in normal subjects and patients with peptic ulcer: a study using the acetaminophen method[J]. Gastroenterol Jpn. 1979;14（1）:1-10.

[9] 磯崎博司，冈島邦雄，野村荣治，他. 早期胃癌に対する迷走神経温存幽門保存胃切除術[J]. 手術, 1997, 51（4）:431-436.

[10] Ghoos YF, Maes BD, Geypens BJ, Mys G, Hiele MI, Rutgeerts PJ, Vantrappen G. Measurement of gastric emptying rate of solids by means of a carbon-labeled octanoic acid breath test[J]. Gastroenterology, 1993, 104（6）:1640-1647.

[11] Aaronson NK, Ahmedzai S, Bergman B, et al. The european or- ganization for research and treatment of cancer QLQ-C30: a quality-of-life instrument for use in international clinical trials in oncology[J]. J Natl Cancer Inst, 1993, 85（5）:365-376.

[12] Vickerya CW, Blazebya JM, Conroy T, et al. Development of an EORTC disease-specific quality of life module for use in patients with gastric cancer[J]. Eur J Cancer, 2001, 37（8）:966-971.

[13] Eremenco SL, Cashy J, Webster K, et al. FACT-Gastric:a new international measure of QOL in gastric cancer[J]. J Clin Oncol, 2004, 22（14_suppl）:8123.

[14] Cella DF, et al. The functional assessment of cancer therapy（FACT）scale : development and validation of the general measure[J]. J Clin Oncol, 1993, 11: 570-579.

[15] Bonomi AE, et al. Multilingual translation of the functional assessment of cancer therapy（FACT）quality of life measurement system[J]. Qual Life Res, 1996, 5:309-320.

[16] Nakada K, Ikeda M, Takahashi M, et al. Characteristics and clinical relevance of postgastrectomy syndrome asesment scale（PGSAS）-45:newly developed integrated questionn- aires for assesment of living status and quality of life in postgastrectomy patients[J]. Gastric Cancer, 2015, 18（1）:147-

158.

[17] Kono K, Iizuka H, Sekikawa T et al. Improved quality of life with jejunal pouch reconstruction after total gastrctomy[J]. Am J Surg, 2003, 185:150-154.

[18] Kobayashi D. Kodera Y, Nakao A et al. Assessment of quality of life after gastrictomy using EORTCQLQ-C30 and ST022[J]. World J surg, 2011, 35:357-364.

[19] Isozaki H, Matsumoto S, Murakami S et al: Diminished Gastric Resection Preserves Better Quality of Life in Patients with Early Gastric Cancer[J]. Acta Med Okayama, 2016, 70（2）:119-130.

[20] 高桥正纯, 寺岛雅典, 藤田淳也, 他, PGSAS-45 からみた胃切除後の再建法[J]. 臨外, 2015, 70（6）: 743-748.

[21] Fujita J, Takahashi M, Urushihara T, et al. Assessment of postoperative quality of life following pylorus-preserving gastrictomy and Billroth-1 distal gastrictomy in gastric cancer patients:results of the nationide postgastrectomy syndrome assessment study[J]. Gastric Cancer, 2016, 19:302-311.

[22] Jiang X, Hiki N, Nunobe S, et al. Postoperative outcomes and complications after laparoscopy- assisted pylorus-preserving gastrectomy for early gastric cancer[J]. Ann Surg, 2011, 253: 928-933.

[23] Nunobe S, et al. Billroth 1 versus Roux-en-Y reconstruction : a quality of life survey at 5 yeaes[J]. Int J Clin Oncol, 2007, 12:433-439.

[24] Hosoda K, Yamashita K, Sakuramoto S, et al. Postoperative quality of life after laparoscopy-assisted pylorus-preserving gastrictomy compared with laparoscopy-assisted distal gastrectomy ; a cross-sectional postal question-naire survey[J]. Am J Surg, 2017, 213:763-770.

[25] Hotta T, Taniguchi K, Kobayashi Y, et al. Postoperative evaliuation of pylorua-preserving procedures compared with

conventional distal gastrectomy for early gastric cancer[J]. Surg Today, 2001, 31（9）774-779.

[26] Park JY, Park KB, Kwon OK, et al. Comparison of laparoscopic proximal gastrectomy with double-tract reconstruction and lapa- roscopic total gastrectomy in terms of nutritional status or quali- ty of life in early gastric cancer patients[J]. Eur J Surg Oncol, 2018, 44（12）:1963-1970.

[27] Shibata C, shiiba T, Hatafuku T, et al. Outcome after pylorus-preserving gastrectomy for early gastric cancer : a prospective multicenter trial[J]. World J Surg, 2004, 28（9）:857-861.

[28] 宮下知治, 三輪晃一, 木南伸一. Lymphatic basin dissectionを伴う胃分節切除術. 胃切除と再建術式[M]. 東京:医学図書出版, 2005, 148-157.

[29] 大山繁和, 石原省, 比企直樹, 他. 胃分節切除術. 胃切除と再建術式[M]. 東京:医学図書出版, 2005, 158-163.

[30] Namikawa T, et al. Factors that minimize postgastrectomy symptom following pylorus-preserving gastrectomy : assessment using a newly developed scale（PGSAS-45）[J]. Gastric Cancer, 2015, 18: 397-406.

[31] 野村荣治, 李相雄, 谷川允彦. 胃切除術と再建法の基本[J]. 臨消内誌, 2009, 24（11）: 1441-1449.

[32] 杜耀, 李卫平, 熊辉, 等. 保留幽门胃切除術治疗早期胃中部癌有效性和安全性的Meta分析[J]. 中华胃肠外科杂志, 2020, 23（11）:1088-1096.

[33] 细田 桂, 山下継史, 西泽伸, 恭ほか. 早期胃癌に対する腹腔鏡輔助下幽門保存胃切除術[J]. 手術, 2017, 71（1）:79-85.

[34] Suh YS, Han DS, Kong SH, et al. Laparoscopy-assisted pylorus-preserving gastrectomy is better than laparoscopy-assisted distal gastrectomy for middile-third early gastric cancer[J]. AnnSurg, 2014, 259:485-493.

[35] 漆原 貴, 鈴木崇久, 高倉有二, 他. 再建術式の評価に適したデジタル胃造影検査法[J]. 臨外, 2015, 70（6）:725-734.